人体解密图鉴
终极视觉指南版

[西班牙] Editorial Sol 90工作室　编著

陈德敏　赵忠全　译

黑龙江科学技术出版社
HEILONGJIANG SCIENCE AND TECHNOLOGY PRESS

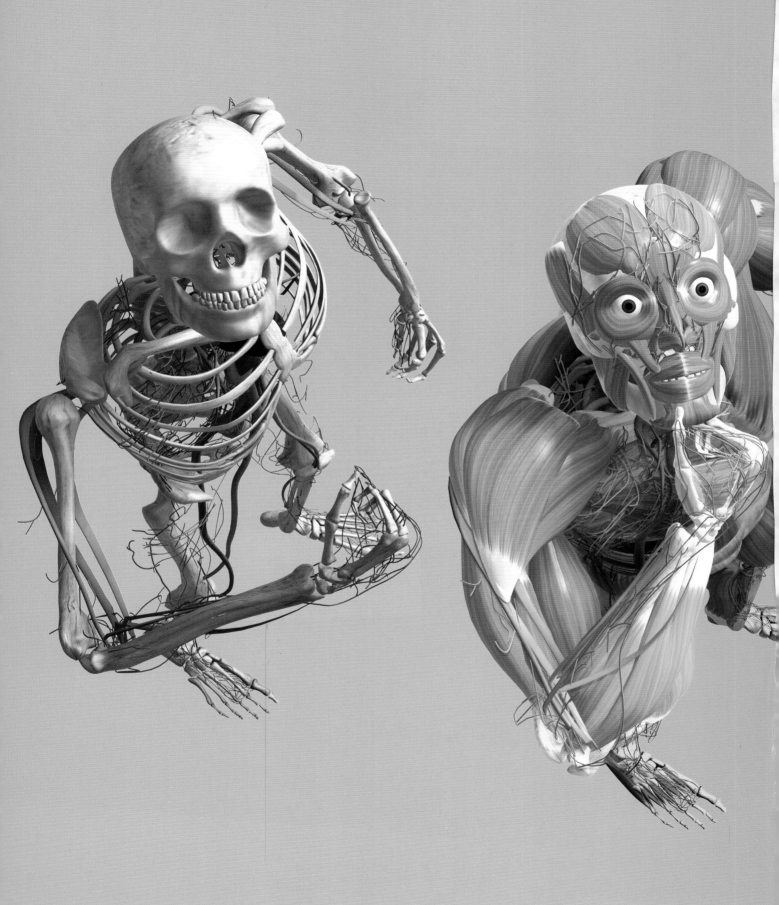

人体解密图鉴

终极视觉指南版

目 录

第一章
生命的起源与发展

人类的进化 4
最早的人类 6
使用工具 8
学会打猎 10
直系祖先 12
文化跃进 14
城市革命 16
化学过程 20
生命之树 22
自我复制 24
染色体 26
生命的复制 28
遗传密码的转录 30
基因的路径 32
关于遗传的问题 34
关于相似处的回答 36
在眼前的基因组 40
干细胞 42
基因治疗 44
基因解决方案 46
DNA足迹法 48
遗传祖先 50
性与生命的起源 54
卵细胞的受精 56
发育成人的雏形 60
胎儿的发育 70
男孩还是女孩? 72

生长开始 74
剧烈运动 76
听力逐步完善 78
每时每刻都在接近 80
关键时刻 82
40周的甜蜜期待 84
分娩 86
分娩后 88

第二章
一个复杂的机器

全神贯注的注意力 94
水和体液 96
细胞 98
有丝分裂 100
身体的系统 102
骨骼 106
骨组织 108
头盖骨和面部 110
身体的轴 112
关节 114
肌肉系统 116
肌肉纤维 118
血液循环系统 122
关于心脏 124
淋巴系统 128
淋巴结 130
呼吸系统 132
肺 134

消化系统 136

胃 138

肝脏、胰腺和胆汁 140

大肠和小肠 142

泌尿系统 144

肾脏 146

内分泌系统 148

男性生殖系统 150

女性生殖系统 152

嗅觉和味觉 156

触觉和皮肤 158

眼睛解剖 160

听力机制 162

言语语言和非言语语言 164

神经系统 168

神经元 170

大脑 172

周围神经 174

梦和记忆 176

关于疾病 198

循环状况 200

呼吸道感染 202

糖尿病 204

消化系统内的过剩 206

肠和结肠 208

过敏 210

艾滋病 212

早期诊断 216

激光手术 218

移植 220

机器人手术 222

人造器官 224

仿生移植 226

生物芯片的应用 228

纳米医学 230

体外受精 232

在通往长生不老的路上 234

第三章
疾病与医疗技术

细菌 182

微小生命 184

真菌 186

临时"特工" 188

生命和保护 190

癌症 194

神经问题 196

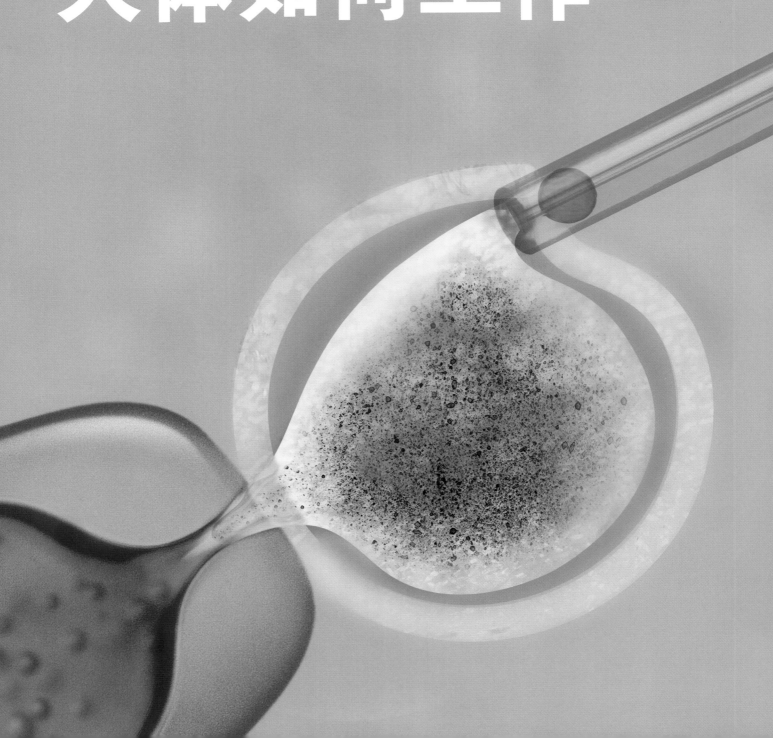

人体如何工作

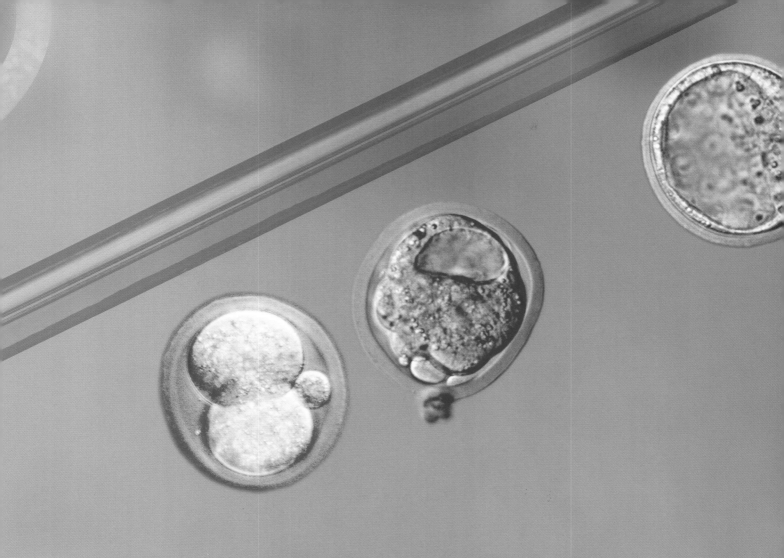

　　无论重复多少次，我们仍会忍不住惊叹：人体是一台多么奇妙的机器啊，人类是唯一知道如何适应生存环境，改变生存环境，并让种群生命得以保存和延续的物种。这种可以与环境融合的能力，与他人沟通、协作的能力，以及我们所谓的文化，在过去、现在和未来显著地影响着人体结构和功能。

　　为了与医学发现和发展保持一致，我们对人类身体结构、功能的研究已经从对头部、身体和四肢的简单划分变成了复杂的学科分类。其中最完整的一种分类是将整个人体所有的细胞都考虑进去，从原子、分子、细胞等微观领域观察人体，从局部和整体的层次、功能来分析人体。

因此，在科技发达的今天，我们知道了许多关于人体的秘密，例如，构成身体的主要化学元素是氢、氧、碳、氮、钙和磷。占身体百分比最高的物质是水分——一个水分子由一个氧原子（O）与两个氢原子（H）组成——水分约占我们体重的70%，并且水分的更替对于我们的生存至关重要，重要到如果人体内的水分无法保持平衡，人的身体就会出现疾病，面临死亡。

组成人体的真核细胞超过了5000万个。这些真核细胞被分组、分类形成组织，而这些组织又构建了器官。除了参与身体本身的功能，器官还担负着将人体内的各个系统连接起来的重任，这样才能让人体维持活力和健康。这种必要的系统有九个：运动系统、呼吸系统、循环系统、消化系统、泌尿系统、内分泌系统、生殖系统、免疫系统和神经系统。任何一种系统和器官的紊乱、异常或缺失都可能导致人体的功能性障碍、疾病，甚至死亡。当然，这与系统和器官在人体内的功能、作用密不可分。

骨骼、肌肉、心脏、大脑、肝脏、肾脏、腺体、唾液、胆汁、血液、淋巴，是存在于我们身体内部的组织和器官。它们参与身体的运作，并因各自功能和作用具有一定的特殊性——它们的组织细胞是以不同的方式排列的。

同样，皮肤、头发、指甲、眼睛、耳朵，是人体与环境相接触的组织和器官。人体的生命周期在环境中实现，同时环境也决定了器官的功能和作用。已有充足的证据证明，饮食等因素对身体年龄、生长发育具有特别的影响，甚至决定了身体的形态、器官的正常功能等。每个器官的功能、作用各不相同，为了维持整个身体的正常运转，系统和器官或多或少都存在着自主或不自主的相互协作关系。我们将通过血液循环系统来说明这一观点。血液循环系统看上去是完全无意识的，是不受个人好恶、意志影响的，但是当我们产生情绪时，我们的脸颊却会因为爱慕、发怒或害羞而发红。从专业角度讲，情绪是大脑活动的产物，神经系统和中枢器官负责传递信息、沟通人体和外部环境的关系。当人感觉到爱

哺乳

催乳素是乳腺中一种生产乳汁的激素。随着婴儿的出生、长大，乳汁的分泌也会发生变化。

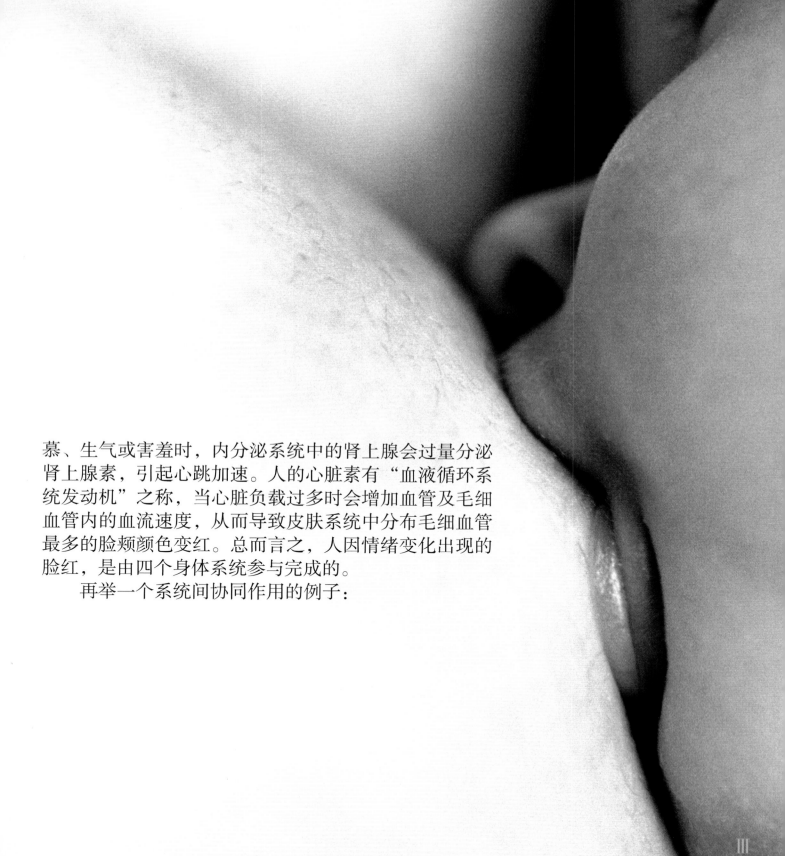

慕、生气或害羞时，内分泌系统中的肾上腺会过量分泌
肾上腺素，引起心跳加速。人的心脏素有"血液循环系
统发动机"之称，当心脏负载过多时会增加血管及毛细
血管内的血流速度，从而导致皮肤系统中分布毛细血管
最多的脸颊颜色变红。总而言之，人因情绪变化出现的
脸红，是由四个身体系统参与完成的。

再举一个系统间协同作用的例子：

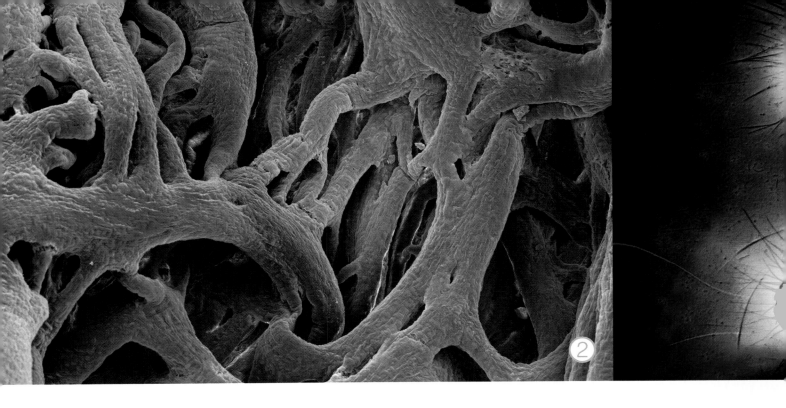

②

肺是呼吸系统的重要器官，它负责吸入氧气，通过循环系统为身体的其他细胞供给氧气。同时，呼吸系统也会排出因细胞获取能量和生存所需的营养物质氧化分解产生的二氧化碳和其他气体。血液在循环中是氧气、二氧化碳及其他气体的收集者和运输者，身体的细胞通过血液循环系统保持活力。人体内的二氧化碳大多是细胞在获取能量时产生的。目前，我们在这一领域所知所学虽然并不全面，却也在未知通往已知的科学之路上迈出了一大步。从20世纪下半叶起，为了揭开人体的奥秘，人类开启了解剖学和生理学研究的新领域。全新的科技视野和先进的科研成果让我们更好地了解了身体的功能，发现了更新的、更有效的解决方案来对抗疾病。

每年，医学界都会收到大量关于如何保持健康、预防疾病和对抗疾病的新信息。今天，许多人认为，一个人的个体遗传是决定这个人一生健康状况的重要因素。从这个意义上说，干细胞的发现和研究成果，以及对干细胞潜力的预测，都将成为我们预防先天性疾病和防治器官异常的有效方案。细胞的再造，纳米技术应用于医

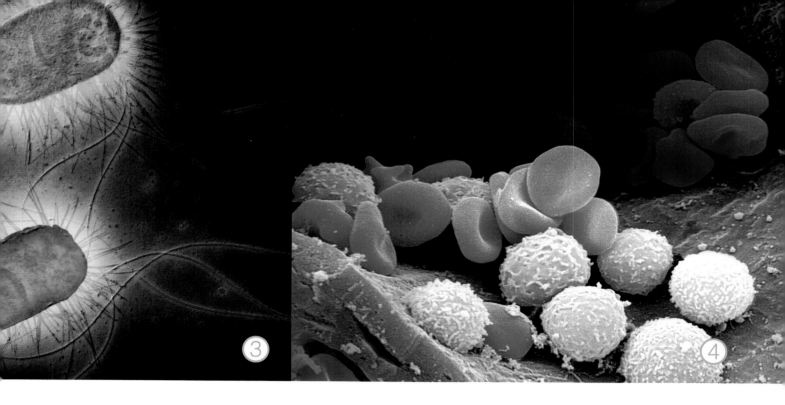

学，器官移植，义肢等医用材料的研发，微创手术……这些是研究领域和技术领域的创新，虽然其中一部分已经应用于医学治疗，但是更多成果仍处于临床实验阶段。

在器官移植领域，医疗病例表明，人体器官移植的平均寿命为14年。要突破这一期限则意味着研究人员要面临全新的挑战。

合成材料的应用将成为医学界一个开放的领域，而我们也对这一领域知之甚少。在接下来的几年甚至十几年里，我们将观察合成材料在医学领域的应用，随着时间的推移，在临床实践中找到合成材料与基因改变是否相互影响的答案。虽然合成材料在人类历史上已经出现了几千年，但我们仍未停止过对这种人造材料进行观察和应用——也许合成材料一直以来都是世界上被分析得最多的对象。尽管如此，合成材料仍然对解剖学、生理学等领域的专家有着极大的吸引力。专家们期待着通过自己的努力研发出全新的合成材料，并在全新的领域应用这些合成材料，在新的风险和挑战中找到问题的答案。

心脏内部

心肌细胞是心脏自律性活动的功能基础。心肌细胞之间有闰盘结构。该处细胞膜凹凸相嵌，并特殊分化形成桥粒，彼此紧密连接，但心肌细胞之间并无连续的原生质。

风险

人体可能因为内在机制的不平衡导致疾病。这种疾病可能是非传染性的，也可能是传染性的。有些疾病是由细菌、寄生虫引起的。

血液

心脏收缩产生的压力促使血液在血管内部循环。血液由红细胞、白细胞、血小板和血浆组成，是富含生命必需的水分和营养物质的液体。

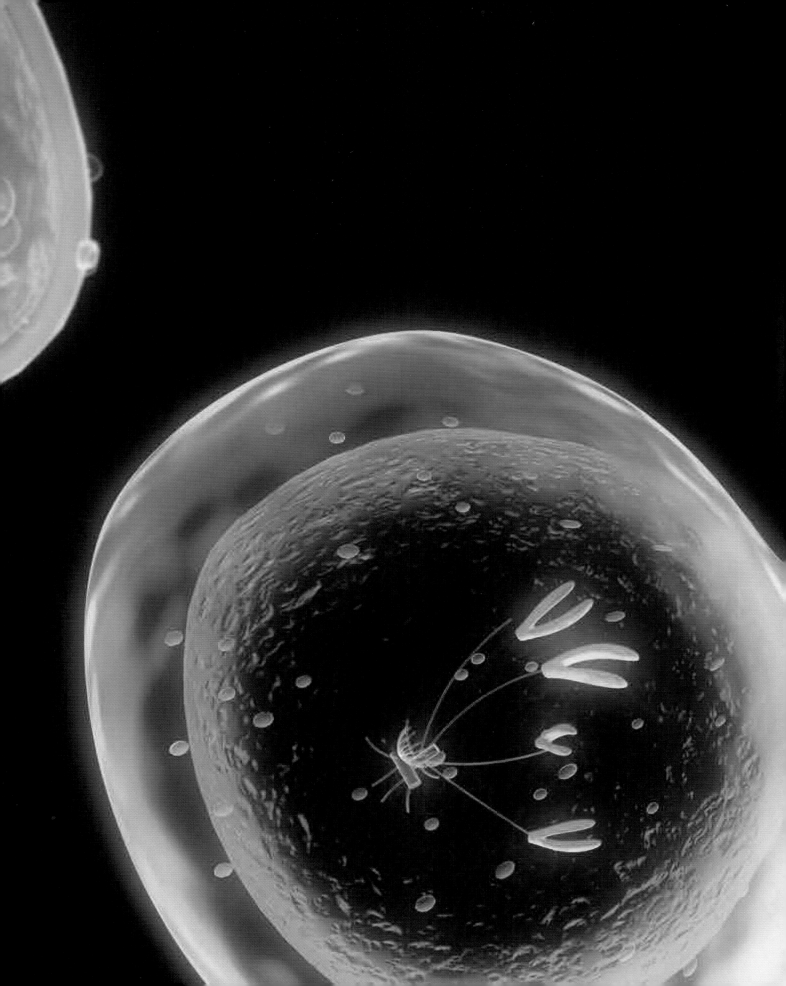

第一章

生命的
起源与发展

我们研究了人类的进化阶段，深入分析了人类
与其他动物物种的区别，详尽地介绍了大自然
的伟大奇迹——人类。

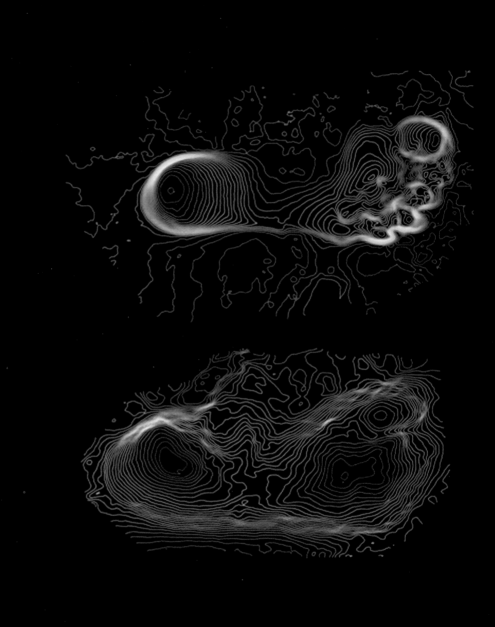

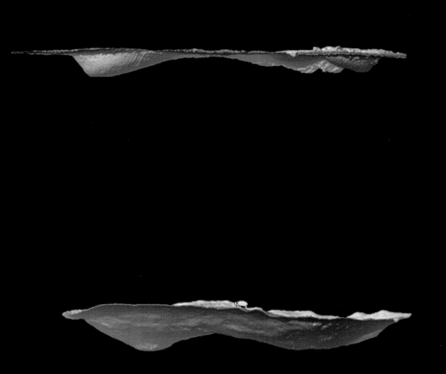

人类的足迹

已知人类直系祖先南方古猿阿法种最早的脚印是在莱托里遗址（坦桑尼亚）发现的。据估计有300多万年的历史。

人类的进化

也许是受气候变化的影响，大约500万年前，生活在非洲雨林的灵长类物种进行了细分，为人类的出现提供了可能，他们就是我们最早的直立行走动物的祖先。科学界一直试图重建复杂的系统树，以说明物种的崛起。对化石残骸的DNA研究使我们能够确定他们的年龄，并且可以梳理他们与不同物种的联系。每一项新发现都会让我们对有关人类起源的旧理论提出新的质疑。

会说话的灵长类动物

符号语言的兴起是一个谜，它是人类独有的能力。可以说，语言系统的进化对人类的发展起了决定性作用。人类喉头的位置比其他哺乳动物的要低得多。这种特性使人类能够发出更多不同的声音。

系统树
（新物种从以前物种演变出现的树状图）显示了人类属与其他灵长类物种的关系。

言语功能
人类言语有语义特征。说话的时候，一个人总是以改变他人的思想或引导他人的行为向特定的方向发展为目标。一些科学家认为，大脑或声音器官的变化可以促进复杂语言的发展，从而促进创造力的进步和知识的获取。

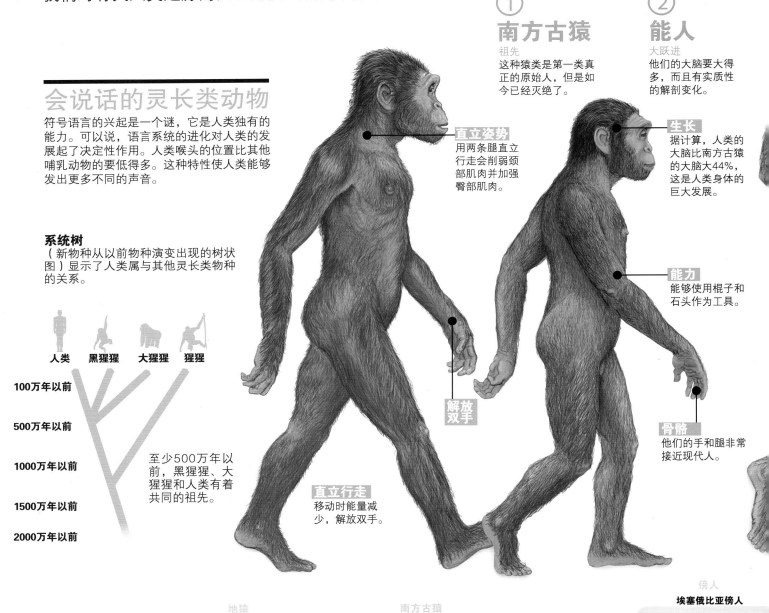

① 南方古猿
祖先
这种猿类是第一类真正的原始人，但是如今已经灭绝了。

② 能人
大跃进
他们的大脑要大得多，而且有实质性的解剖变化。

直立姿势
用两条腿直立行走会削弱颈部肌肉并加强臀部肌肉。

生长
据计算，人类的大脑比南方古猿的大脑大44%，这是人类身体的巨大发展。

能力
能够使用棍子和石头作为工具。

解放双手

直立行走
移动时能量减少，解放双手。

骨骼
他们的手和腿非常接近现代人。

人类　黑猩猩　大猩猩　猩猩

100万年以前
500万年以前
1000万年以前
1500万年以前
2000万年以前

至少500万年以前，黑猩猩、大猩猩和人类有着共同的祖先。

地猿　　　　南方古猿　　　　　傍人

始祖地猿　长尾猴　　　　南方古猿　　　非洲南方古猿

埃塞俄比亚傍人

???
Aust Gardi

400万年前

说话的工具
人类的喉头位置比黑猩猩的低，因此人类可以发出更多种类的声音。

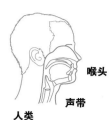

黑猩猩　人类

喉头

声带

思考的工具
大脑的进化对人类语言功能的发育和其他能力发育起到至关重要的作用。脑容量越大，营养越多，生理作用越大。

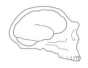

黑猩猩　人类

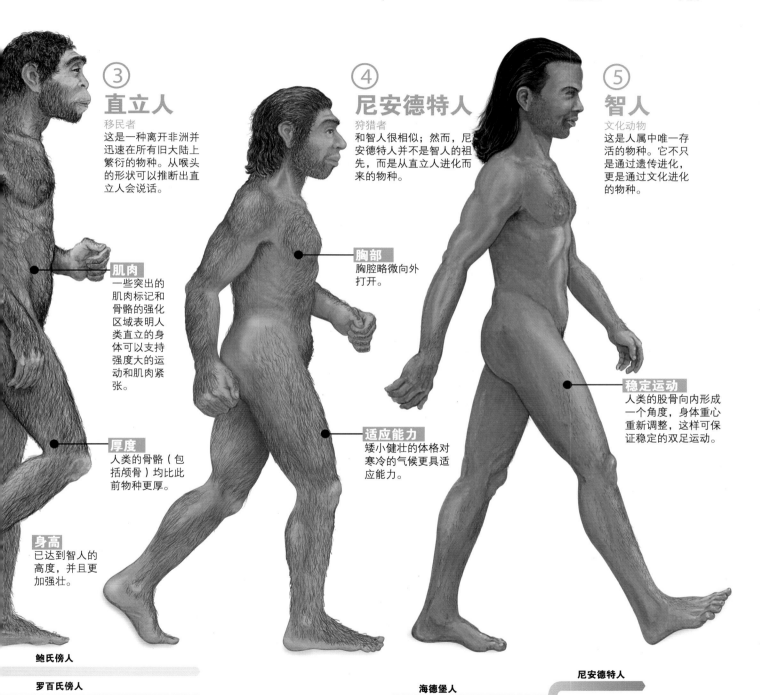

③
直立人
移民者
这是一种离开非洲并迅速在所有旧大陆上繁衍的物种。从喉头的形状可以推断出直立人会说话。

肌肉
一些突出的肌肉标记和骨骼的强化区域表明人类直立的身体可以支持强度大的运动和肌肉紧张。

厚度
人类的骨骼（包括颅骨）均比此前物种更厚。

身高
已达到智人的高度，并且更加强壮。

④
尼安德特人
狩猎者
和智人很相似；然而，尼安德特人并不是智人的祖先，而是从直立人进化而来的物种。

胸部
胸腔略微向外打开。

适应能力
矮小健壮的体格对寒冷的气候更具适应能力。

⑤
智人
文化动物
这是人属中唯一存活的物种。它不只是通过遗传进化，更是通过文化进化的物种。

稳定运动
人类的股骨向内形成一个角度，身体重心重新调整，这样可保证稳定的双足运动。

鲍氏傍人
罗百氏傍人
能人
鲁道夫人
匠人
海德堡人
直立人
尼安德特人
智人

人类　　200万年前　　　　　　　　　100万年前　　　　　　　　　如今

最早的人类

从在坦桑尼亚和埃塞俄比亚发现的化石中可以看出南方古猿是第一批能够自由直立行走解放了双手的类人生物。人们认为气候变化、营养适应和为了运动而储存能量导致了直立行走。无论如何，他们腿短臂长，人们认为他们只是偶尔有走路的迹象。他们的颅骨和我们的很不一样，他们的大脑和黑猩猩的一样大。没有证据证明他们使用石器。也许他们用棍子制作简单的工具，但他们缺乏制作更复杂工具的智慧。

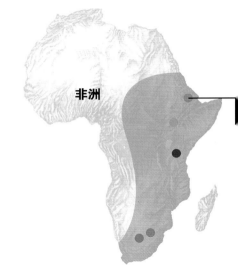

非洲

适应环境

中新世发生的气候变化很可能把热带雨林变成了大草原。各种各样的原始人类离开了他们在树上的栖息地，到草原上寻找食物。据推测，最早的人类开始站起来以便察看草原的情况。

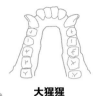
大猩猩

智人

特殊的牙齿
他们的门牙很大，像铲子一样，牙齿呈拱形排列。

适应骨盆
骨盆、骶骨和股骨的形态变化使这些骨骼与现代人的相似。

脊柱
脊柱有很多曲线，可以保持平衡。

直立行走
他们通过两只脚走路，能够在移动的同时解放上肢。

脚趾
黑猩猩的大脚趾是用来抓东西的，相比之下，人类的大脚趾的位置和足弓用来支持直立姿势的运动。

膝盖
与黑猩猩不同，早期人类的股骨边缘像现代人类的膝盖一样呈椭圆形。

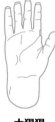
大猩猩

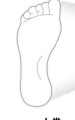
人类

考古发现

塔翁头骨化石是1924年在塔翁矿区（南非）发现的。这些遗骸包括下巴、牙齿碎片、面骨和颅骨。颅腔已被矿物化石所取代。后来，在1975年，在莱托里（坦桑尼亚）发现了人科动物的足迹。据猜测，300多万年前，在火山爆发后的一场雨之后，各种标本留在潮湿的火山灰中。

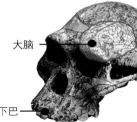

塔翁的颅骨
塔翁的颅骨有一个圆圆的脑袋和强壮的下巴。颅腔内有一个约426立方厘米的大脑（成人）。

大脑

下巴

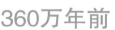

莱托里穿越
1975年，在莱托里（Laetoli，坦桑尼亚），考古学家在火山灰中发现了早期人类的踪迹，证明早期人类是可以用两条腿直立行走的（两足运动）。

360万年前

阿法南方古猿脚印

阿法南方古猿年代	**阿法南方古猿**	**埃塞俄比亚傍人**
420万年前到390万年前，阿法南方古猿是长有宽臼齿的原始人类。	300万年前到250万年前，阿法南方古猿的球状颅骨脑容量更大。	大约250万年前，埃塞俄比亚傍人有着强健的头骨和结实的脸。

阿法南方古猿

阿法南方古猿被认为是最古老的古人类，生活在400万年前到300万年前的非洲东部。人类进化的一个关键方面是阿法南方古猿的两足行走。1974年发现的"露西"的骨架以其年代久远和保存完整而著称。

相对身高

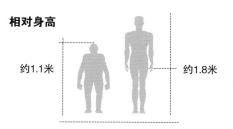

约1.1米　　约1.8米

露西的骨骼

这种在埃塞俄比亚发现的原始人的体型和黑猩猩差不多，他的盆骨使其能够保持直立的姿势。

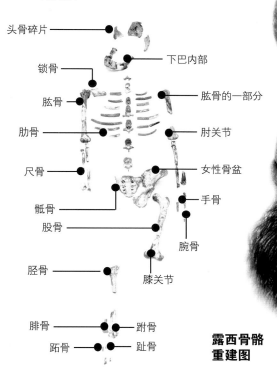

头骨碎片
锁骨
肱骨
肋骨
尺骨
骶骨
股骨
胫骨
腓骨
跖骨

下巴内部
肱骨的一部分
肘关节
女性骨盆
手骨
腕骨
膝关节
跗骨
趾骨

露西骨骼重建图

鲍氏傍人

220万年前到130万年前，鲍式傍人的颌骨开始适应咀嚼坚硬的蔬菜。

傍人粗壮种

180万年前到150万年前，傍人粗状种有着强壮骨感的外表。

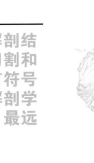

使用工具

能人出现在非洲东部，比南方古猿的外貌更像人类。能人的出现显示出重要的解剖结构上的改变，使人类得以进步，尤其是在各种石质工具的发明方面，比如用于切割和刮擦的片状卵石，甚至还有手斧。他们正式以直立的姿势移动，同时第一批语言符号出现了。由于能人的大脑体积显著增加，所以可以使用石器。接着，直立人在解剖学上的发展促进了其向远离起源地区的迁移，并且直立人已经居住在欧洲和亚洲，最远到达了太平洋。直立人发现了火，火是改善人类营养和抵御寒冷的重要元素。

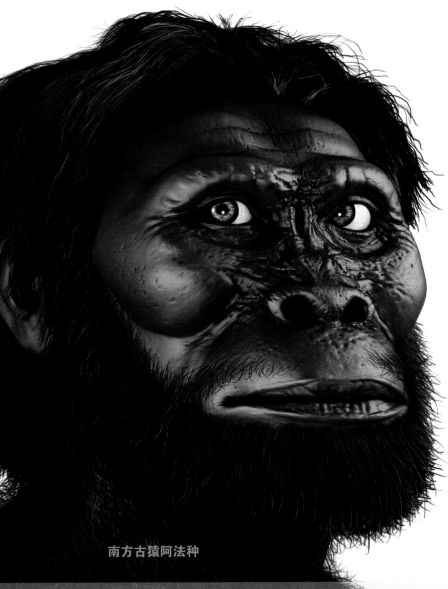

南方古猿阿法种

能人

在200万年前至150万年前，东非出现了能人，标志着人类属进化的一个重大进展。大脑体积的增大和其他解剖结构的变化以及石头技术的发展是这个物种的实质性进步，能人的名字意思是"手巧的人"。虽然能人以腐肉为食，但能人自己还是不能捕猎。

大脑
能人的颅腔比南方古猿大，大脑发育达650~800立方厘米。考虑到能人的大脑有现代人的一半大小，人们认为这个特征是开发制造工具能力的关键。

① 雕刻
挑选石头，磨到锋利状态。

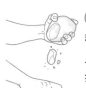

② 移除
"石锤"用来切削工具的边缘。

这种有雕刻痕迹的岩石是已知的最古老的工具。

200万年前	170万年前	150万年前
东非能人出现。	直立人是第一个离开栖息地的人类物种。	能人不明原因消失。

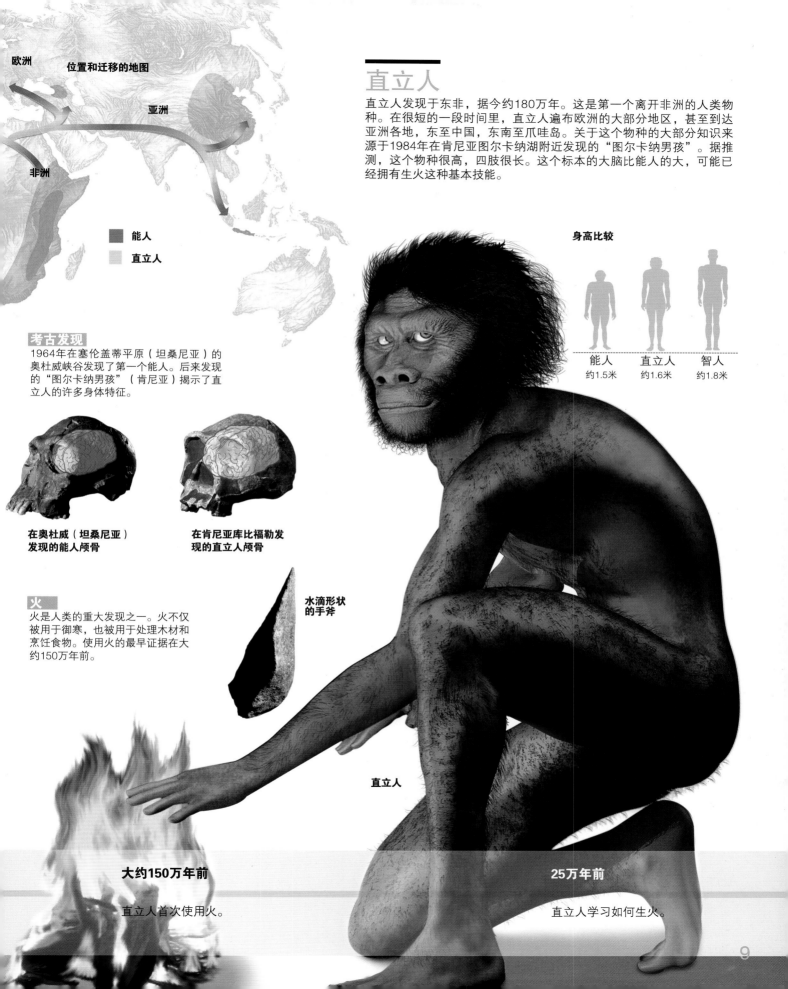

位置和迁移的地图

欧洲

亚洲

非洲

能人
直立人

直立人

直立人发现于东非，据今约180万年。这是第一个离开非洲的人类物种。在很短的一段时间里，直立人遍布欧洲的大部分地区，甚至到达亚洲各地，东至中国，东南至爪哇岛。关于这个物种的大部分知识来源于1984年在肯尼亚图尔卡纳湖附近发现的"图尔卡纳男孩"。据推测，这个物种很高，四肢很长。这个标本的大脑比能人的大，可能已经拥有生火这种基本技能。

身高比较

能人
约1.5米

直立人
约1.6米

智人
约1.8米

考古发现

1964年在塞伦盖蒂平原（坦桑尼亚）的奥杜威峡谷发现了第一个能人。后来发现的"图尔卡纳男孩"（肯尼亚）揭示了直立人的许多身体特征。

在奥杜威（坦桑尼亚）发现的能人颅骨

在肯尼亚库比福勒发现的直立人颅骨

火

火是人类的重大发现之一。火不仅被用于御寒，也被用于处理木材和烹饪食物。使用火的最早证据在大约150万年前。

水滴形状的手斧

直立人

大约150万年前

直立人首次使用火。

25万年前

直立人学习如何生火。

9

学会打猎

尼安德特人是海德堡人的后裔，他们是欧洲、西亚和北非的第一批居民。人们通过不同的基因研究试图确定他们是智人的一个亚种还是一个单独的物种。根据化石证据，尼安德特人是第一批适应冰河时代极端气候、举行葬礼和照顾病人的人类。尼安德特人的大脑容量等于或略大于现代人类，他们能够开发出类似于莫斯特文化的工具。他们灭绝的原因仍在争论中。

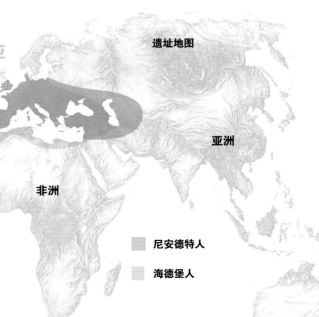

遗址地图

亚洲

非洲

■ 尼安德特人

■ 海德堡人

尼安德特人

旧石器中期（约35万年前至3万年前）主要由尼安德特人的发展所主导。研究人员发现了他们第一次使用洞穴和其他避寒场所的痕迹。尼安德特人天生就是猎手，他们发明了各种各样的工具和器具，比如带有尖锐石尖的木质狩猎武器。

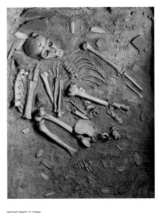

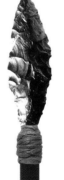

男人打猎
男人专注于寻找食物，而女人则照顾孩子。尼安德特人在短距离内捕食大型猎物。他们使用带有石尖的木质长矛。

10万年前

屋顶
他们住在用猛犸象骨头和兽皮搭建的庇护所里。

坟墓
因为尼安德特人埋葬了自己的尸体，所以关于尼安德特人我们知道得很多。在这张图片中，我们可以看到一些尼安德特人的骨头，这些骨头可以追溯到6万年前。

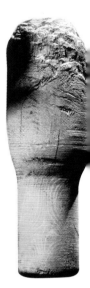

发现工具

用于切割和刮擦的岩石

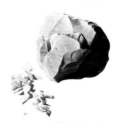

兽皮鞣质工具

60万年前

海德堡人在欧洲、亚洲部分地区和非洲出现。

40万年前

属于这一时期的木矛后来在今天的欧洲大陆和英国被发现。

16万年前

冰河时代，尼安德特人居住在欧洲和西亚地区。

冰河时代的人类

尼安德特人被认为是冰河时代的穴居人,能够使用火和各种工具来制作木头、兽皮和石头等材料。他们用兽皮来御寒,建造庇护所,以石头和木头作为狩猎武器的主要材料。他们的头骨化石的结构显示其面部有突出的眉弓、凹陷的眼睛、宽大的鼻子和大大的上齿。

身体环境
手部的骨骼使得他们抓取物体时比现代人更有力量。

身高对比

尼安德特人   智人

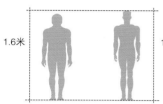

1.6米   1.8米

脑容量更大
与现代人相比,尼安德特人的大脑容量更大。

突出的眉弓

宽大的鼻子
能够承受恶劣的气候环境。

在圣沙拜尔(法国)发现的颅骨。

15万年前

智人第一次在非洲出现。

约3万年前

未知原因导致尼安德特人灭绝。

1

直系祖先

尽管科学家已经证实智人与尼安德特人没有直接关系，但人类物种的起源仍在争论中。

1856年德国杜尔多夫附近的尼安德特河谷发现一具人骨化石，研究发现至少在23万年前就已经出现。1908年在法国圣沙拜尔发现了人骨骼化石，M·步勒称之为尼安德特人类型的代表。基于线粒体DNA的新基因研究结论有助于确定人类向其他大陆缓慢扩张时可能的迁移路线。

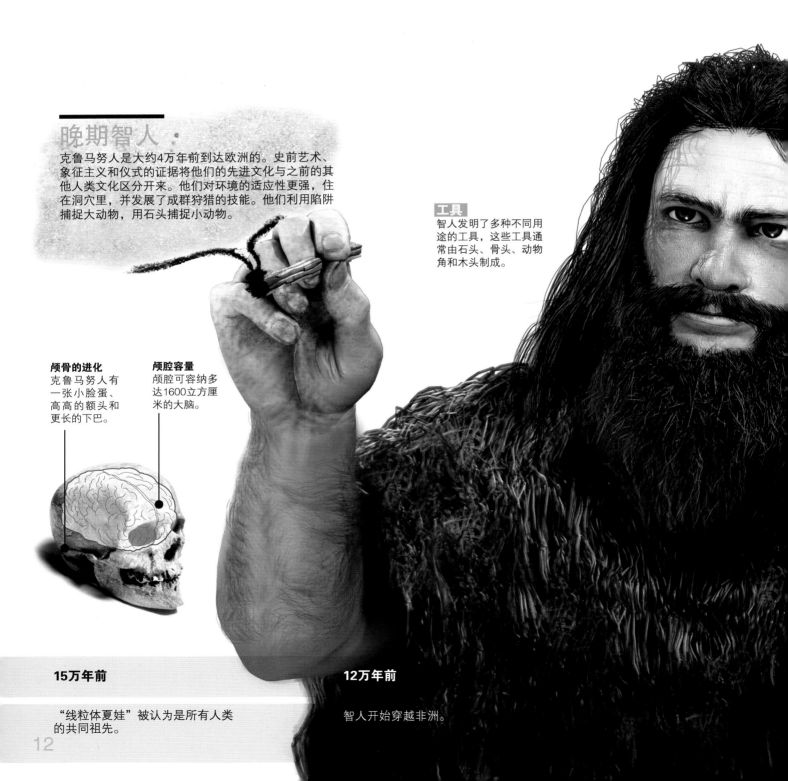

晚期智人

克鲁马努人是大约4万年前到达欧洲的。史前艺术、象征主义和仪式的证据将他们的先进文化与之前的其他人类文化区分开来。他们对环境的适应性更强，住在洞穴里，并发展了成群狩猎的技能。他们利用陷阱捕捉大动物，用石头捕捉小动物。

工具

智人发明了多种不同用途的工具，这些工具通常由石头、骨头、动物角和木头制成。

颅骨的进化
克鲁马努人有一张小脸蛋、高高的额头和更长的下巴。

颅腔容量
颅腔可容纳多达1600立方厘米的大脑。

15万年前

"线粒体夏娃"被认为是所有人类的共同祖先。

12万年前

智人开始穿越非洲。

扩张理论

关于智人如何向全世界扩张的问题，科学家们没有达成一致意见。人们认为，最近的共同祖先"线粒体夏娃"生活在非洲，因为非洲大陆的人比其他大陆的人有更大的遗传多样性。在各种迁徙浪潮中，智人从非洲到达亚洲、澳大利亚、欧洲和美洲。然而，一些科学家认为，其实并没有这样的迁徙，而是现代人类在古代世界的不同地区或多或少地在同时进化。

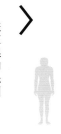

总路线　　**迁移日期** 4万年前

2万年前~1.5万年前

4万年前

4万年前~3万年前

7万年前~5万年前

20万年前

"线粒体夏娃"

15万年前

第二次
4万年前已经到达亚洲，随后到达美洲。

第一次
大约6万年前，现代人的祖先离开非洲，移居到亚洲和澳大利亚。

美洲
最后的目的地之一。

1.5万年前~1.2万年前

5万年前

离开非洲
根据这一理论，现代人的出现是古代智人在非洲的进化结果。古人类学家就是在那里发现了人类最古老的骨头。现代人类从那里延伸到世界其他地方，超过了尼安德特人和原始智人所到达的界限。

多区域进化
区域连续性理论或多区域进化理论认为，现代人类是在世界的不同地区同时发展起来的，就像当地古代智人的进化一样。最近的共同祖先是约180万年前生活在非洲的原始直立人。

40万年前　　15万年前　智人

直立人

智人

直立人

9万年前	6万年前	4万年前
"细胞核亚当"被认为是世界上所有男人的共同祖先。	在中国发现智人的踪迹。	在欧洲出现克鲁马努人（智人类型）。

文化跃进

尽管关于人类文化是如何起源的问题仍然存在，但几乎不可能确定人类世界的哪些东西是自然的，哪些不是。许多学科的科学家正试图从古生物学家发现的史前生命的证据中回答这些问题。人类所属的哺乳动物亚种——智人——大约15万年前出现在非洲，大约3万年前（已发现的最早艺术迹象年代）遍布整个东半球，1.2万年前移居美洲；但是，农业、工业、人口中心和控制自然的最早迹象仅在最近1万年开始。有些人认为，文化的最终飞跃是通过获得一种创造性的语言来实现的，这种语言能够表达比直立人的简单交流更先进的思想和情感。

第一批艺术家

洞穴壁画，如阿尔塔米拉（西班牙）和拉斯科（法国）的洞穴壁画，毫无疑问，是人类赋予了它们真正的属性。尽管建筑还没有出现，但是绘画已经雕刻在石头、骨头或岩壁上了。关于洞穴壁画的功能存在着各种各样的理论，这些理论涉及美学、社会和宗教——与今天的艺术问题没有多大区别。

洞穴壁画技术

几何图案
在欧洲的洞穴壁画中发现了点形和直线形的几何图案，还有神话般的怪物，与澳大利亚土著人的岩石艺术相似。

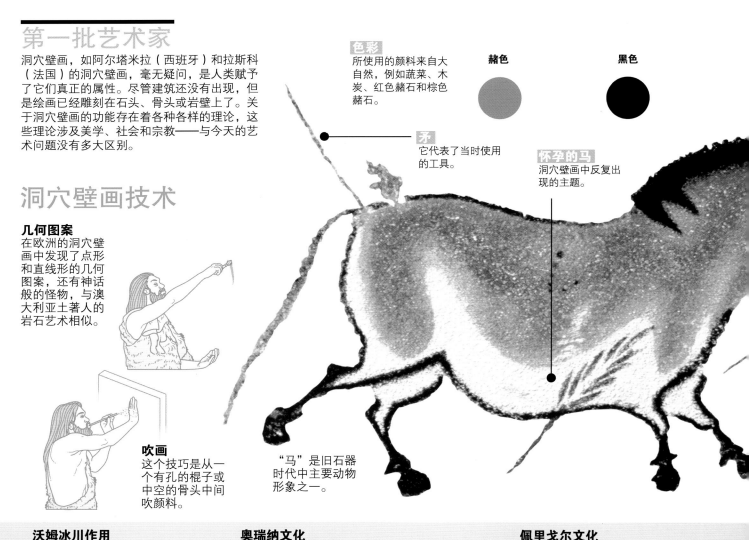

色彩
所使用的颜料来自大自然，例如蔬菜、木炭、红色赭石和棕色赭石。

赭色　　　　黑色

牙
它代表了当时使用的工具。

怀孕的马
洞穴壁画中反复出现的主题。

吹画
这个技巧是从一个有孔的棍子或中空的骨头中间吹颜料。

"马"是旧石器时代中主要动物形象之一。

沃姆冰川作用 3.5万年前	奥瑞纳文化 3万年前	佩里戈尔文化 约2.7万年前
旧石器时代晚期开始。	猛犸象牙工具、鳞片工具。	切割精良的工具，包括多角度雕刻刀。

墙壁上的艺术

在法国和西班牙地区发现多处洞穴壁画。其中，法国有130多处洞穴，最著名的位于阿基坦地区（拉斯科、佩克–梅尔、劳热里、拉玛德琳）和比利牛斯（尼奥）。西班牙的坎塔布里亚地区以北有60个洞穴，其中包括阿尔塔米拉洞穴；南部地区有180个洞穴。其他地区的洞穴包括意大利的阿达拉洞穴和俄罗斯的Kapova洞穴。洞穴壁画一方面是移动的艺术，另一方面丰富了整个欧洲的文化。

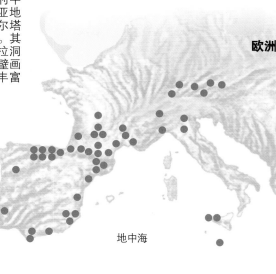

● 在欧洲发现的旧石器时代艺术遗址。

欧洲

黑海

地中海

1.4万年前

阿尔塔米拉的壁画

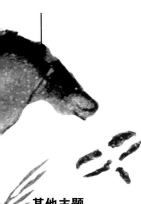

小头
相对身体的其他部位，头较小。

建造者的目标

智人与他们的祖先不同，他们已经可以制造基本的工具，可以使用骨头等越来越多的新材料，甚至他们可以为了专门目的制作新的工具——锤子、刀、锥子和斧子，工具的形式和功能日益复杂。此外，除了器皿和工具外，还出现了具有象征意义和代表功能的物件，这证明人类在精神领域有了突破性的发展。这些艺术形式可以离开洞穴，被称为移动的艺术。功利、奢华、用于仪式的物品被制作出来，例如右边这尊旧石器时代的"维纳斯"雕像。

象征主义
"威伦多夫的维纳斯"高约为11厘米，在奥地利被发现。

2.4万年前

威伦多夫的维纳斯

其他主题

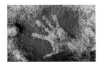

阿尔及利亚塔萨利尼纳杰的狩猎场景洞穴

多个地方出现手印

旧石器时代的工具

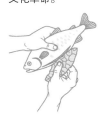

双面刀
双面刀的发明预示着旧石器时代晚期最重要的文化革命。

鱼叉
这种复杂的骨骼工具的制作时间可以追溯到1.1万年前。

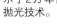

抛光斧头
德国韦兹拉发现的抛光斧头，展示了2万年前的抛光技术。

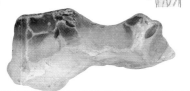

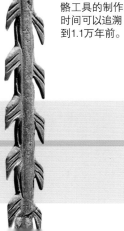

梭鲁特文化 **5万至2万年前**	**马格德林文化** **1.5万年前**	**旧石器时代末期** **公元前9000年**
用氧化物来为仪器涂油漆，制造瞄准仪器。	旧石器时代晚期欧洲南部最繁荣的洞穴艺术。	随着全球气候的改善，冰期结束。

城市革命

大约1万年前，地球的间冰期导致气温逐渐升高，整个气候发生变化，从而改变了人类的生活。人们不再四处游荡去打猎，而是开始建立以定居生活、农业生产和驯养动物为基础的社会。一些村庄发展迅速，成为了真正的城市，比如土耳其南部的Catal Huyuk。在这座被认为是现代考古学里程碑之一的城市废墟中，考古学家发现了大量的陶瓷和被称为女神母亲的雕像——一个分娩的女人。此外，有迹象表明，居民有殡葬权，并为集体坟墓修建了墓碑。

Catal Huyuk

新石器时代的城市

Catal Huyuk位于土耳其安纳托利亚南部。房子并排建造，共用一堵墙，没有外部窗户或开口，建筑有平顶，通常有一两层。人们从屋顶进来。墙壁和露台是用灰泥做的，然后涂成红色。在一些主要住宅中，墙壁和屋顶上都有画。这些房子是用泥砖砌成的，是供奉女神母亲的神殿。在发掘过程中，考古学家发现了许多宗教物品：大部分是带有浮雕的陶俑，描绘的是女神母亲和牛、豹。

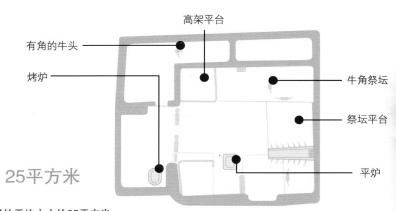

高架平台

有角的牛头

烤炉

牛角祭坛

祭坛平台

平炉

25平方米

房子的平均大小约25平方米。

其他类型的建筑

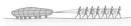
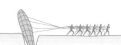
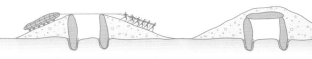

① **运输**
石头用滚轮运送到选定的竖立纪念碑的地方。

② **安装**
石块被拖至洞内于垂直位置固定。

③ **土方工程**
路堤是由用石块架成的石碑坊组成的。

④ **三石塔**
水平基石被运输到路堤上安置在两块垂直的石碑之上。

公元前8000年	公元前7000年	公元前6000年
农业活动的初步迹象。	农业的扩张，复杂的葬礼仪式。	波斯湾的稳定定居点。

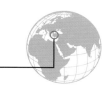

农作物
在靠近Catal Huyuk的地区，居民种植小麦、高粱、豌豆和扁豆。他们还采集苹果、开心果和杏仁。

扁豆　　　　苹果　　　　小麦

公元前6000年
Catal Huyuk 是出现的首批城市之一。

Catal Huyuk 的位置

国家	土耳其
年代	公元前7000年
城市类型	农业—畜牧

女神母亲

宗教
农业的出现和女性崇拜有直接的关系。人们在用牛头和其他雕塑装饰的神庙中发现了孕妇雕像。

公元前3500年

在美索不达米亚地区出现书写的遗迹。

公元320年

亚洲第一辆有轮子的汽车出现。

17

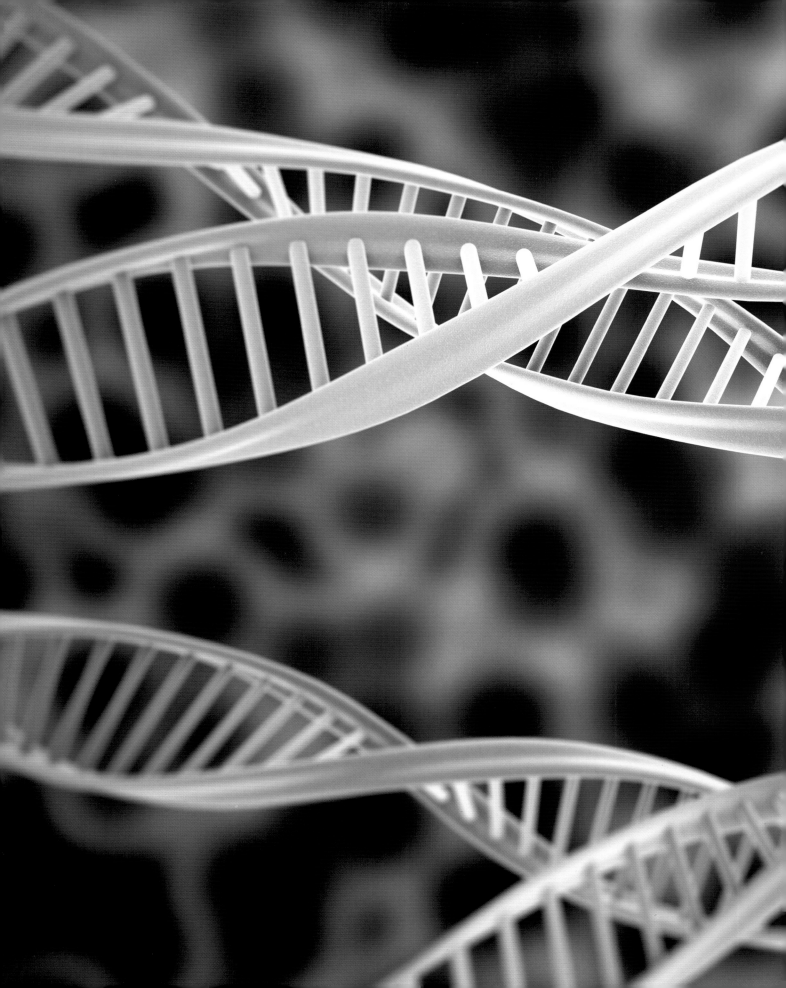

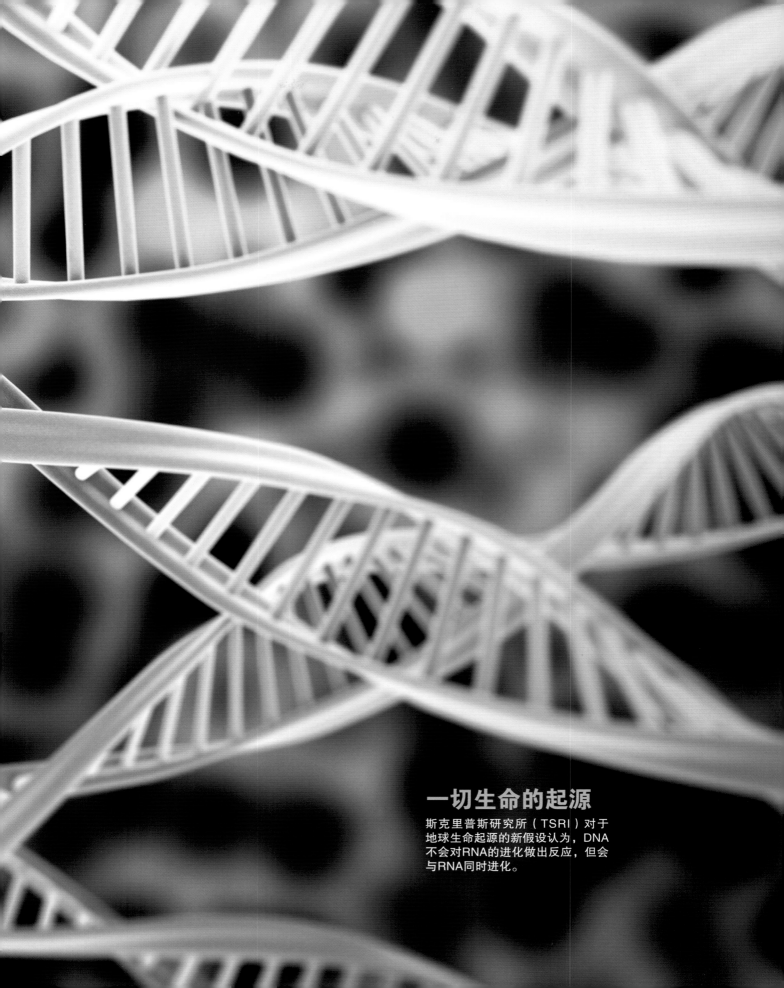

一切生命的起源

斯克里普斯研究所（TSRI）对于地球生命起源的新假设认为，DNA不会对RNA的进化做出反应，但会与RNA同时进化。

化学过程

尽管今天人们认为所有的生命形式都与氧气的存在有关，但在30多亿年前，地球上的生命是以微生物的形式开始的。它们决定了，现在仍然决定着地球上的生物进程。科学家们试图将生命的起源解释为数百万年来偶然发生的一系列化学反应，并由此产生了今天的各种生物体。另一种可能性是，地球上的生命起源于从太空到达地球的微生物，例如，滞留在落到地球表面的陨石中的微生物。

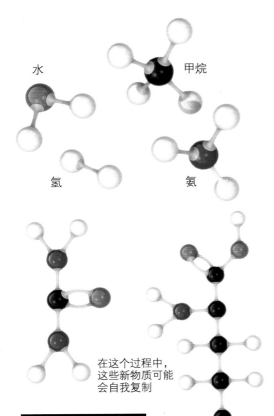

水

甲烷

氢

氨

在这个过程中，这些新物质可能会自我复制

第一次反应

大约在40亿年前，大气中几乎没有游离的氧气和二氧化碳。然而，大气中富含简单的化学物质，如水、氢、氨和甲烷。紫外线辐射和闪电可能引发化学反应，形成复杂的有机化合物（糖类、氨基酸、核苷酸），形成生命的基石。1953年，美国人哈罗德·尤里和斯坦利·米勒在实验室里测试了这个理论。

原始细胞

地球上生命的起源可以从分子进化中推断出来。第一批生物（原核生物）开始成群生长，产生了一种叫作共生的合作过程。就这样，更复杂的生命形式——真核生物出现了。真核生物的细胞核含有遗传信息(DNA)。在很大程度上，细菌的发展是一种化学进化，导致了从太阳获取能量并从水中提取氧气（光合作用）的新方法。

原核生物
最早的生命形式，没有细胞核或包膜。这些单细胞生物的遗传密码分散在细胞壁之间。直到今天，有两组原核生物存活了下来：细菌和古细菌。

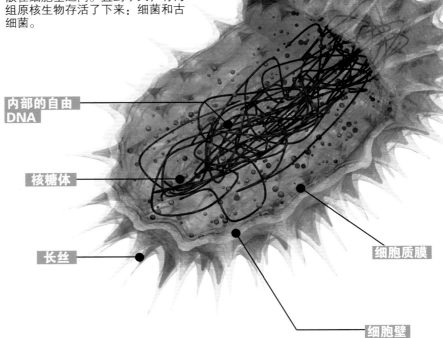

内部的自由DNA

核糖体

长丝

细胞质膜

细胞壁

太古代
46亿年前

42亿年前

40亿年前

地球的大气层把它与其他行星分开。

火山持续爆发，火成岩主宰着地球。

地球表面冷却并积聚液态水。

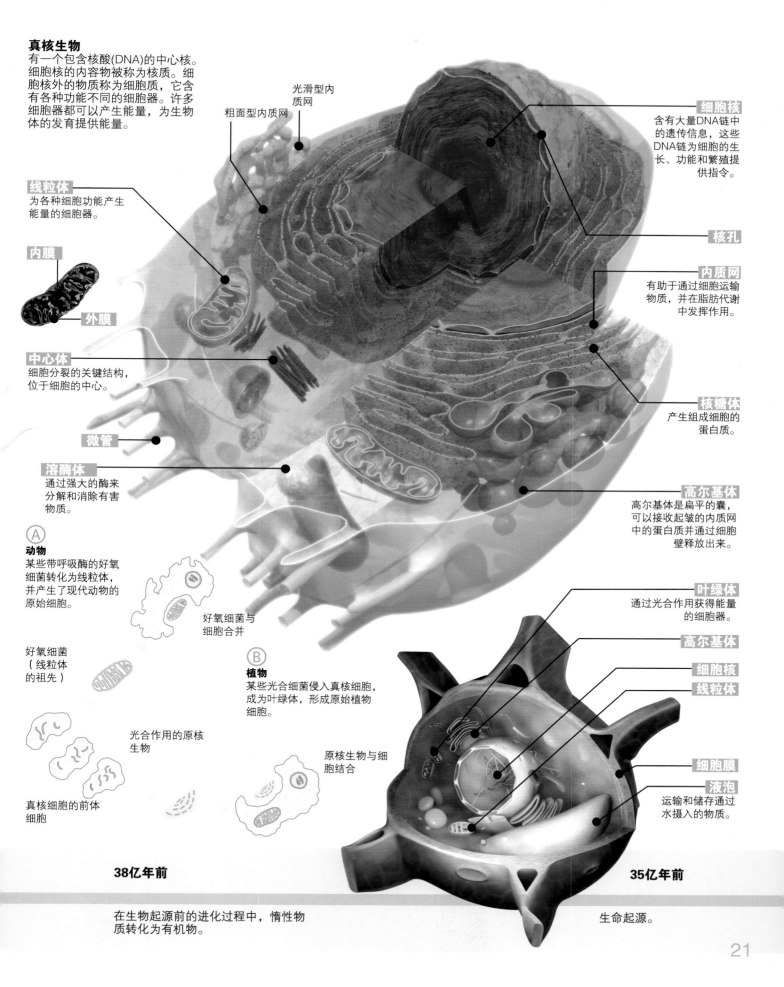

真核生物

有一个包含核酸(DNA)的中心核。细胞核的内容物被称为核质。细胞核外的物质称为细胞质,它含有各种功能不同的细胞器。许多细胞器都可以产生能量,为生物体的发育提供能量。

粗面型内质网

光滑型内质网

细胞核
含有大量DNA链中的遗传信息,这些DNA链为细胞的生长、功能和繁殖提供指令。

线粒体
为各种细胞功能产生能量的细胞器。

核孔

内膜

内质网
有助于通过细胞运输物质,并在脂肪代谢中发挥作用。

外膜

中心体
细胞分裂的关键结构,位于细胞的中心。

微管

核糖体
产生组成细胞的蛋白质。

溶酶体
通过强大的酶来分解和消除有害物质。

高尔基体
高尔基体是扁平的囊,可以接收起皱的内质网中的蛋白质并通过细胞壁释放出来。

Ⓐ
动物
某些带呼吸酶的好氧细菌转化为线粒体,并产生了现代动物的原始细胞。

好氧细菌与细胞合并

好氧细菌
(线粒体的祖先)

Ⓑ
植物
某些光合细菌侵入真核细胞,成为叶绿体,形成原始植物细胞。

光合作用的原核生物

原核生物与细胞结合

真核细胞的前体细胞

叶绿体
通过光合作用获得能量的细胞器。

高尔基体

细胞核

线粒体

细胞膜

液泡
运输和储存通过水摄入的物质。

38亿年前

35亿年前

在生物起源前的进化过程中,惰性物质转化为有机物。

生命起源。

21

生命之树

这是一个用来解释所有生物如何联系在一起的视觉表征。 与使用由家族提供信息的系谱树不同，系统树使用化石的信息以及通过研究生物体的结构和分子而产生的信息，其构建考虑到了进化论，这表明生物是一个共同祖先的后代。

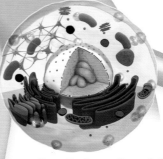

真核生物

真核生物由细胞结构中有真正细胞核的物种组成。真核生物包括单细胞生物和多细胞生物，它们是由不能独立生存的特殊细胞形成的。

古生菌

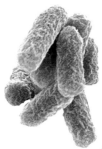

这些生物是单细胞的和微观的。大多数是厌氧细菌，生活在极端环境中。其中大约有一半在新陈代谢过程中释放出甲烷。已知的物种有200多种。

动物

多细胞异养生物。其两个主要特征是可移动性和内部器官系统。动物进行有性繁殖，它们的新陈代谢是有氧的。

植物

多细胞自养生物；它们的细胞有细胞核和细胞壁，这些细胞聚集在特定的组织中。它们通过叶绿体进行光合作用。

刺胞动物
包括水母和珊瑚等物种。

双侧对称
双侧生物。

广古菌门
嗜盐细菌。

初古菌门
古细菌中最原始的一种。

无血管
没有内部血管系统。

有血管
内有血管系统。

脊椎动物
有一个脊椎，一个保护大脑的颅骨和一副骨骼。

泉古菌门
生活在高温环境中。

软体动物
包括章鱼、蜗牛和牡蛎。

有种子
有些植物有暴露的种子，有些有花和果实。

无种子
组织简单的小型植物。

四足动物
四足动物指有四肢的动物。

关系

科学证据支持地球上所有物种都有共同的祖先，这些生命已经进化的理论。然而，关于生命的起源并没有确凿的事实。众所周知，最早的生命形式肯定是原核生物，或单细胞生物，其遗传信息在细胞壁的任何地方都能找到。从这个角度看，古生菌和细菌都是原核生物。由于这个原因，它们曾经被认为是生活在同一个生物王国里，但是基因传播的某些特性使它们更接近真核生物。

软骨鱼类
包括鳐鱼和鲨鱼。

被子植物
有花和果实。由20多万个物种构成了这个群体。

两栖动物
幼崽时期居住在水中的动物，成年后居住在陆地上。

裸子植物
有裸露的种子，例如苏铁目。

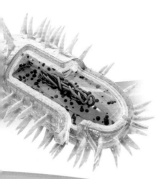

细菌

细菌是生活在表面的单细胞生物。通常细菌有一个由肽聚糖组成的细胞壁，很多细菌都有纤毛。人们认为细菌在30亿年前就已经存在。

球菌
肺炎球菌就是球菌的一种。

杆菌
大肠杆菌就是这种形式。

弧菌
在盐水中发现弧菌。

螺旋菌
以螺旋状的形式存在。

原生生物

原生生物是一种并系类群，它包括其他物种无法分类的物种。因此，原生生物的种类存在很多差异，例如藻类和变形虫。

1000万

据计算，地球上有1000万种动物生活在不同的环境中。

真菌

细胞异养生物，细胞壁因甲壳素而增厚。它们在外部进行消化，分泌酶重新吸收消化后所产生的分子。

担子菌
包括典型的有盖菇。

接合菌
通过接合孢子繁殖。

约5000种

世界上约5000种哺乳动物，分为三个种群。

子囊菌类
大多数种类都集中在这里。

壶菌纲
有可以移动的细胞。

半知菌纲
无性生殖。

遗传分类学

这种分类方法是基于来自相似派生特征的物种的进化关系，并假设所有现存物种都有一个共同的祖先。这些结果形成了一个图表，在图表中这些特征被显示为已经进化的分支点；与此同时，这张图将物种划分为不同的进化支或类群。虽然这个图表是基于进化的，但是表现的是今天的特征和它们发展的可能顺序。分类学是一个重要的分析系统，是当今生物学研究的基础。它来源于一系列复杂的事实：DNA序列、形态学和生化知识。分枝图，通常被称为"生命之树"，是由德国昆虫学家威利·汉宁格在20世纪50年代提出的。

节肢动物
有外骨骼，它们的四肢是有节肢的附属物。

昆虫
取得了进化中最大的成功。

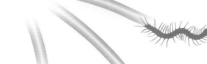

硬骨鱼
有刺和下巴。

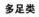

多足类
千足虫和蜈蚣。

甲壳动物
蟹类和海洋龙虾。

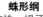

蛛形纲
蜘蛛、蝎子和螨类。

羊膜动物
从羊膜内的羊膜卵发育成胚胎的物种。

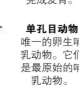

哺乳动物
用母乳喂养后代。

有胎盘类哺乳动物
子代出生时发育完全。

鸟类和爬行动物
鸟类是产卵物种，爬行动物是冷血动物。

有袋动物
胚胎在母体外完成发育。

人类

人类属于哺乳类动物，并且与胎盘亚纲或哺乳动物亚纲有共同之处，这意味着胚胎完全在母体内发育，并从胎盘中获取营养。出生后，依赖于母亲，母亲在其子发育的第一阶段提供母乳。人类是灵长目动物的一部分。在灵长目中，猴子和猿类有共同的特点。与人类关系最近的是类人猿。

乌龟
乌龟是最古老的爬行动物。

鳄鱼
有鳞，身体长。

蛇类
包括蚯蜴。

单孔目动物
唯一的卵生哺乳动物。它们是最原始的哺乳动物。

自我复制

所有生物都利用细胞分裂作为繁殖或生长的机制。细胞周期中有一个被称为S期阶段，在这个阶段，遗传物质或DNA发生了复制。在S期阶段，两个相同的姐妹染色单体结合成一条染色体。一旦这一复制阶段完成，将形成有丝分裂所必需的结构，此外，还为细胞分裂的整个过程发出开始信号。

细胞核

细胞核是细胞的控制中心。一般来说，细胞核是细胞中最引人注目的结构。人们在细胞核里面发现了由DNA形成的染色体。人类除生殖细胞以外的每个细胞核均由23对染色体组成。细胞核被一层由两层结构组成的多孔膜所包围。

细胞生长和细胞分裂

细胞生长，即细胞数量增加并复制细胞器；细胞分裂，即DNA复制和细胞核分裂。

① **G1期**
细胞大小加倍。细胞器、酶和其他分子的数量增加。

⑤ **细胞质分裂**
母细胞的细胞质分裂并产生两个与母细胞相同的子细胞。

④ **有丝分裂**
有丝分裂，又叫间接分裂，是指一种真核细胞分裂产生体细胞的过程。其特点是细胞在分裂的过程中有纺锤体和染色体出现，使已经在S期复制好的子染色体被平均分配到子细胞。

间期

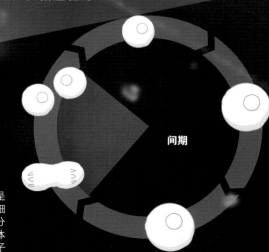

2米

人类细胞染色体的DNA长度约为2米。

它们什么样？

一旦DNA被复制，染色体就会形成一个十字形的结构。在这种结构中，着丝粒起到连接染色单体的作用。

人类染色体的历史

人类染色体携带控制人类特征的遗传信息，这些信息从父母传给子女，并代代相传。它们是由卡尔·威廉·冯·纳格里于1842年发现的。1910年，托马斯·亨特·摩尔根发现了染色体的原始功能：他称染色体为基因载体。由于这一发现，摩尔根在1933年获得了诺贝尔生理学或医学奖。

染色体数目

一个物种的染色体数目与它的大小和复杂性无关。蕨类植物有数千条染色体，而果蝇只有几对染色体。

46
条染色体
人类

24
条染色体
蝾螈

1260
条染色体
蕨类植物

8
条染色体
果蝇

②

S期
DNA和相关蛋白质被复制，形成遗传信息相同的两个副本。

③

G2期
染色体开始缩合。细胞准备分裂。

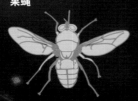

染色体

染色体是一个结构单元，由与蛋白质相关的DNA分子组成。通过显微镜可见真核生物染色体在有丝分裂和减数分裂过程中缩合形成细胞结构。它们由DNA（脱氧核糖核酸）、RNA（核糖核酸）和蛋白质组成。大多数蛋白质是组织蛋白，是带正电荷的小分子。染色体携带基因，是负责每个个体特征的功能结构。

染色体组型

染色体根据配对、大小和着丝粒位置进行排序和系统分类。染色体在有丝分裂中期可见。每一条染色体都由两个姐妹染色单体组成并由着丝粒连接在一起。

① **染色质**
染色质有两种：常染色质，压缩程度低；异染色质，压缩更为密集。核染色质主要由常染色质组成。

30

螺旋的每个转角有30个莲座。

基因的载体

DNA分子中的某些部分被称为基因。这些片段中存在遗传信息。遗传信息具有决定个体特征或允许合成某种蛋白质的作用。在每个细胞中都能找到产生整个生物体所必需的信息，但只有复制这种特定类型细胞所必需的部分信息才会被激活。信使RNA完成细胞核外的信息读取和传输。

原核细胞

原核细胞没有细胞核，所以DNA是在细胞质中被发现的。DNA的大小因物种而异。原核生物几乎都是属于古生菌和细菌领域的单细胞生物。

② **框架**
每一个莲座都由其他蛋白质"支架"——稳定的环状结构组成。这些环状结构有助于染色质的浓缩。

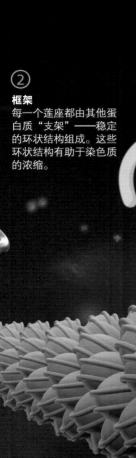

6
每个莲座上有6个环。

③ **螺线管**
由6个核小体组成，每个核小体在圆环内形成一个转角。

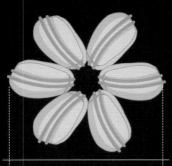

每个螺线管直径约0.03微米

6
每个转角有6个核小体。

珍珠项链
DNA链如果被拉伸并在显微镜下观察，它就像一串珠子。尽管如此，人们发现DNA链通常被紧紧地压在细胞核周围。

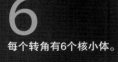
氮基

细菌环状DNA

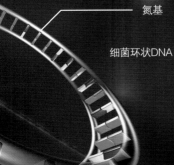

有长约60个碱基对的DNA连续线

④ **核小体**
由8个组蛋白分子组成，周围有两个螺旋状的DNA。组蛋白的"尾部"似乎与调节基因活动的分子相互作用。

生命的复制

在脱氧核糖核酸——DNA中，人们发现了完整生物体的所有遗传信息。DNA完全控制遗传。一个DNA分子由两条相对简单的叫作核苷酸的化合物组成。每个核苷酸由一个磷酸、糖和四种氮基中的一种组成。每个链上的核苷酸以特定的组合配对，并通过氢键相互连接。两条链以螺旋或双螺旋的形式缠绕在一起。

新链

复制

遗传信息编码在沿着DNA分子排列的DNA核苷酸的碱基序列中。这些碱基配对的特异性是DNA复制的关键。DNA分子中只有两种可能——胸腺嘧啶与腺嘌呤组合、鸟嘌呤与胞嘧啶组合——组成DNA链的互补链。

互补

各种被称为酶的特殊蛋白质充当生物催化剂，加速复制的反应：螺旋酶，负责打开DNA的双螺旋；聚合酶负责在一个方向合成新的DNA链；连接酶可以将合成的DNA片段连接起来。

原始链

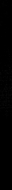

50

人类DNA复制速度是每秒50个核苷酸。

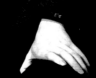

生物进化

破解DNA分子结构是生物学中生物分子研究的重大胜利。1953年，詹姆斯·沃森（James Watson）和弗朗西斯·克里克（Francis Crick）根据罗莎琳德·富兰克林（Rosalind Franklin）对DNA进行的X射线衍射的研究成果，展示了DNA的双螺旋结构，并因此获得了1962年的诺贝尔生理学或医学奖。

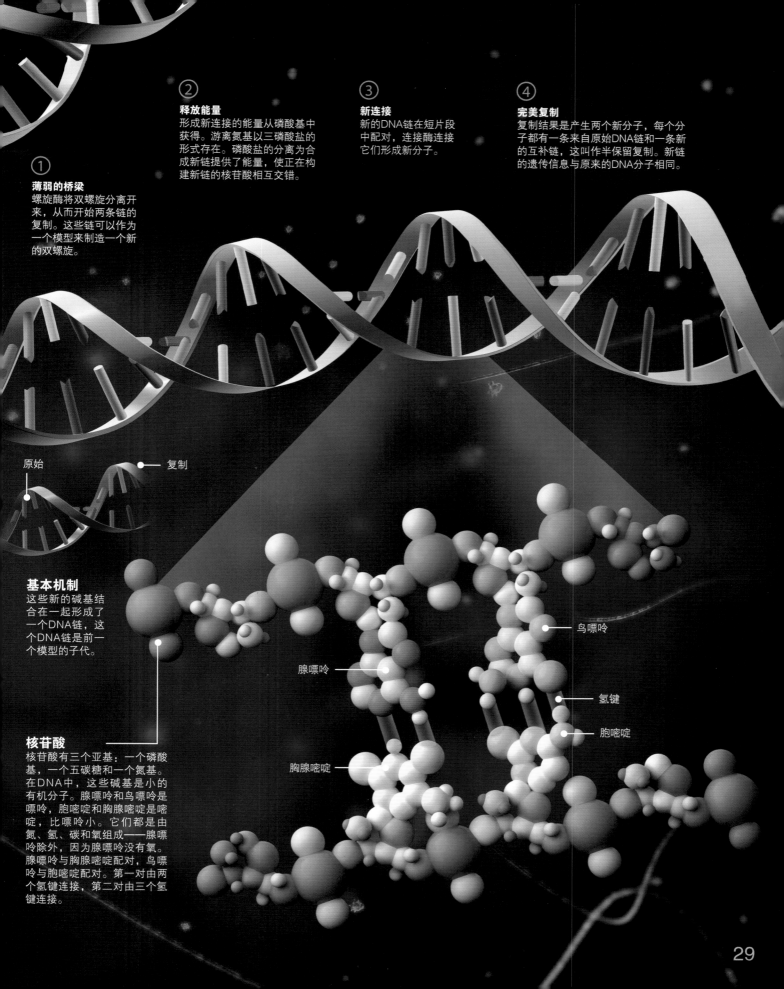

② **释放能量**
形成新连接的能量从磷酸基中获得。游离氮基以三磷酸盐的形式存在。磷酸盐的分离为合成新链提供了能量，使正在构建新链的核苷酸相互交错。

③ **新连接**
新的DNA链在短片段中配对，连接酶连接它们形成新分子。

④ **完美复制**
复制结果是产生两个新分子，每个分子都有一条来自原始DNA链和一条新的互补链，这叫作半保留复制。新链的遗传信息与原来的DNA分子相同。

① **薄弱的桥梁**
螺旋酶将双螺旋分离开来，从而开始两条链的复制。这些链可以作为一个模型来制造一个新的双螺旋。

原始

复制

基本机制
这些新的碱基结合在一起形成了一个DNA链，这个DNA链是前一个模型的子代。

核苷酸
核苷酸有三个亚基：一个磷酸基，一个五碳糖和一个氮基。在DNA中，这些碱基是小的有机分子。腺嘌呤和鸟嘌呤是嘌呤，胞嘧啶和胸腺嘧啶是嘧啶，比嘌呤小。它们都是由氮、氢、碳和氧组成——腺嘌呤除外，因为腺嘌呤没有氧。腺嘌呤与胸腺嘧啶配对，鸟嘌呤与胞嘧啶配对。第一对由两个氢键连接，第二对由三个氢键连接。

鸟嘌呤

腺嘌呤

氢键

胞嘧啶

胸腺嘧啶

遗传密码的转录

这一复杂的翻译过程允许储存在核DNA中的信息到达细胞器进行多肽的合成。**RNA（核糖核酸）是这个过程的关键。mRNA（信使RNA）作为一个简单的碱基链负责携带从细胞核转录的信息到核糖体。核糖体与tRNA（转运RNA）一起翻译mRNA，并按照遗传指令组装周围氨基酸。**

30

在转录过程中每秒复制30个碱基。

DNA转录

复制一个简单的DNA链的过程叫作转录。为了完成转录，双链通过酶的作用分离，允许RNA聚合酶连接到其中的一股。然后，利用DNA的一条链作为模型，开始从细胞核内的自由氮基中合成信使RNA。

压缩
RNA在mRNA形成过程中，剔除无用的部分，减小其尺寸。

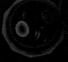

① DNA的分离
当DNA被转录时，它的双链分离，留下一条DNA碱基序列自由重新匹配。

② 转录
转录是通过在细胞核中加入自由碱基，在RNA聚合酶的作用下进行复制。其结果是生成一个简单的mRNA链（信使RNA）。

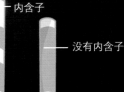

内含子

没有内含子

DNA　　RNA　　成熟RNA

多肽的合成
当一组氨基酸在一条链中结合时，多肽就形成了。为了实现这一点，核糖体翻译mRNA从核DNA转录的信息；在tRNA的帮助下，通过密码子和反密码子的匹配，对氨基酸及其顺序进行编码，并将每种氨基酸精确地放置在其所属的位置。

tRNA
转运RNA负责识别和翻译mRNA所包含的信息。

多肽
由10~50个氨基酸组成。每个氨基酸都被认为是一个肽。

核糖体
多肽合成的细胞器。帮助翻译mRNA携带的信息。

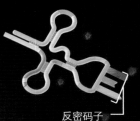

反密码子

酶
通过制造连接氨基酸的肽链来协同形成多肽链。

 终止
DNA合成是由起始密码子开始，由终止密码子终止。当链到达终点时，核糖体停止合成并释放多肽。

 离开细胞核
如果DNA离开细胞核，它会被破坏，所以转录过程是mRNA将DNA的信息转录在一个简单的链上，再把信息带到细胞的细胞质中。

 翻译
在核糖体中tRNA参与下开始翻译mRNA，合成多肽。

基因的路径

遗传性状上的性别差异构成了一种被称为伴性遗传的模型。 遗传学之父是格里格·孟德尔。他建立了独立分离原则，当基因位于不同的染色体时才能够独立分离；如果基因位于相同的染色体，它们彼此相连，就会一起继承。随后，托马斯·摩尔根贡献了更多伴性遗传的证据。如今，很多途径可以证明这一模型，例如血友病和色盲症。

③ 分裂后期
染色体从同源染色体中分离出来，合并到子细胞的细胞核中。

Ⓐ 减数分裂
第一次分裂有四个阶段。分裂前期是减数分裂最典型的阶段，因为这一时期包含了基本的过程——配对和杂交，使得在这个过程结束时染色体的数量减少了一半。

② 分裂中期
核膜消失。两条染色体对称排列，着丝粒移动。

① 分裂前期I
同源染色体配对，可能形成交叉，这是减数分裂独有的。

连锁基因
线性排列在同一染色体上的基因作为独立单元遗传。

—— 基因
—— 连锁基因

染色体交换
一对相似的染色体在连接时交换物质的过程。

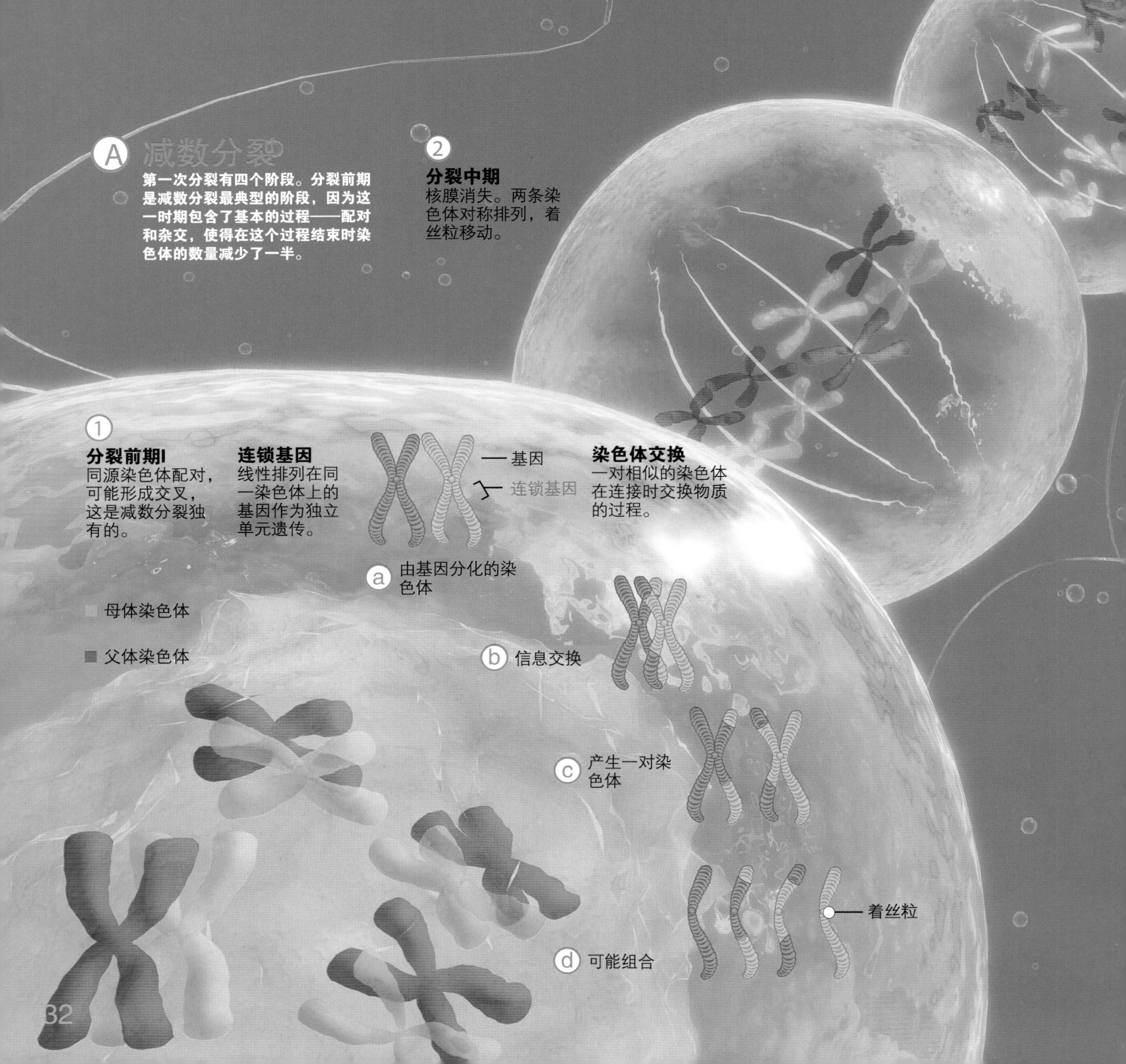

ⓐ 由基因分化的染色体

■ 母体染色体

■ 父体染色体

ⓑ 信息交换

ⓒ 产生一对染色体

—— 着丝粒

ⓓ 可能组合

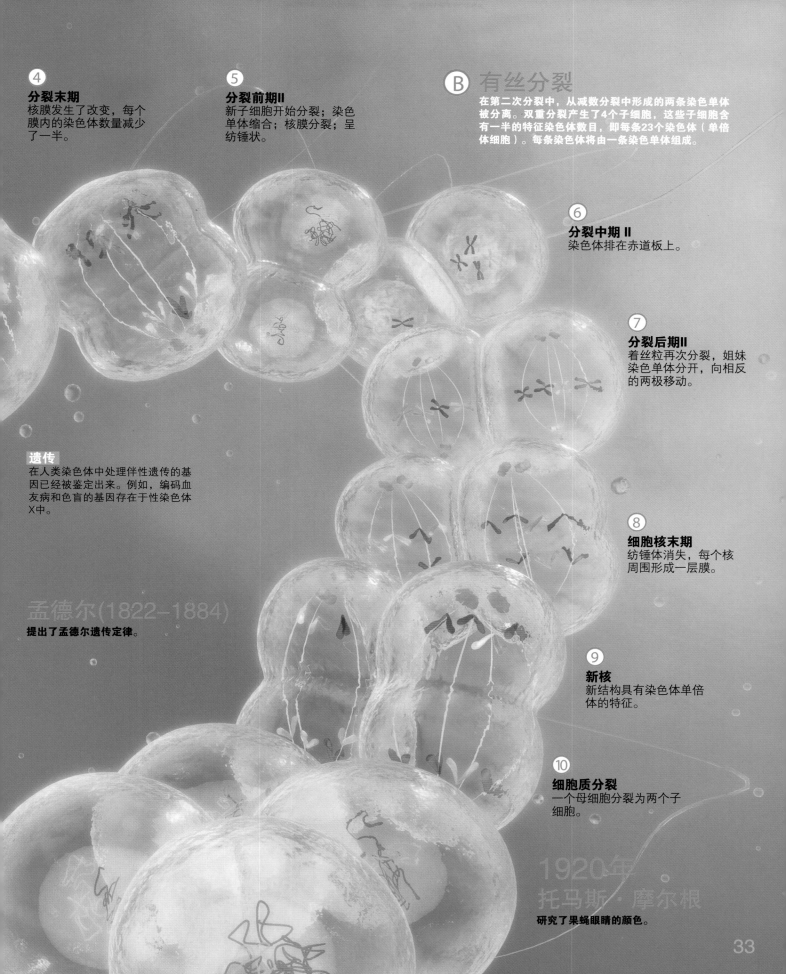

④ **分裂末期**
核膜发生了改变，每个膜内的染色体数量减少了一半。

⑤ **分裂前期II**
新子细胞开始分裂；染色单体缩合；核膜分裂；呈纺锤状。

Ⓑ **有丝分裂**
在第二次分裂中，从减数分裂中形成的两条染色单体被分离。双重分裂产生了4个子细胞，这些子细胞含有一半的特征染色体数目，即每条23个染色体（单倍体细胞）。每条染色体将由一条染色单体组成。

⑥ **分裂中期 II**
染色体排在赤道板上。

⑦ **分裂后期II**
着丝粒再次分裂，姐妹染色单体分开，向相反的两极移动。

遗传
在人类染色体中处理伴性遗传的基因已经被鉴定出来。例如，编码血友病和色盲的基因存在于性染色体X中。

⑧ **细胞核末期**
纺锤体消失，每个核周围形成一层膜。

孟德尔(1822–1884)

提出了孟德尔遗传定律。

⑨ **新核**
新结构具有染色体单倍体的特征。

⑩ **细胞质分裂**
一个母细胞分裂为两个子细胞。

1920年
托马斯·摩尔根

研究了果蝇眼睛的颜色。

关于遗传的问题

以前，人们对父代的身体特征传给后代的形式的认知是不确定的。这种不确定性可延伸到植物和动物的繁殖，这给农业和畜牧业生产者造成了困难。他们在土地上播种植物、饲养动物，却不知道他们的产品质量如何。孟德尔的工作和他对分子遗传学的贡献最终解决了这些问题，使人们了解了遗传的机制。

发现者

孟德尔1822年出生于奥地利的海因赞多夫，1884年死于奥匈帝国布鲁恩市（现捷克共和国布尔诺）。他是奥古斯都教的修道士，在维也纳大学学习了三年多的数学、物理和自然科学。他开发了一系列豌豆植物的实验。他分析了豌豆的各种性状，其中包括花、果、茎和叶的外观。在他的方法论中，他加入了一项创新：将自己的结果提交给数学计算。他的结论对理解遗传机制起到了关键作用。

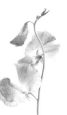

豌豆
豌豆实验是孟德尔得出遗传结论的关键。

显性和隐性

个体基因的性状是根据一对变体或等位基因来表达的。通常情况下，即使同一基因有另一个等位基因，也只有显性等位基因表达。只有当隐性等位基因是这对基因中唯一的等位基因时隐性基因才表达。

纯合子显性
拥有两个显性等位基因，这一个体属于纯合子显性特征。

杂合子
当一个等位基因每种类型基因都有时，这一个体属于杂合子特征。

纯合子隐性
拥有两个隐性等位基因，这一个体属于纯合子隐性特征。

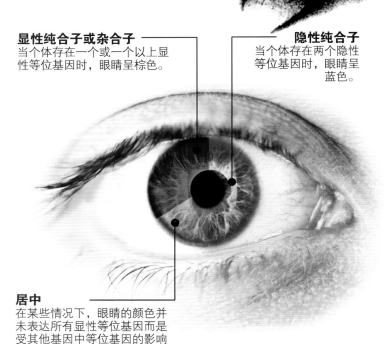

显性纯合子或杂合子
当个体存在一个或一个以上显性等位基因时，眼睛呈棕色。

隐性纯合子
当个体存在两个隐性等位基因时，眼睛呈蓝色。

居中
在某些情况下，眼睛的颜色并未表达所有显性等位基因而是受其他基因中等位基因的影响决定的。

从花园开始
19世纪中期，圣托马斯修道院的花园是孟德尔用来进行遗传实验的实验室。

1865年
孟德尔提出了解释遗传机制的规律。但是，其他科学家忽视了他的提议。经过百年，经典遗传学和分子遗传学扩大了我们关于遗传机制的知识。

1869年
瑞士医生约翰·弗里德里希·米歇尔提出，脱氧核糖核酸（DNA）负责遗传性状传递。

1889年
威廉·冯·瓦尔代尔将形成细胞DNA的结构称为"染色体"。

1900年
德国人科伦斯、奥地利人切尔马克和荷兰人德弗里斯分别发现了孟德尔遗传规律。

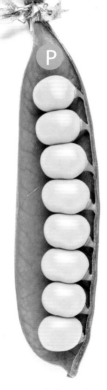

一致性

孟德尔的遗传学第一定律（或原理）提出：通过杂交两个纯合子父母（P），对同一性状的显性或隐性判断，其后代或子1代将与父母一致。也就是说，所有的F1个体对于纯合子显性性状都是相同的。在这个例子中，使用种子颜色作为性状，黄色是显性的，绿色是隐性的。因此，F1代是黄色的。

性状和等位基因

孟德尔第一定律，被称为分离定律，是来自F1个体杂交得到的结果。在后代或子2代（F2）中重新出现绿色时，他推断种子颜色的性状是通过变异或等位基因来表示的，这种变异或等位基因是黄色（显性颜色）和绿色（隐性颜色）的编码。

独立性

孟德尔第二定律，被称为独立分配定律，提出不同性状的等位基因独立地遗传给后代。这一点可以通过分析孟德尔同时检测两种性状的遗传实验结果来证明。例如，他分析了种子的颜色和表面纹理特征。他把黄色和光滑表面的等位基因视为显性等位基因，把绿色和皱纹表面的等位基因视为隐性等位基因。后来他杂交了具有这两种特性的纯合子植株，得到了只显示显性等位基因的F1代。F1代的自花授粉以9∶3∶3∶1的恒定比例产生了F2代个体，说明等位基因的组合是以独立的方式传播的。

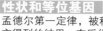

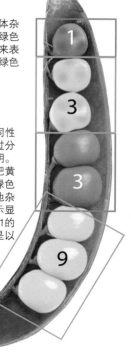

① 纯种个体

孟德尔使用的是纯合子个体，在实验中，孟德尔小心地覆盖或直接切割花的雄蕊，以防止它们自花授粉。

黄色

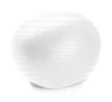

杂交

F1

获得第一代子代

自花授粉

F2

获得第二代子代

黄色∶3
绿色∶1
F1代个体杂交或自花授粉产生的F2代个体，其产生黄色和绿色种子的比例为3∶1。此外，孟德尔还推断F1代是由杂合个体组成的。

绿色

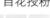

② 授粉

一旦自花授粉受阻，孟德尔就可以为纯合显性的花粉在纯合隐性的子房上进行授粉，反之亦然。除了颜色，他还分析了其他性状，如茎的长度、种子的外观和花的颜色。

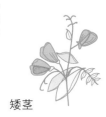

高茎

矮茎

③ 孟德尔遗传定律

当植物长出豆子时，种子呈现出确定的颜色。在数百次实验后，他获得了很多信息。孟德尔将数据记录在表格中，并对其进行概率分析。用这种方法，孟德尔将他的结果整合为我们今天所熟知的孟德尔遗传定律（或原理）。

绿色
绿色种子出现的比例比黄色种子低。

1926年	**1953年**	**1973年**	**1977年**	**1982年**	**1990年**	**1997年**	**2000年**
托马斯·摩尔根证明基因是在染色体的不同连组中被发现的。	詹姆斯·沃森和弗朗西斯·克里克提出了DNA结构的双螺旋聚合物模型。	研究人员生产出第一种转基因细菌。	北美科学家首次将人类细胞中的遗传物质引入细菌中。	美国通过基因工程手段使重组胰岛素商业化。	一个国际公众联盟启动了破译人类基因组的项目。	多莉羊成为第一只克隆哺乳动物。	人类基因组计划和塞雷拉基因组公司分别公布了破译人类基因组。

关于相似处的回答

婴儿的眼睛长得很像母亲，但头发颜色像父亲；鼻子像爷爷，嘴巴像奶奶。这些和其他可能的组合是由遗传引起的。由父亲精子的基因与母亲卵子中的基因结合，形成一个细胞，然后形成一个新的生命个体。胎儿在子宫内生长的过程中，通过细胞分裂，基因会扩增，显性基因会将自己强加于隐性基因之上。在双胞胎的例子中，身体相似的原因是他们拥有相同的基因。

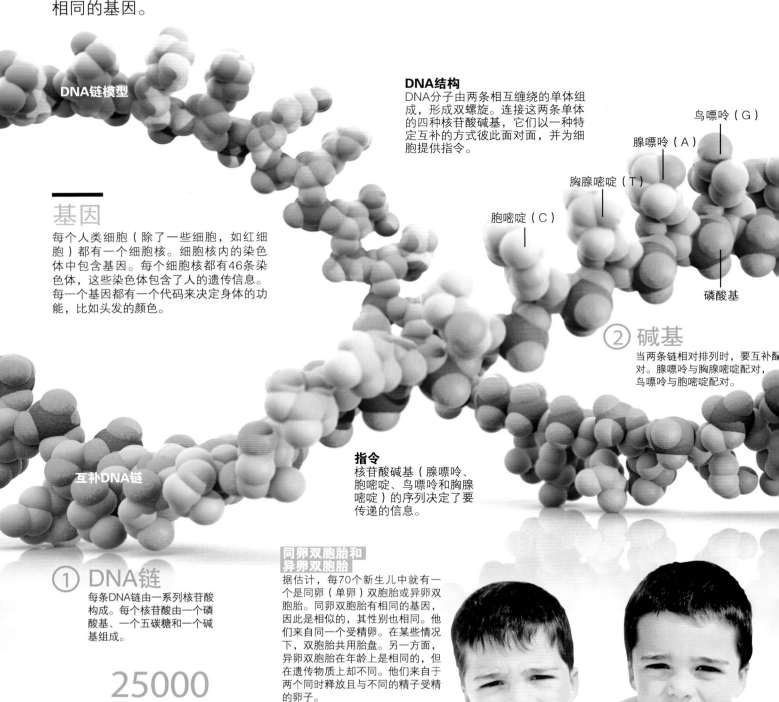

DNA链模型

DNA结构
DNA分子由两条相互缠绕的单体组成，形成双螺旋。连接这两条单体的四种核苷酸碱基，它们以一种特定互补的方式彼此面对面，并为细胞提供指令。

鸟嘌呤（G）
腺嘌呤（A）
胸腺嘧啶（T）
胞嘧啶（C）
磷酸基

基因
每个人类细胞（除了一些细胞，如红细胞）都有一个细胞核。细胞核内的染色体中包含基因。每个细胞核都有46条染色体，这些染色体包含了人的遗传信息。每一个基因都有一个代码来决定身体的功能，比如头发的颜色。

② **碱基**
当两条链相对排列时，要互补配对。腺嘌呤与胸腺嘧啶配对，鸟嘌呤与胞嘧啶配对。

互补DNA链

指令
核苷酸碱基（腺嘌呤、胞嘧啶、鸟嘌呤和胸腺嘧啶）的序列决定了要传递的信息。

同卵双胞胎和异卵双胞胎
据估计，每70个新生儿中就有一个是同卵（单卵）双胞胎或异卵双胞胎。同卵双胞胎有相同的基因，因此是相似的，其性别也相同。他们来自同一个受精卵。在某些情况下，双胞胎共用胎盘。另一方面，异卵双胞胎在年龄上是相同的，但在遗传物质上却不同。他们来自于两个同时释放且与不同的精子受精的卵子。

① **DNA链**
每条DNA链由一系列核苷酸构成。每个核苷酸由一个磷酸基、一个五碳糖和一个碱基组成。

25000
人体内含有25000个基因。基因包含在人体每个细胞的细胞核中。

染色体

染色体像细长的线，卷成x形，包含DNA。遗传信息存储在其内部。其特有的形状有助于将基因传给下一代。人类每个细胞共有46条染色体，排列在23对染色体中。为了形成生殖细胞，细胞分裂两次，产生了23条染色体而不是46条染色体的细胞。当生殖细胞结合时，产生的细胞是受精卵，受精卵有46条染色体。46条染色体是构成人类的必要条件。

女性
女性的正常染色体组型是44+XX。

男性
男性的正常染色体组型是44+XY。

③ 双螺旋
DNA结构是双螺旋结构，是由两条链结合而成的。

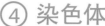

④ 染色体
受精卵的细胞有46条染色体。当受精卵在母体子宫内生长时，染色体上的基因就开始为胎儿构建器官。这些染色体将决定胎儿的性别以及身体结构。

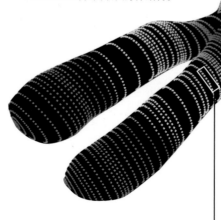

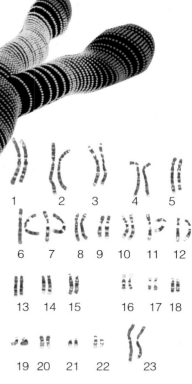

1 2 3 4 5
6 7 8 9 10 11 12
13 14 15 16 17 18
19 20 21 22 23

23对染色体
根据染色体大小进行分类。最大的一对叫作染色体1，下一对叫染色体2，以此类推直到最后一对，这一对是XX或XY。这样，每个染色体中的基因就可以被定位和研究了。

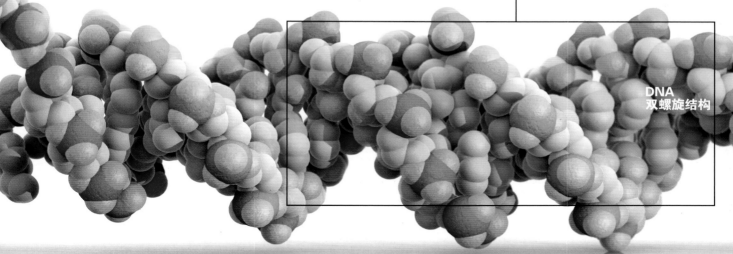

**DNA
双螺旋结构**

相似性
如果观察不同的脊椎动物胚胎会发现它们之间具有显著的相似性，这些相似之处表明它们都是共同祖先的后代。人体各部分的发育以非常相似的基因为标志。形态学上所有的胚胎都有一个分节的尾部，一个有两个腔的心脏和鳃裂。最大的差异出现在鱼身上，它保留鳃裂。在其他种类（两栖动物、鸟类、哺乳动物）中，其中一种耳裂转化为耳道，另一种转化为咽鼓管。尽管外表发生了变化，但可观察到内部组织的模式往往被保留下来。

不同种族胚胎发展

	20天	40天	新生
鸟类			
绵羊			
人类			

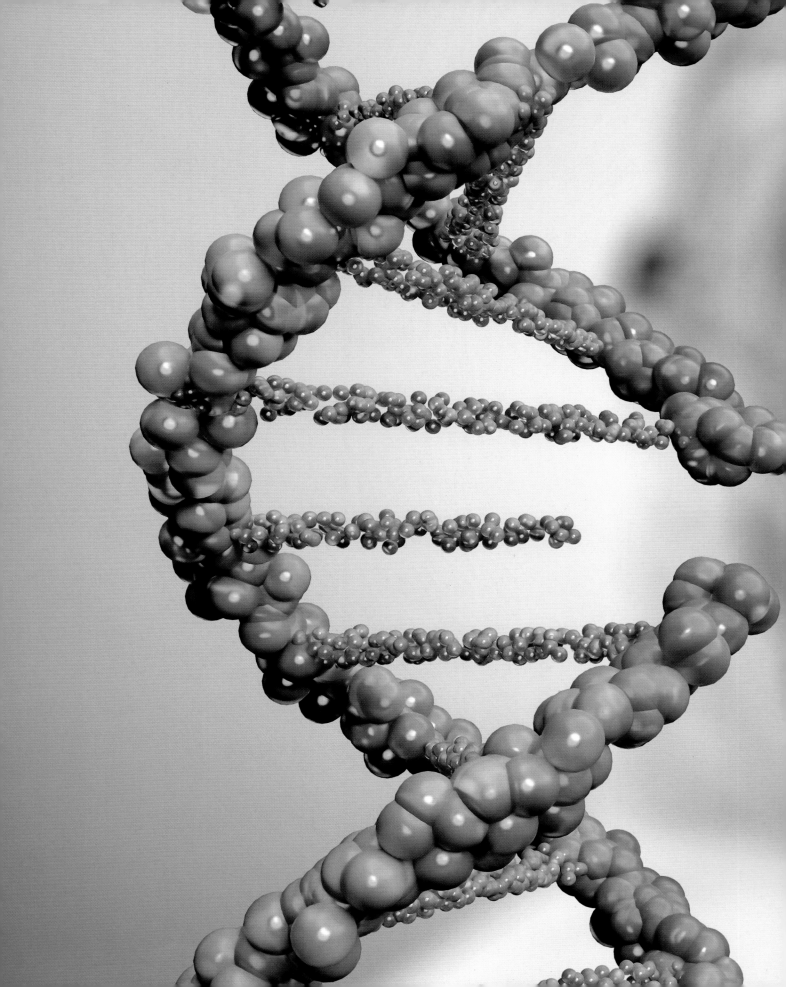

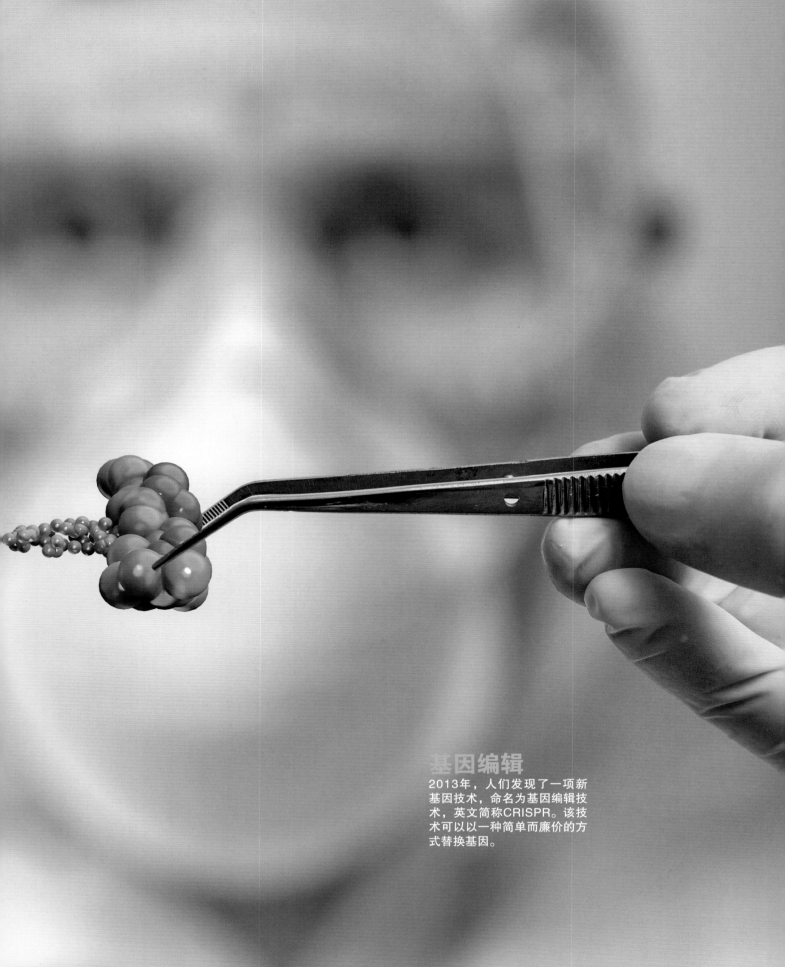

基因编辑

2013年，人们发现了一项新基因技术，命名为基因编辑技术，英文简称CRISPR。该技术可以以一种简单而廉价的方式替换基因。

在眼前的基因组

影响最深远和非凡的科学成就之一是破译人类基因组。 人类染色体DNA中包含一整套遗传信息。在不到20年的时间里，借助原始基因技术和电脑的力量，科学家们瞥见了所有基因的位置，包括决定一个人眼睛颜色、头发类型、血型，甚至性别的基因。

人类
30000
个基因

遗传词典

46条人类染色体和线粒体DNA包含了人类所有的遗传信息。了解每个基因或一组基因的位置和功能有几个好处。它使我们能够知道一种疾病是否源于一种基因或一组基因的缺陷，甚至通过基因治疗来纠正疾病。我们还可以更好地理解染色体中相互接近的基因之间任何潜在的相互作用以及及相互影响。对人类基因组的研究甚至可以揭示人类这一物种在灵长类中的起源。

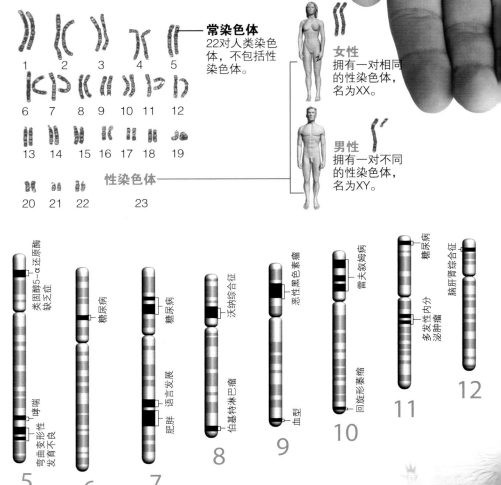

常染色体
22对人类染色体，不包括性染色体。

性染色体

女性
拥有一对相同的性染色体，名为XX。

男性
拥有一对不同的性染色体，名为XY。

染色体1：阿尔茨海默症、戈谢病

染色体2：结肠癌

染色体3：特发性震颤、希佩尔·林道综合征、肺癌

染色体4：帕金森病

染色体5：哮喘、类固醇5-α还原酶缺乏症、弯曲变形性发育不良

染色体6：糖尿病

染色体7：肥胖、语言发展、糖尿病

染色体8：伯基特淋巴瘤、沃纳综合征

染色体9：血型、恶性黑色素瘤

染色体10：回旋形萎缩、雷夫叙姆病

染色体11：多发性内分泌肿瘤、糖尿病

染色体12：脑肝肾综合征

1900年
切尔马克、德·弗里斯和科伦斯重新发现格里格·孟德尔的遗传理论。

1911年
摩尔根以果蝇为实验对象提出"染色体理论"。

1953年
詹姆斯·沃森和弗朗西斯·克里克提出了DNA的结构模型。

1955年
发现人类有46条染色体。

1968年
第一次分离出限制酶。

1974年
约翰·格登首次使用体细胞核来克隆两栖动物幼虫。

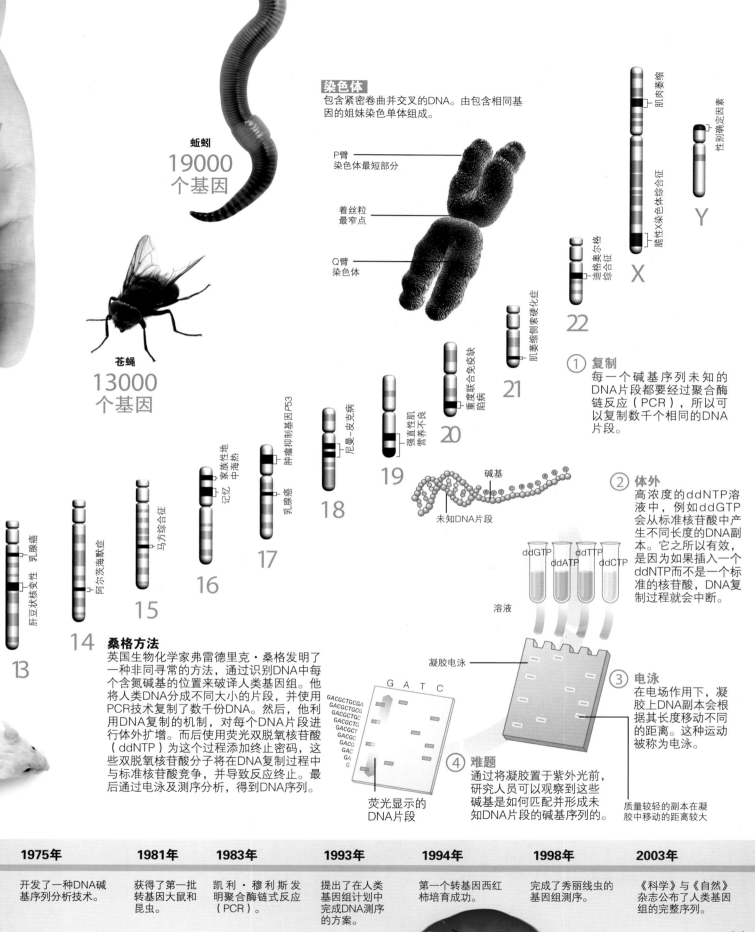

蚯蚓
19000
个基因

苍蝇
13000
个基因

染色体
包含紧密卷曲并交叉的DNA。由包含相同基因的姐妹染色单体组成。

P臂
染色体最短部分

着丝粒
最窄点

Q臂
染色体

肌肉萎缩

性别确定因素

脆性X染色体综合征

迪格奥尔格综合征

肌萎缩侧索硬化症

重度联合免疫缺陷病

尼曼-皮克病

强直性肌营养不良

肿瘤抑制基因P53

乳腺癌

家族性地中海热

记忆

马方综合征

阿尔茨海默症

乳腺癌

肝豆状核变性

X

Y

22

21

20

19

18

17

16

15

14

13

① 复制
每一个碱基序列未知的DNA片段都要经过聚合酶链反应（PCR），所以可以复制数千个相同的DNA片段。

碱基

未知DNA片段

② 体外
高浓度的ddNTP溶液中，例如ddGTP会从标准核苷酸中产生不同长度的DNA副本。它之所以有效，是因为如果插入一个ddNTP而不是一个标准的核苷酸，DNA复制过程就会中断。

ddGTP
ddATP
ddTTP
ddCTP

溶液

凝胶电泳

③ 电泳
在电场作用下，凝胶上DNA副本会根据其长度移动不同的距离。这种运动被称为电泳。

桑格方法
英国生物化学家弗雷德里克·桑格发明了一种非同寻常的方法，通过识别DNA中每个含氮碱基的位置来破译人类基因组。他将人类DNA分成不同大小的片段，并使用PCR技术复制了数千份DNA。然后，他利用DNA复制的机制，对每个DNA片段进行体外扩增。而后使用荧光双脱氧核苷酸（ddNTP）为这个过程添加终止密码，这些双脱氧核苷酸分子将在DNA复制过程中与标准核苷酸竞争，并导致反应终止。最后通过电泳及测序分析，得到DNA序列。

G A T C
GACGCTGCGA
GACGCTGCG
GACGCTGC
GACGCTG
GACGCT
GACGC
GACG
GAC
GA
G

荧光显示的
DNA片段

④ 难题
通过将凝胶置于紫外光前，研究人员可以观察到这些碱基是如何匹配并形成未知DNA片段的碱基序列的。

质量较轻的副本在凝胶中移动的距离较大

1975年	1981年	1983年	1993年	1994年	1998年	2003年
开发了一种DNA碱基序列分析技术。	获得了第一批转基因大鼠和昆虫。	凯利·穆利斯发明聚合酶链式反应（PCR）。	提出了在人类基因组计划中完成DNA测序的方案。	第一个转基因西红柿培育成功。	完成了秀丽线虫的基因组测序。	《科学》与《自然》杂志公布了人类基因组的完整序列。

干细胞

一个生物体有200多个不同类型的细胞形成一组没有特定作用的胚胎细胞，理论上可以操纵这些原始细胞（称为干细胞）分裂生成所有的人体组织，甚至将自体移植物风险降到最小。这项工作正在进行中，全世界的科学家都在研究它的应用。

胚胎细胞
这张照片显示的是针眼上的一个胚胎细胞，胚胎细胞是在细胞分化开始前由干细胞形成的。

细胞分裂

高级生物体除生殖细胞外所有细胞都通过有丝分裂繁殖。有丝分裂是一个细胞分裂形成两个完全相同的细胞的过程。为了完成细胞分裂，第一个细胞在细胞核内复制它的遗传物质，然后慢慢地分裂，直到完全分裂，产生两个具有相同遗传物质的细胞。成人细胞在死亡前平均分裂20次，干细胞可以无限次地进行。

细胞质

细胞核
包含DNA；首先复制
DNA，然后分裂。

干细胞

② **繁殖**
干细胞一旦分离，就可以在特殊条件下进行体外培养。通常使用辐照细胞作为基底物质，而辐照细胞不会争夺空间。随后，每隔7天，将其和死亡细胞分开，并继续繁殖。

① **获取干细胞**
由于干细胞是受精后形成的第一个细胞，它们在胎盘中大量存在，尤其是在脐带中。一旦婴儿出生，遗传学家就可以从脐带中获取干细胞，并且以后可以通过冷冻脐带获取干细胞。

16个细胞

16个细胞是培养的极限。这种限制保证了人类胚胎的缺少。确切的数字还在讨论中。

脐带
由于没有分化，脐带内有许多干细胞。

干细胞

有丝分裂
细胞根据其遗传程序繁殖。

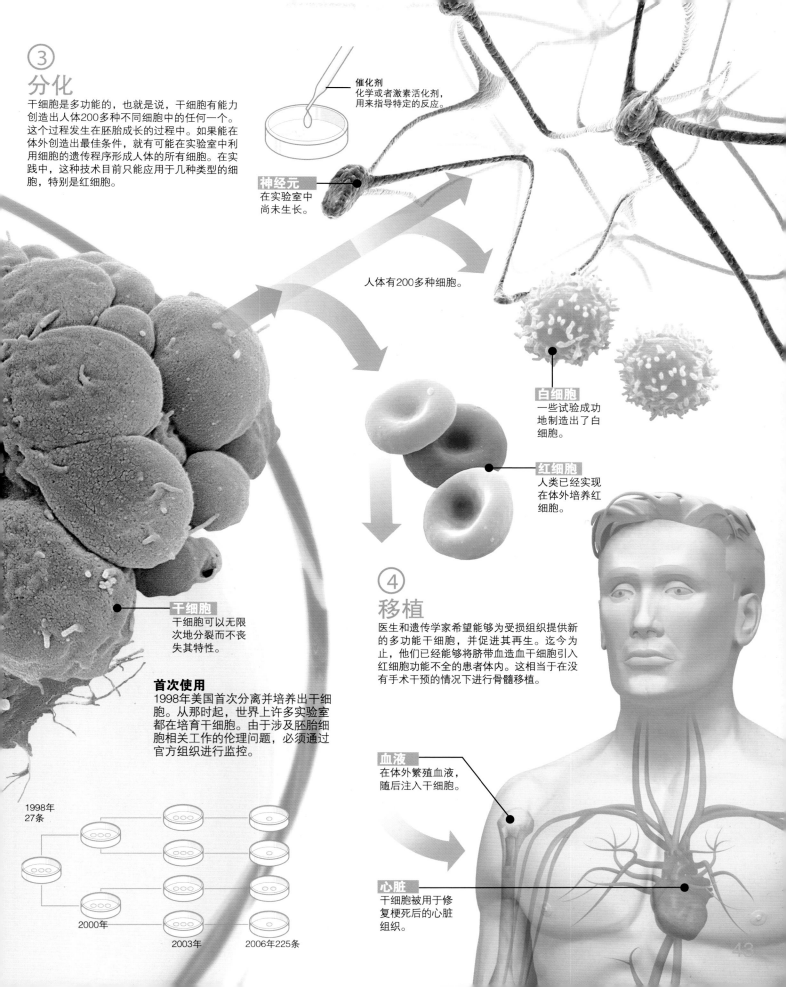

③
分化

干细胞是多功能的，也就是说，干细胞有能力创造出人体200多种不同细胞中的任何一个。这个过程发生在胚胎成长的过程中。如果能在体外创造出最佳条件，就有可能在实验室中利用细胞的遗传程序形成人体的所有细胞。在实践中，这种技术目前只能应用于几种类型的细胞，特别是红细胞。

催化剂
化学或者激素活化剂，用来指导特定的反应。

神经元
在实验室中尚未生长。

人体有200多种细胞。

白细胞
一些试验成功地制造出了白细胞。

红细胞
人类已经实现在体外培养红细胞。

干细胞
干细胞可以无限次地分裂而不丧失其特性。

首次使用
1998年美国首次分离并培养出干细胞。从那时起，世界上许多实验室都在培育干细胞。由于涉及胚胎细胞相关工作的伦理问题，必须通过官方组织进行监控。

④
移植

医生和遗传学家希望能够为受损组织提供新的多功能干细胞，并促进其再生。迄今为止，他们已经能够将脐带血造血干细胞引入红细胞功能不全的患者体内。这相当于在没有手术干预的情况下进行骨髓移植。

血液
在体外繁殖血液，随后注入干细胞。

心脏
干细胞被用于修复梗死后的心脏组织。

1998年
27条

2000年

2003年　　　2006年225条

基因治疗

基因治疗是医学上最新的突破之一，基因治疗被用于引入遗传物质来纠正一个或多个导致疾病的缺陷基因。人们已经开发出一些用于治疗疾病的技术，目前几乎所有的技术都在研究阶段。治疗遗传性疾病的问题在于必须改良受影响器官的细胞。

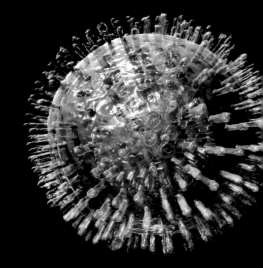

疱疹病毒
疱疹病毒由162个有孔的子粒排列成二十面体的衣壳组成，带有需要修改的DNA序列，这样它就不会引起疾病。其被广泛应用于基因治疗。

可治疗的疾病

遗传性疾病很难治疗，因为生物体的基因编码问题，所以所有细胞都存在这种缺陷。囊性纤维症和杜氏肌营养不良症是单基因疾病的例子，这些疾病有可能通过基因疗法治疗。基因疗法也被用于治疗癌症和艾滋病等疾病。许多基因疾病都可能找到最终的治疗方法，但基因治疗技术仍处于发展阶段。

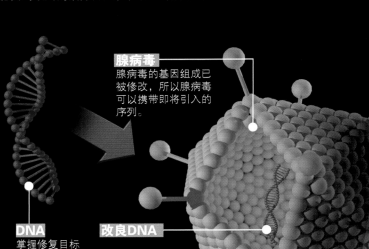

腺病毒
腺病毒的基因组成已被修改，所以腺病毒可以携带即将引入的序列。

DNA
掌握修复目标基因的顺序。

改良DNA

③ 替换
改良后的腺病毒在细胞培养中接种以产生病毒感染，然后进入细胞并在细胞质中增殖，复制其DNA，包括在基因盒中进行的修改，在受感染细胞的细胞核中转录新信息。

核孔

细胞核

① 识别
与导致缺陷的基因相对应的DNA序列被识别出来。然后，将正确的序列分离并相乘，以保证数量能够修饰生物体。由于单基因疾病通常影响一个器官的功能，因此用于修饰的细胞体积很大。最后选择一种技术来转染细胞。

② 载体
腺病毒是一种二十面体病毒，含有双链DNA，没有外膜。腺病毒主要可引起一些轻微呼吸道疾病。如果腺病毒可以被改良成非致病性的，那么腺病毒就有可能在一个被称为"基因盒"的区域内传输经过改造的DNA序列。虽然腺病毒能力有限，但有效性非常高。

DNA转录

Ⓐ 受损待修改基因

Ⓑ 加入健康基因

受影响的细胞

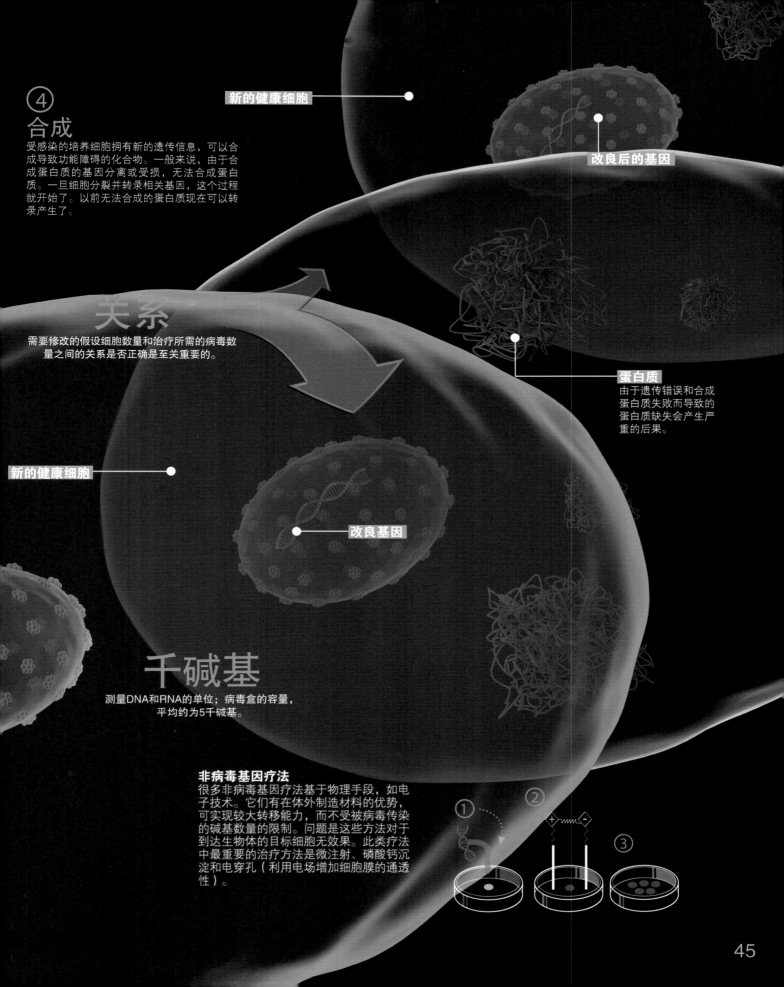

④
合成

受感染的培养细胞拥有新的遗传信息，可以合成导致功能障碍的化合物。一般来说，由于合成蛋白质的基因分离或受损，无法合成蛋白质。一旦细胞分裂并转录相关基因，这个过程就开始了。以前无法合成的蛋白质现在可以转录产生了。

新的健康细胞

改良后的基因

关系

需要修改的假设细胞数量和治疗所需的病毒数量之间的关系是否正确是至关重要的。

新的健康细胞

改良基因

蛋白质
由于遗传错误和合成蛋白质失败而导致的蛋白质缺失会产生严重的后果。

千碱基

测量DNA和RNA的单位；病毒盒的容量，平均约为5千碱基。

非病毒基因疗法
很多非病毒基因疗法基于物理手段，如电子技术。它们有在体外制造材料的优势，可实现较大转移能力，而不受被病毒传染的碱基数量的限制。问题是这些方法对于到达生物体的目标细胞无效果。此类疗法中最重要的治疗方法是微注射、磷酸钙沉淀和电穿孔（利用电场增加细胞膜的通透性）。

基因解决方案

遗传工程应用技术在不同的有机体内操纵并转移DNA。这样可以改善动植物物种，纠正缺陷基因，产生有用的化合物。例如，通过微生物基因改造来制造人类蛋白质，这种解决方案对于那些不能有效产生蛋白质的人来说至关重要。

③ 插入

将非致病性受体细菌置于含有重组质粒的溶液中培养。然后对溶液进行化学和电刺激，使其生成含有胰岛素基因的质粒。

基因工程

基因重组包括整合来自不同生物体的DNA。例如，将人类DNA的一部分插入到细菌的DNA中。然后细菌将新的遗传信息整合到染色体中。当它们自己的DNA被转录时，新的DNA也被转录。因此，细菌既能形成自己的蛋白质，也能形成外来的蛋白质，比如人类胰岛素。

② 重组

人类和细菌的DNA在自由末端结合并形成重组质粒。该质粒包含人类胰岛素基因。

重组DNA
重组质粒被插入受体细菌中。

额外的DNA
质粒可能在染色体外包含25万个含氮碱基。

人类DNA复合质粒

① 提取

DNA是从人类细胞中提取获得产生胰岛素的基因。DNA被切断，使用限制酶来识别问题基因的开始点和结束点。这些酶也减少了细菌质粒。因此，DNA片段有不规则并互补的末端。

圆形染色体

细菌质粒

胰岛素基因
将生产胰岛素的DNA序列分别插入不同质粒中。

细菌
大肠杆菌含有质粒（从染色体中分离出来的DNA分子）。

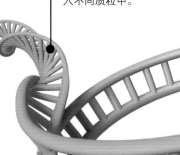

细胞核

人类细胞
每个体细胞都有遗传信息。

细菌质粒

除了大肠杆菌外，我们还使用了真核细胞（如酵母）。

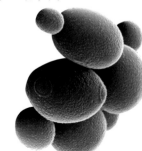

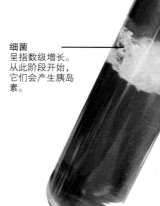

细菌
呈指数级增长。从此阶段开始，它们会产生胰岛素。

插入染色体中
重组质粒被插入到细菌的染色体中。

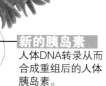

10小时
需要10小时培养数量可翻倍。

④ **繁殖**
细菌在含有水等必需营养物质的发酵罐中不断繁殖。在这些条件下，重组细菌转录染色体中的信息来产生蛋白质。这种细菌还能从重组质粒插入的人类DNA中读取信息，然后产生胰岛素。

新的胰岛素
人体DNA转录从而合成重组后的人体胰岛素。

⑤ **提纯**
培养物在高压下通过杀死细菌的微小管道循环。这种溶液中含有大量的胰岛素，必须从溶液中的其他蛋白质中分离出来。

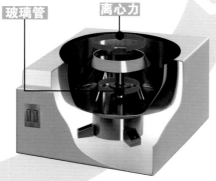

高压
小管
细菌残留物
胰岛素

首个案例

胰岛素是由基因工程产生的第一个蛋白质。于1982年被批准用于人类。

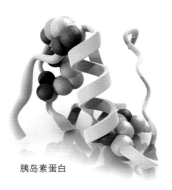

胰岛素蛋白

⑥ **离心分离**
离心机将溶液中存在的细菌残留物和人体胰岛素从各种化合物中分离出来。固体中存在的蛋白质从原来的溶液中分离出来。

玻璃管
离心力

离心分离机
离心分离机可以减少分离固体物质所需的时间。

离心前　离心后

细菌中的胰岛素

含有细菌残留物的分离物质

胰岛素颗粒

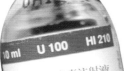

⑦ **制剂**
重组人胰岛素经过化学改良产生了一种稳定的、无菌的化合物，可以通过注射进行治疗。

重组抗生素和疫苗也可由基因工程生产

47

DNA足迹法

自从亚历克·杰弗里斯爵士提出用DNA图谱来鉴定罪犯以来，这种法医技术就变得非常重要。建立清楚无误的基因足迹可以确定犯罪现场发现的证据(头发、精液、血液样本)与嫌疑人的相关性。此外，这种技术是确定亲缘关系中遗传联系的关键因素。

拭子
将唾液样本浸入溶剂中提取DNA。

样本采集

任何体液，如尿液、血液、精液、汗液和唾液，或组织、细胞或毛发等碎片，都可以通过分析得到人的DNA。通常情况下，犯罪现场总是会留下一些可以作为样本的东西。

每个样品都放在单独的塑料袋中密封，并经过认证以避免掺假。

只需要非常少量的样本。例如，只需一小部分血液或精液就足够了。

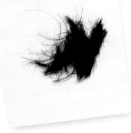

改变DNA的因素

💧 湿度会使样品更快变性。

🌡 热是最具破坏性的因素之一。

DNA分离

毛囊
毛囊DNA很容易获得。

微量移液器
只提取表面漂浮的物质。这是DNA的位置。

镊子必须经过正确消毒。

① **毛发消化**
毛发被分成几部分。将其放入管中，加入溶剂。

为了不把样品弄混，标签是绝对必要的。

② **分离**
悬浮的DNA必须进行离心分离，以将其与其他细胞物质分离。

表面活性剂和颗粒。

③ **比例**
加入体积分数为95%的乙醇溶液，摇晃样本，随后以更高的速度用离心机进行分离。

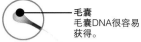

DNA扩增

聚合酶链反应(PCR)是由一台机器进行的，该机器利用加热和加入酶合成短核苷酸序列，根据需要多次复制每个DNA片段。这种扩增可保存DNA并进行大量测试。然后用毛细管电泳的方法分离DNA片段。

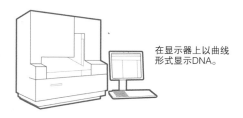

在显示器上以曲线形式显示DNA。

印象和比较

机器将结果以曲线绘制出来，其中每个底座根据图序列中曲线的高度有一个特定的位置。然后将犯罪现场采集的样本与从犯罪嫌疑人身上采集的样本进行比较。如果他们中的一个人在犯罪现场，这些曲线至少在已知的13个位点重合。

13个位点

美国被指控犯罪的嫌疑人需要找到至少13个重合位点。

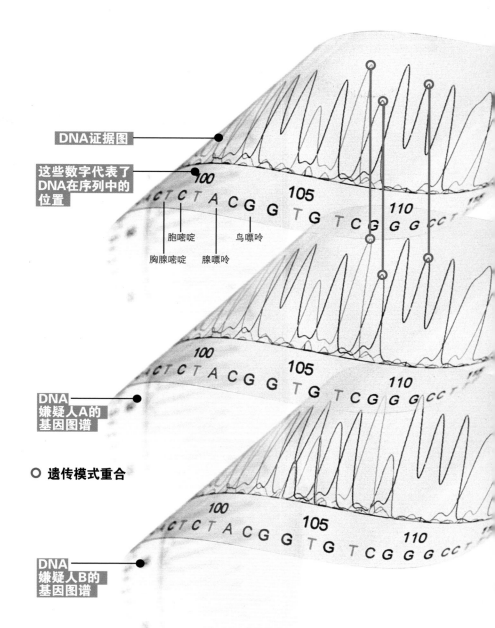

DNA证据图

这些数字代表了DNA在序列中的位置

100　　105　　110

胞嘧啶　鸟嘌呤
胸腺嘧啶　腺嘌呤

DNA嫌疑人A的基因图谱

100　　105　　110

○ **遗传模式重合**

100　　105　　110

DNA嫌疑人B的基因图谱

一次性材料
所有使用的材料必须是一次性的，以避免污染DNA。

④ **表面漂浮的物质**
加入70%的乙醇溶液，然后用水冲洗混合物。DNA不含杂质，可以用于分析。

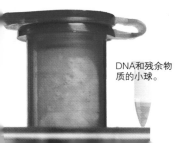

DNA和残余物质的小球。

排除率（PE）

总的来说，DNA测试被认为是有效的刑事证据，至少在理论上，DNA测试能够保证排除率达到99.99999999999%以上。排除率是用百分数来衡量的，但是用被排除在犯罪现场DNA携带者之外的人数来表示。因此，作为证人，从一个人身上随机抽取样本，然后与证据和嫌疑人的DNA进行比较。分析的细节必须非常精确，至少在理论上，能够从10亿人中区分出一个人。在实践中，如果这项测试在统计学上区分了十亿分之一的人，那么就是有效的。所有这些都是为了保证测试的结果，这样它就可以在法庭上被认为有效。在实践中，嫌疑人不是随机选择的，而是满足其他的证据模式，其中DNA用于确认这些模式。

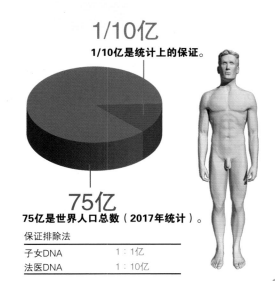

1/10亿
1/10亿是统计上的保证。

75亿
75亿是世界人口总数（2017年统计）。

保证排除法

子女DNA	1：1亿
法医DNA	1：10亿

遗传祖先

自达尔文发表了关于物种进化的理论以来，人类一直试图通过各种各样的研究和理论来理解人类的起源。随着绘制人类基因组图谱的工作取得成功，旧证据获得了新力量。一些科学团队使用了来自世界各地的10万份DNA样本，追踪人类扩张的过程，已追溯到一个共同的祖先——大约15万年前生活在撒哈拉以南非洲的"线粒体夏娃"。她不是那个时代唯一的女性，但她是所有现代女性都承认的共同的祖先。线索的关键在于DNA突变。

遗传物质

每当一个生命被孕育出来，其所携带的遗传物质就是从其父母那里得到的相等部分的融合。在整个历史进程中，因为结合的数量巨大，所以恢复远古遗传物质是不可能的。因此，科学家既使用来自细胞的线粒体DNA，也使用来自染色体的DNA。按照每一性别的单一路径，可能的组合被简化为一组可随时间变化追踪的遗传系。当已知一个细胞的DNA以及基因的不同位置和重组区域时，追踪到遗传系是可能的。

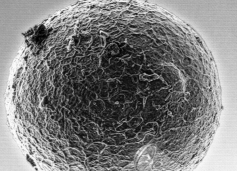

卵细胞
这个细胞是单倍体细胞，在受精时提供细胞器和一半的染色体。在细胞核中，线粒体对于遗传研究来说是最重要的。

精子
当精子与卵细胞结合时，精子的尾部和除细胞核外的所有细胞物质都脱落了，而细胞核包含了新个体所需的一半遗传信息。

线粒体
线粒体是通过呼吸作用向细胞提供能量的细胞器。线粒体含有一部分DNA。

重组区

单倍型

**单倍型是染色体上一组紧密相连的
等位基因。**

重组区

非重组区

重组区

Y染色体

婴儿的性别由成功使卵细胞受精的精子决定。具体来说，男性的性别是由Y染色体决定的，这是由父亲传给儿子的。要沿着重组部分的上升突变线，每个突变的标记必须从末端到中心读取，以找到一个共同的男性祖先。

线粒体DNA

线粒体含有圆形DNA。这个DNA有两个超变量区域HVR I 和HVR II 可以发生突变。随着时间的推移，突变留下的痕迹可以从终点追溯到它们的位置。因为线粒体是从母亲那里遗传来的，突变可以追溯到女性祖先。

遗传多样性和系统遗传学

遗传学家已经统计出每隔三代就会有一个突变保存在后代的DNA中。他们利用这一统计和人口统计学研究来计算"线粒体夏娃"和"细胞核亚当"的年龄。如果从现在到过去遵循突变的路径，遗传路线将会带领人们找到人类的遗传祖先。然而，许多突变走向死胡同。也就是说，由于各种各样的原因，他们没有留下后代。这些联系被称为系统遗传学的研究的一部分，组成了明确定义的单倍群。每个单倍群代表一物种的遗传多样性。

曾祖父母
第一代

祖父母
第二代

父母
第三代
根据科学计算，这是基因突变发生的时间

其他染色体
Y染色体
线粒体DNA

父系 母系

孩子
第四代

遗传漂变

每一次基因突变，都可继续作为后代的遗传标志。遗传漂变解释了这种突变是如何传播的，以及基因突变的效果与群体中的个体数量、在某个区域的生活时间和环境之间的关系。如果群体很小，成功的机会就会增加，因为遗传漂变在改变遗传模式方面更有效。而且，在一个地方停留的时间越长，基因突变就越多。

非洲是发现最多突变的地方。因此有了人类在非洲生活时间最长的假设。

单倍群

单倍群是具有相同遗传血统的人类群体，可以通过特征突变识别。

4万年前到3万年前，智人遍布世界各地

7万年前到5万年前，智人通过红海迁徙到其他大陆

L0和L1是最古老的单倍群，他们的DNA突变数量最多，也是最古老的人类群体。他们是非洲的San和Khoe-San部落。

19万年前，智人只在非洲发现

共同的亲缘关系

从基因的角度来看，DNA使我们能够构想出原始的亚当和夏娃——我们的基因祖先。

51

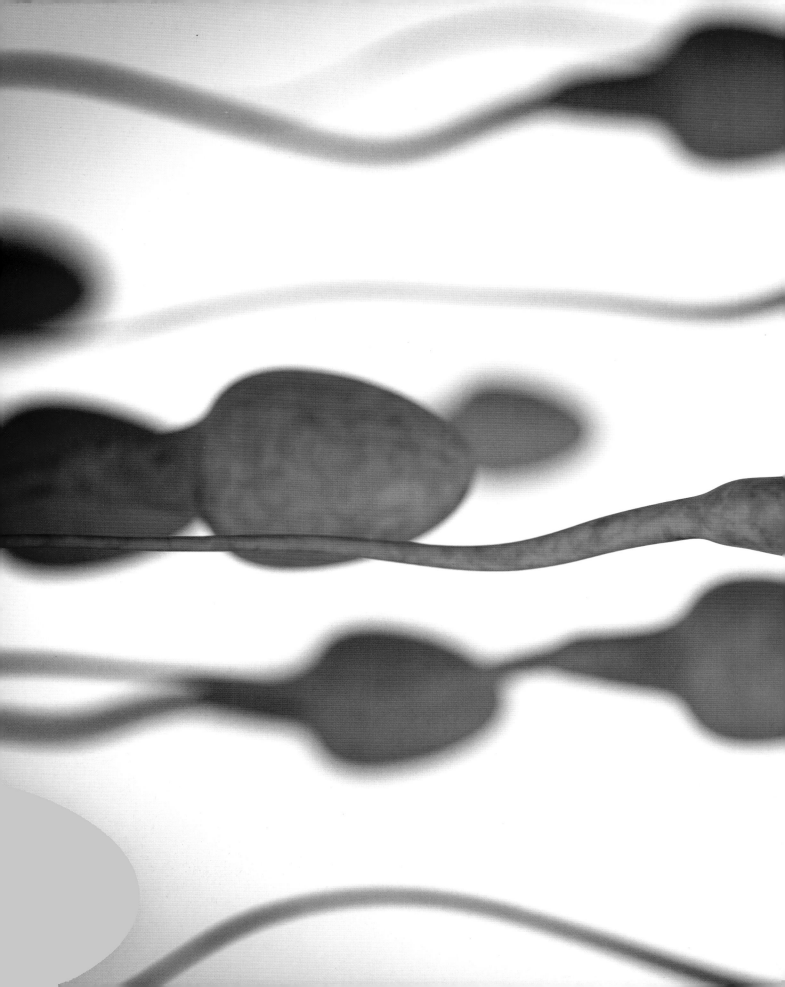

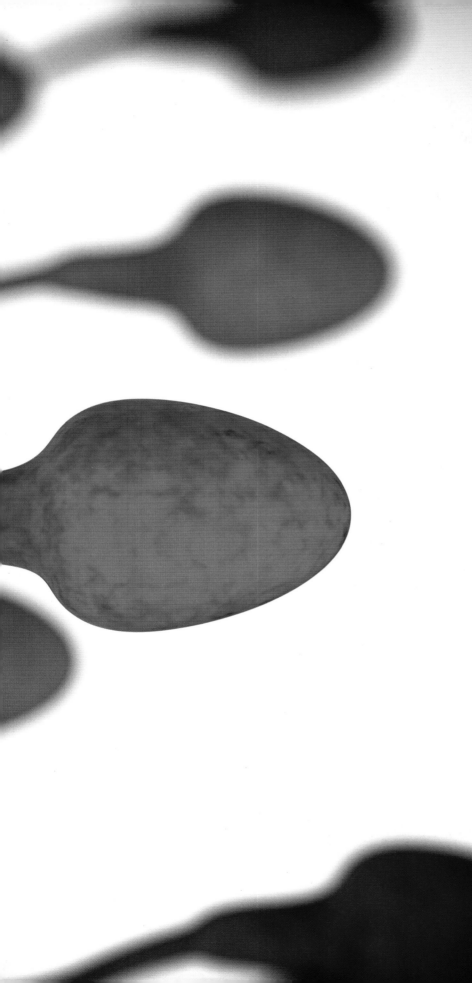

奔向卵细胞

数以百万计的精子开始了障碍赛跑，但只有少数精子能够成功到达卵细胞。成功的关键在于它们用头和尾部所做的运动。科学家研究发现，这种节律模式可以对抗男性不育症。

性与生命的起源

人类生殖的起源是性。性能力从青春期性器官发育开始。女性从第一次月经期开始到45岁左右进入更年期这段时间都有生育能力。虽然她们的性行为在这个年龄之后还在继续，但她们不再产生卵细胞。

男性性器官

睾丸或男性性腺位于骨盆下方的一个叫阴囊的结构内。精子——流动的生殖细胞——就是在那里产生的。在性交过程中，这些细胞如果到达女性阴道，就会朝向卵子移动，其中的一个细胞会使卵细胞受精。输精管是精子通过精囊和前列腺物质连接的通道，精子在这里与前列腺液等结合形成了精液。当男性达到性高潮时，精液会进入尿道，离开男性的身体。

生殖细胞和激素

睾丸和卵巢是分别产生性激素或生殖细胞（精子和卵细胞）的腺体。生殖细胞是单倍体细胞。换句话说，它们拥有其他任何人体组织细胞的一半染色体，总共有46条染色体。在受孕时，每个配子都贡献给新胚胎一半的遗传信息。性腺还会产生激素，决定人的第二性征，例如女性可以排卵。

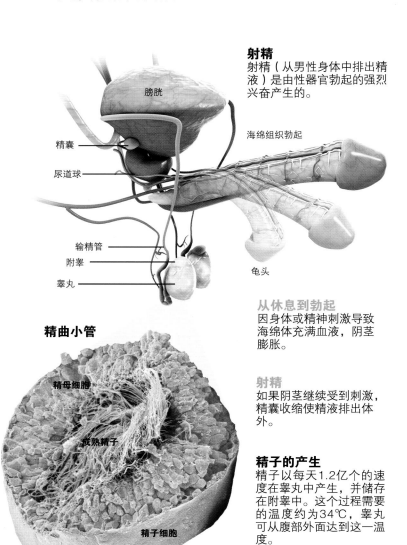

射精
射精（从男性身体中排出精液）是由性器官勃起的强烈兴奋产生的。

膀胱

精囊

尿道球

海绵组织勃起

输精管

附睾

睾丸

龟头

精曲小管

精母细胞

成熟精子

精子细胞

从休息到勃起
因身体或精神刺激导致海绵体充满血液，阴茎膨胀。

射精
如果阴茎继续受到刺激，精囊收缩使精液排出体外。

精子的产生
精子以每天1.2亿个的速度在睾丸中产生，并储存在附睾中。这个过程需要的温度约为34℃，睾丸可从腹部外面达到这一温度。

输卵管
输卵管长10~12厘米，直径约3毫米，内部纤毛推动卵子进入子宫。

纤毛
形成一个隧道，通过这个隧道，成熟的卵子被引入输卵管。

卵巢
卵巢中含有许多未成熟卵细胞的卵泡，并释放负责月经周期和女性性活动的激素。

前视图

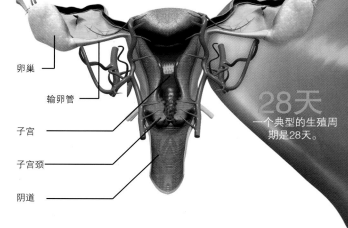

卵巢

输卵管

子宫

子宫颈

阴道

28天
一个典型的生殖周期是28天。

子宫为受精卵的着床做好准备。为此,女性受雌激素刺激,子宫内壁(子宫内膜)增厚。如果卵细胞不着床,加厚的细胞壁就会破裂,排泄物和未受精的卵细胞一起排出体外,在女性从青春期到更年期的生育过程中定期重复。

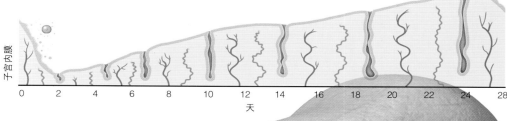

月经
女性的身体处理子宫内膜的死亡细胞。

增厚
子宫血管变长,子宫壁增厚。

最高
雌激素、黄体生成素(LH)和促卵泡激素(FSH)水平最高。

排卵
发生在月经结束后的第14天左右。

黄体酮增加
黄体酮是为植入子宫内膜做准备的激素。

卵细胞抵达
如果卵细胞受精,就会被植入体内;如果没有,月经就会到来。

子宫内膜

0 2 4 6 8 10 12 14 16 18 20 22 24 28

天

女性性器官

除了外阴外,女性的性器官完全位于腹腔内,由骨盆支撑和保护。它是由阴道和子宫形成的腔。卵巢产生卵细胞和激素。一个成熟的卵细胞周期性离开卵巢并在子宫内固定(排卵)。在子宫内,如果卵细胞没有受精,身体会自然地将细胞和子宫内膜的残留物(月经)一起排出体外。

排卵周期
卵巢内有数百个未成熟的卵子,每个卵子都包裹在一个卵泡或囊内。每个周期均有一个成熟的卵子被送到子宫内。

子宫
子宫是一个梨形的腔,有厚厚的充满肌肉的子宫壁。其内壁就是子宫内膜。

膀胱

阴道
阴道是在性交过程中接受阴茎的腔。

① **生长**
卵泡在FSH的刺激下开始生长。

② **保护**
卵泡形成一个包裹在卵细胞周围的膜。

③ **卵子的成熟**
卵子从卵巢壁凸起,激素分泌增加。

④ **最大尺寸**
卵泡形成了一个充满液体的腔。

⑤ **排卵**
排卵期进行到一半时,卵泡破裂并释放出一个成熟的卵子。

⑥ **黄体的形成**
破裂的卵泡闭合并释放黄体酮。

⑦ **退化**
当卵子没有受精时,黄体会发生退化。

卵细胞的受精

受精是怀孕发育的起点。性交后，精子与卵子融合在一起，产生受精卵，两个生殖细胞的染色体结合在一起。为了孕育新生命，精子必须在与其他数亿精子的激烈竞争中获胜才能使卵细胞受精。

精子的旅程

射精后，数以亿计的精子通过生殖道开始它们的旅程。大约只有200个会到达卵细胞。前往输卵管的旅程从15分钟到几小时不等。精子利用尾部运动通过阴道壁并利用子宫的收缩接近卵细胞。受精后精子失去了尾部和中段，而中段会溶解。头部包含遗传物质，向卵细胞的质膜移动。受精的进程正式开始。

透明层
细胞膜外厚厚的半透明层。精子可以穿透透明层。

细胞膜
可保护卵细胞。精子穿过透明层后穿过细胞膜。

从渗透到受精

子宫
精子
输卵管
卵巢
子宫颈
阴道
阴茎

放大图

Ⓐ **侵入**
勃起的阴茎使阴道变宽并润滑。

Ⓑ **射精**
2.5亿个精子被释放出来进入阴道。

Ⓒ **受精**
在输卵管内，一个精子与卵细胞结合形成受精卵。

2.5亿个精子

在射精后约有2.5亿个精子进入生殖道，但只有一个会使卵子受精。

② 精子最终会使卵细胞受精，精子头部会释放出帮助精子穿过卵细胞外部膜的酶。当精子进入卵细胞后，失去了尾巴和中部。在卵细胞中剩下的是含有遗传物质的头部。

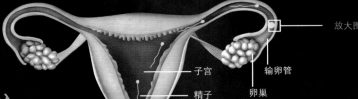

精子

精子是雄性生殖细胞。有尾部、头部和中段，数以亿计的精子为使卵子受精而战，而这一任务只有其中一个能完成。它的长度约为0.05毫米。

中段
含有线粒体，可以释放能量使尾巴移动。

头部
包含遗传信息（DNA）。

尾部
帮助精子通过卵细胞的外部膜。

① **比赛中**
在繁殖过程中，数以亿计的精子在射精后立即搜索卵细胞。

56

③ **受精**

受精卵是卵子和精子结合生成的。细胞扩增通过有丝分裂完成。

④ **有丝分裂**

此过程产生了新细胞。细胞分裂由DNA的复制开始。通过这种方式，一个"母细胞"形成两个带有与"母细胞"相同遗传信息的"子细胞"。细胞分裂的复制过程发生在每个细胞的46条染色体上。

有丝分裂阶段

ⓐ **分裂前期**

染色体的DNA已经被复制了。两个相同的染色单体形成，由一种叫作"着丝粒"的结构连接在中心。

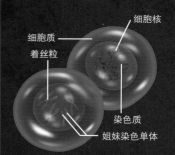

细胞质　　　　　细胞核

着丝粒

染色质

姐妹染色单体

第1天

肌丝　　　　中心体

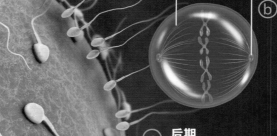

ⓑ **中期**

覆盖细胞核的膜消失，细胞内形成细丝。染色体在细胞中间排列。

ⓒ **后期**

细丝"拉扯"复制的染色单体。复制的染色体单向细胞的两端移动。

子染色体

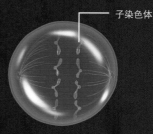

卵细胞
细胞核含有由DNA组成的遗传物质。

ⓓ **末期**

细丝消失，在每组46条染色体周围形成一个新的核膜。细胞分裂成两个。

受精卵

当卵细胞受精时，怀孕过程就开始了。受精发生在输卵管的壶腹部，在那里精子与卵子相遇并结合。受精两天后，受精卵在输卵管肌肉的作用下向子宫移动。一旦受精卵形成，它的表面就会变厚，以防止任何新的精子进入。受精后，受精卵开始通过有丝分裂进行发育。

ⓔ **末后期**

新细胞形成。子细胞含有与原始细胞相同的遗传物质。

3毫米

精子在1分钟内运动距离约为3毫米。

透明带
透明带是包围着卵细胞膜的一层糖蛋白膜。这种结构可以吸引精子，对精子头部的释放起到至关重要的作用。受精5天后，细胞膜就会退化并分解。

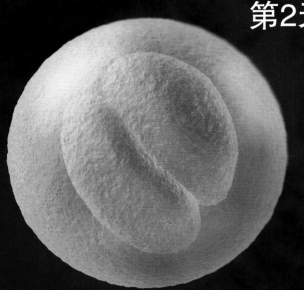

第2天

桑葚胚的形成

经历了细胞分裂的三个阶段，开始形成桑葚胚。当受精卵穿过输卵管时，首先分裂成两个，然后又分裂成4个相同的细胞。72小时后，将到达16个细胞的阶段，在这一阶段，一个桑葚状的细胞聚集形成了桑葚胚。桑葚胚通过输卵管继续它的旅程，直到到达子宫。细胞分裂继续进行，直到形成一个更结实的球形，有64个细胞，即囊胚。一旦囊胚附着在子宫内部，胚胎就开始形成。

受精卵
在有性生殖过程中，雄性生殖细胞（精子）与雌性生殖细胞（卵子）结合产生的合成细胞称为受精卵。受精卵的细胞质和细胞器来自母体卵细胞。其包含了胎儿发育所需的所有遗传物质。

0.01厘米
受精卵直径约0.01厘米。

卵裂球
组成桑葚胚体的小细胞。

细胞膜
覆盖细胞团，由蛋白质组成。

液体
在细胞之间的空隙中发育形成。

受精
受精发生在输卵管壶腹部。当精子的头部穿透一个成熟的卵细胞时，两个生殖细胞(每个都有23条染色体)的细胞核融合，形成受精卵。有了46条染色体，受精卵将通过有丝分裂开始连续的细胞分裂过程。受精卵将从输卵管开始进入子宫内膜，并植入子宫内膜。

桑葚胚
桑葚胚是由受精卵多次有丝分裂形成的。最初，受精卵的内部包含16个胚珠，这是从受精卵发育而来的第一批细胞。在桑葚胚内部，这些细胞在形状、大小和生理潜力上是一致的。

12小时
受精卵或卵细胞有丝分裂需要多长时间？答案是12小时。在细胞倍增中，依次形成致密块状物。

受精卵的旅程
一旦生殖细胞形成受精卵，就会通过输卵管开始奔向子宫的旅程。在这个过程中，将发生细胞分裂。在进入子宫腔之前，桑葚状致密的细胞团（桑葚胚）形成。在子宫内，细胞分裂每12小时发生一次，直到囊胚阶段（大约64个细胞）。一旦进入子宫内膜，囊胚就会附着在内膜上，不久就会植入子宫。从那一刻起，胚胎开始生长。

未受精的卵细胞
受精的卵细胞
受精卵
桑葚胚
子宫腔
输卵管
卵巢
子宫内膜
囊胚

着床

在细胞分裂到64个细胞后，桑葚胚成为一个囊胚——更加致密、坚硬的块状物，体积更大。一旦形成，囊胚就在子宫腔内自由移动48小时，然后在子宫内膜中找到合适的位置。子宫内膜松弛，便于囊胚的着床。受精9天后，胚胎就已经在子宫壁着床了。着床后，胚胎开始生长。如果女性的雌激素和黄体酮水平很低，子宫内膜就会破裂，并在错误的地方发生着床。

第4天

囊胚

是胚胎发育前的最后一步。细胞团被称为滋养层的外层所覆盖。滋养细胞释放的酶帮助囊胚黏附在子宫内膜上。

滋养细胞
形成胎盘的胚胎部分。

空腔或囊胚腔
包含液体通过透明带进入子宫腔。

大量的细胞
组成了胚胎或胚细胞。

第9天

在受精9天后植入。

三胚层

三胚层从胚胎的双胚层开始形成，到第15天完成。从三胚层开始，发育三层萌发层：中胚层、内胚层和外胚层；它们会形成身体的不同部位。

羊膜腔

原沟

外胚层
最外层。它发育成皮肤、头发、指甲、中枢神经系统、部分眼睛、鼻腔和牙釉质。

中胚层
形成骨骼、肌肉、软骨、结缔组织、心脏、血液、血管、淋巴细胞、淋巴管和各种腺体。

卵黄囊

内胚层
最里面的一层。它形成消化和呼吸道、肝脏导管、胰腺导管，以及甲状腺和唾液腺等腺体的内壁。

子宫内膜

子宫壁的内层，由子宫肌层（外部肌肉组织）和子宫内膜（内部黏膜）组成。它的功能是接受卵细胞着床。在没有怀孕的情况下，子宫内膜是月经期间丢弃的血样组织。

59

发育成人的雏形

在受精9天后，囊胚已经附着在子宫内膜壁上，它将在那里生存9个月的时间直到分娩。
囊胚的尺寸略大于0.1毫米，子宫壁的尺寸将会增大，达到海绵状程度，这是卵巢分泌大量激素的产物。子宫壁是胚胎继续发育的地方。各种各样的组织开始形成，在第3周，心跳开始。

保护膜

囊胚对子宫内膜透明带的摩擦（通常在子宫后部，靠近脊柱的部分）可促使与胚胎相互作用的酶的释放。囊胚穿透多孔壁没有什么困难。与此同时，一种新的膜——绒毛膜形成了，它将保护胚胎。

细胞分化

胚胎内的细胞将形成骨骼和细胞，细胞将构成内脏。起初没有区别，它们开始移动，寻找它们的位置。有些细胞会向外移动（形成骨骼），有些细胞向内移动（构成内脏）。最新的研究表明，一些细胞释放了某些化学物质，从而激发其他细胞完成某些任务。这些物质叫作成形素。

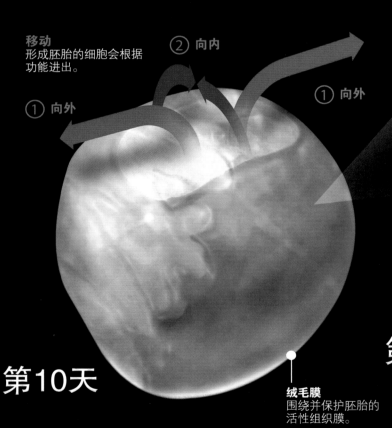

移动
形成胚胎的细胞会根据功能进出。

② 向内
① 向外
① 向外

首先，与骨骼形成有关的细胞向外迁移，定位于胚胎的细胞壁上。

不久之后，与内脏生长有关的细胞开始向内迁移。胚胎椎间盘经历转化。

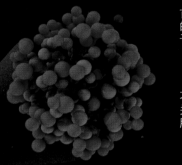

第10天

绒毛膜
围绕并保护胚胎的活性组织膜。

形态发生

包括胚胎组织和器官的形成。在这个过程中，细胞根据组织或器官的不同分布在特定的部位。

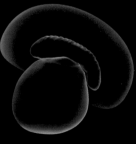

第13天

形状的改变
当形成内脏的细胞找到它们的位置时，胚胎就会在几小时内发生转变。从第13天的圆盘状外观来看，这些细胞产生的细丝形成了一根管。

胎盘形成

胎盘来自着床的囊胚，新的细胞结构开始在绒毛膜上扩展，这些分支（称为滋养细胞）是胎盘的来源。胎盘是生长在绒毛膜和子宫内膜组织之间的圆盘状交换器官。在胎盘中，母体的血管与胚胎的血管缠绕在一起，而不相连。胚胎母细胞是肝脏和骨髓发育的原始血液来源，生长在椎间盘下，起到保护和免疫屏障的作用。

1000个细胞

当胎盘形成（第13天）和原肠形成开始时，1000个细胞组成了人类胚胎。

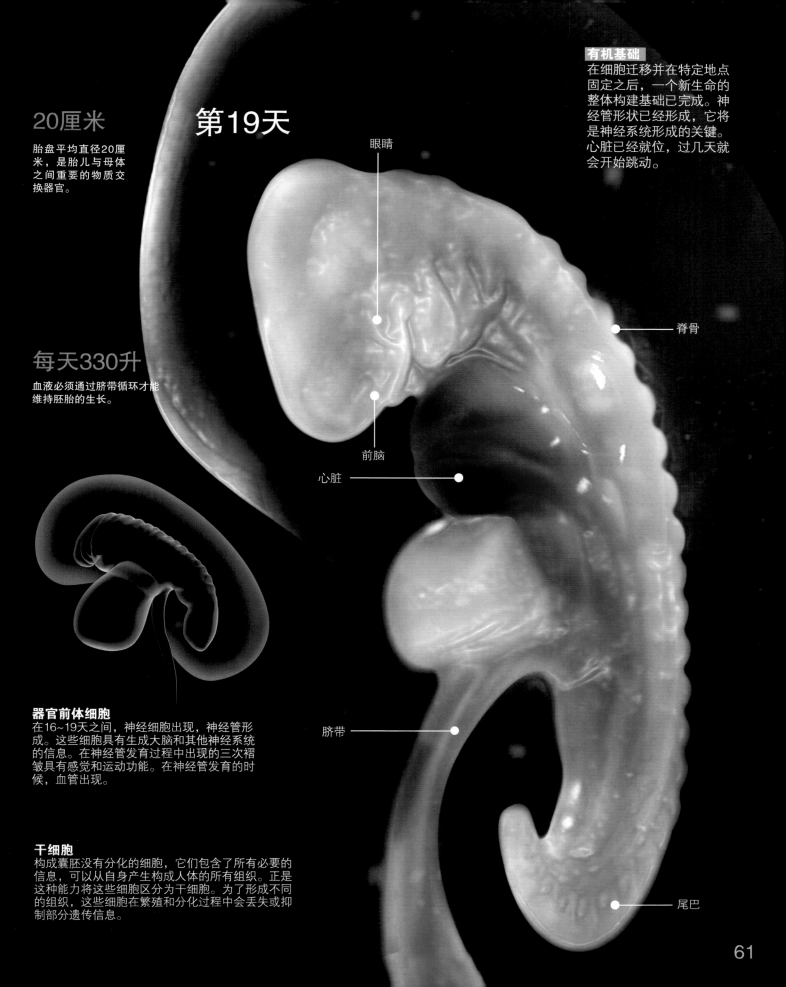

20厘米

胎盘平均直径20厘米，是胎儿与母体之间重要的物质交换器官。

第19天

有机基础
在细胞迁移并在特定地点固定之后，一个新生命的整体构建基础已完成。神经管形状已经形成，它将是神经系统形成的关键。心脏已经就位，过几天就会开始跳动。

眼睛

脊骨

每天330升

血液必须通过脐带循环才能维持胚胎的生长。

前脑

心脏

脐带

器官前体细胞
在16~19天之间，神经细胞出现，神经管形成。这些细胞具有生成大脑和其他神经系统的信息。在神经管发育过程中出现的三次褶皱具有感觉和运动功能。在神经管发育的时候，血管出现。

干细胞
构成囊胚没有分化的细胞，它们包含了所有必要的信息，可以从自身产生构成人体的所有组织。正是这种能力将这些细胞区分为干细胞。为了形成不同的组织，这些细胞在繁殖和分化过程中会丢失或抑制部分遗传信息。

尾巴

胚胎阶段

在宫内发育的这个阶段，还不可能看到人的形状。胚胎比一粒米还小，在它的一端有一条弯曲的尾巴，随着发育的进展，尾巴会消失。在胚胎的内部和褶皱里有不同的细胞群，每个细胞都有不同的指令，根据它们必须形成的器官而向不同方向发育。在此期间，负责心血管系统的细胞开始了心脏的跳动。

第22天

胚胎长约6毫米，
重约0.028克。

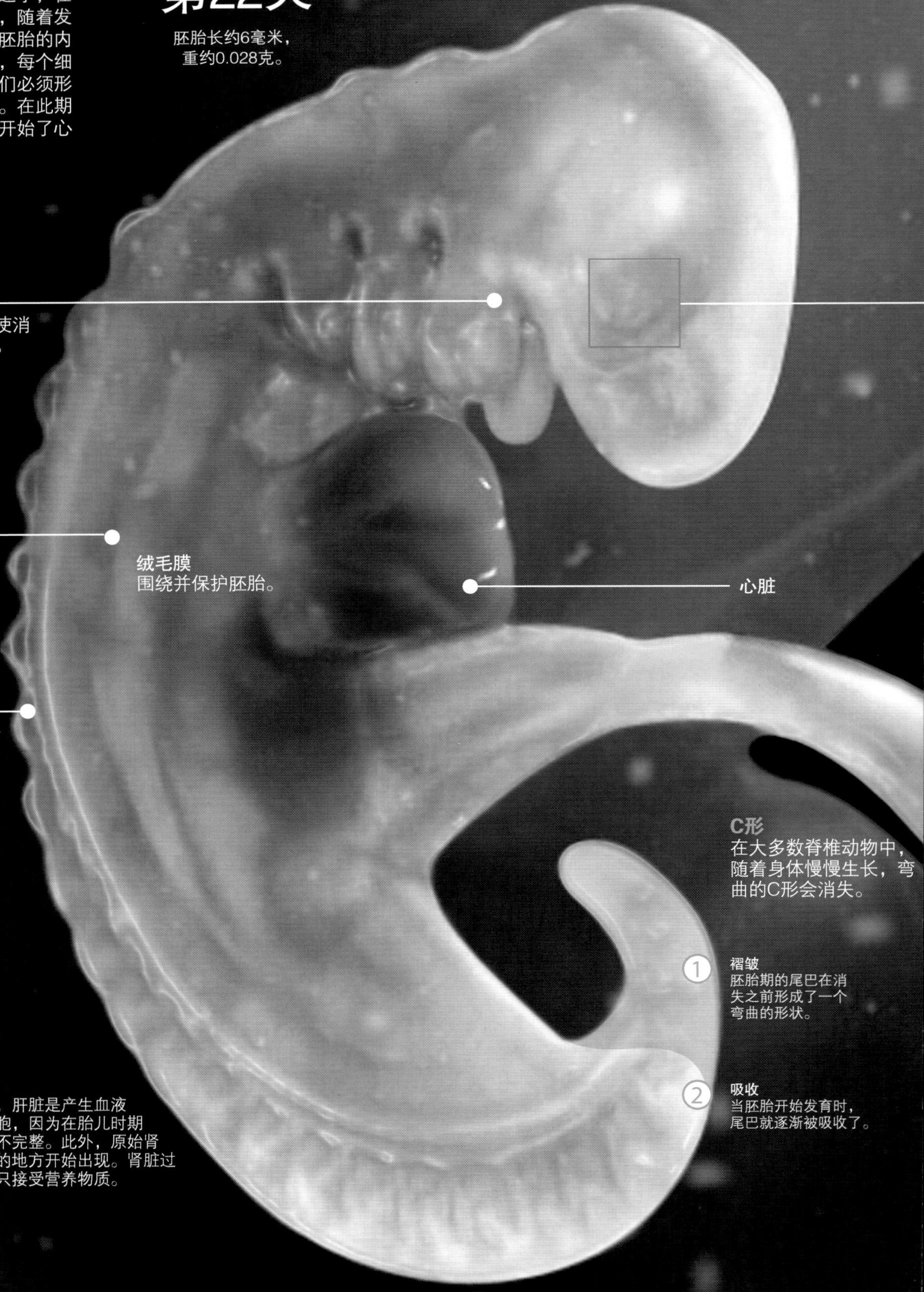

食管
与呼吸管分离，使消化系统适当发育。

肺部
开始发育。它是最后一个获得形状和完全功能的器官。

绒毛膜
围绕并保护胚胎。

心脏

脊柱
有40块肌肉和33对椎骨。这是胚胎中最硬的部分。

C形
在大多数脊椎动物中，随着身体慢慢生长，弯曲的C形会消失。

① 褶皱
胚胎期的尾巴在消失之前形成了一个弯曲的形状。

② 吸收
当胚胎开始发育时，尾巴就逐渐被吸收了。

肝脏和肾脏

在胚胎期，即妊娠的前两个月，肝脏是产生血液的中心器官。它负责制造血细胞，因为在胎儿时期开始时具有这种功能的骨髓还不完整。此外，原始肾脏从一个突起，被称为中肾脊的地方开始出现。肾脏过滤血液中的代谢废物，使胚胎只接受营养物质。

1.27亿

当眼睛形成固定形状时，眼睛内细胞的平均数量是1.27亿个。

眼睛的形成

所有脊椎动物的眼睛都是按照同样的过程发育的。眼睛由胚层的某些变化和胚胎表面的凹入模式发育成"倒置的"视网膜，在这种视网膜中，对光线的最初检测发生在最外层。这样，感光元件就位于外部区域，与大脑的神经连接就位于内部区域。视网膜内部的感光细胞具有接收光线和向大脑传递正确信息的功能。眼睛功能的最终发育大约在第7个月，这时胎儿会第一次睁开眼睛，并对明暗色调的变化做出反应。

羊膜囊
含有令胎儿漂浮的液体，由保护胚胎的两层膜组成。

横截面

当眼睛发育完成时，它将能够区分1000万种颜色和明暗色调。

眼睛的发育

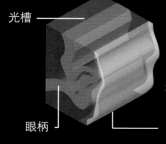
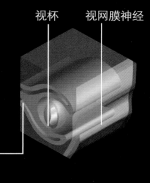

光槽

视杯　视网膜神经

晶状体囊泡

眼柄

晶状体基片

晶状体基片

① **基片**
第30天，位于胚胎表面的晶状体基片与眼柄接触。

② **囊泡**
一天后发生晶状体基板凹陷，晶状体形成囊泡。

③ **视网膜**
第32天，视网膜和色素上皮形成。晶状体囊泡从基片上分离。

心脏开始跳动

到第22天，心脏已经像大脑一样活跃。心脏分区已经开始了，现在心脏和大脑一起组成了胎儿一半大小的区域。最初心脏只是一个泵，维持体内血液流向胎盘。当四个腔体发育时，心脏就有能力从肺部收集血液并将其分布到全身各个器官。

③ **心球**
由动脉干、动脉锥和原始右心室三部分组成。

心脏的发育
在形成血管的细胞分化后，心肌出现并开始跳动。

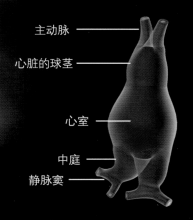
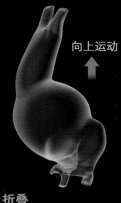

主动脉

心脏的球茎

心室

中庭

静脉窦

① **生长**
心脏管道生长并分成不同的区域，外部由凹槽分隔。

向上运动

② **折叠**
由于心脏比包含它的腔大，心脏原始结构折叠成S形。

主动脉

心球　　中庭

原始的左心室

静脉窦

扩大面积

④ **心脏跳动**
心脏细胞开始跳动，共同泵血。心脏已经开始工作了。

心表面

50%

50%的胚胎仅由两个器官组成：心脏和大脑。

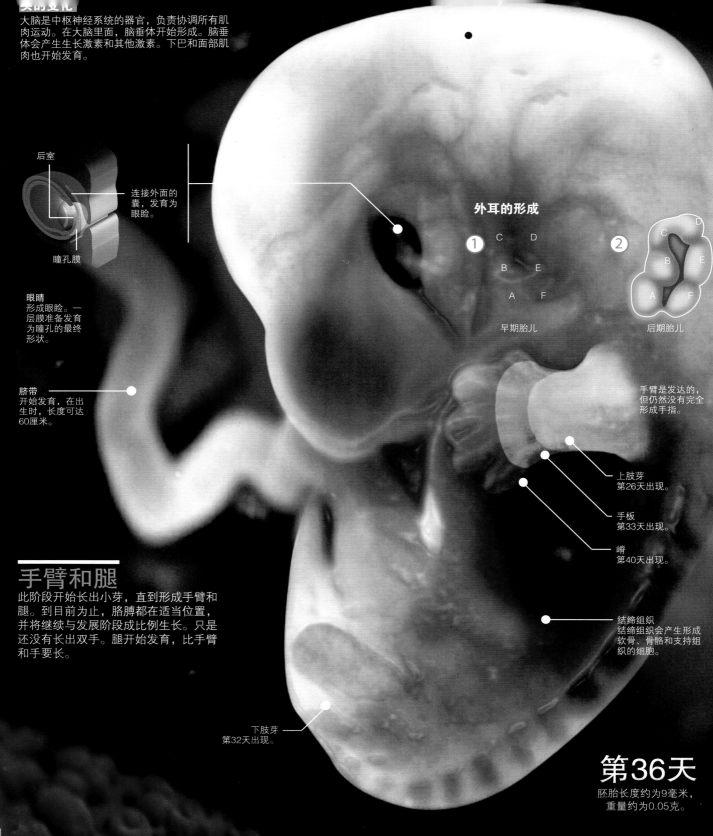

大的变化

大脑是中枢神经系统的器官，负责协调所有肌肉运动。在大脑里面，脑垂体开始形成。脑垂体会产生生长激素和其他激素。下巴和面部肌肉也开始发育。

后室

连接外面的囊，发育为眼睑。

瞳孔膜

眼睛
形成眼睑。一层膜准备发育为瞳孔的最终形状。

脐带
开始发育，在出生时，长度可达60厘米。

外耳的形成

① C D
  B E
  A F

早期胎儿

② C D
  B E
  A F

后期胎儿

手臂是发达的，但仍然没有完全形成手指。

上肢芽
第26天出现。

手板
第33天出现。

嵴
第40天出现。

结缔组织
结缔组织会产生形成软骨、骨骼和支持组织的细胞。

手臂和腿

此阶段开始长出小芽，直到形成手臂和腿。到目前为止，胳膊都在适当位置，并将继续与发展阶段成比例生长。只是还没有长出双手。腿开始发育，比手臂和手要长。

下肢芽
第32天出现。

第36天

胚胎长度约为9毫米，重量约为0.05克。

大脑的褶皱

随着宫内生命的发育，大脑的褶皱也随之发育。

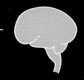
① 最初胚胎期的大脑有一个光滑的表面。

② 6个月后，可以看到一些基本的褶皱。

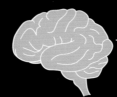
③ 褶皱发育完全，大脑发育成熟，可实现最佳功能。

第40天

胚胎长约10毫米，重约0.1克。

外耳

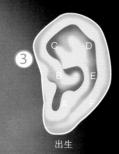

第一腮弓处有三个耳结节耳穴，第二腮弓处有三个耳穴。随着颌骨和牙齿的发育，耳朵从颈部向头部两侧移动。胚头区出现两种外胚层衍生物：耳基板和晶状体基片。出生时，外耳呈现出典型的形状。

眼睛

位于头部两侧的小水泡，向中心移动，形成眼睛，就像组成内耳的导管一样。

特性变得不同

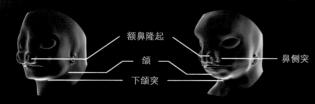

额鼻隆起
颌
下颌突
鼻侧突

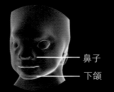

鼻子
下颌

① 第37天，下颌和嘴唇开始发育。

② 第39天，鼻子出现额鼻隆起。

③ 第40天，下颌的比例达正常水平。鼻子已经定型。

④ 脸的形状已经开始发育，直到第3个月基本完成。

面部的形成

面部特征很快被描绘出来。位于面部中心的口鼻周围的咽弓形成。下颌突和额鼻已经可以识别。从咽弓开始，上颌也会发育，并将形成前颌骨、上颌、颧骨和部分颞骨。在胚胎嘴的顶部，原始腭形成。鼻子通过鼻额突出部的凹陷形成。下颌也是这样形成的，在子宫内生活到第40天，下颌的比例达到了正常水平。

胎盘发育

胎盘是一种特殊的器官，为胎儿提供不同的营养和氧气。它还能吸收胎儿产生的废物，并可抵抗任何有害物质的侵袭。胎盘由滋养细胞，囊胚的外层（受精后植入子宫的细胞团）形成。胎盘在胎儿着床后开始发育，到第10天就完成了。胎盘激素有助于保存子宫内膜。

① **胎盘的形成**
滋养细胞延伸到子宫血管内。来自母体的血液从这些血管流向滋养层内的空隙。

② **胎盘作为过滤器**
母体血液和胎儿血液在胎盘内没有直接接触。它们由细胞屏障隔开。氧气、营养物质和抗体通过屏障送给胎儿。废物则被送回胎盘。

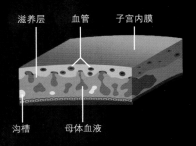

滋养层　血管　子宫内膜
沟槽　母体血液

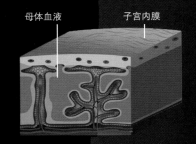

母体血液　子宫内膜

内耳和中耳

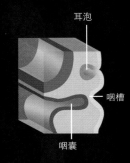

耳泡
咽槽
咽囊

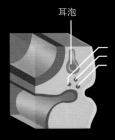

耳泡
镫骨
砧骨
锤骨

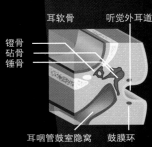

耳软骨　听觉外耳道
耳咽管鼓室隐窝　鼓膜环

① **第22天**
在耳朵所在的地方会出现一个可见的沟槽。

② **第28天**
中耳骨结构形成。

③ **第32天**
中耳形成（镫骨、砧骨、锤骨）。

第44天

胚胎长约16毫米，重约0.5克。

大脑的变化
在这个阶段，大脑与神经系统相连。负责分泌激素的腺体开始发育。

妊娠检测

在受精后的短时间内，胎盘会释放一种叫作人绒毛膜促性腺激素（HCG）的物质。尿液中这种激素的出现和浓度的迅速增加是怀孕的迹象。常见的妊娠测试包含对HCG有反应的抗体。使用者将测试装置的检测端与尿液接触，等待指定的时间。显示两条线表示怀孕，而一条线表示未怀孕。如果测试为阴性，建议重复测试。

如何测试

尿液的吸收
将吸附剂顶端置于尿液流下6秒钟，直到被尿液湿润。

结果
两条线显示有妊娠。如果只有一条线，建议在48到72小时内重复测试。

99%
检测怀孕准确率高达99%。

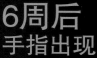

6周后
手指出现
虽然手的形状像一个小桨，但手指变得清晰了。

③ **胎盘的末端**
胎盘随着胎儿的成长而继续发育，在怀孕后期，胎盘的长度约为20厘米。它通过脐带与胎儿相连。

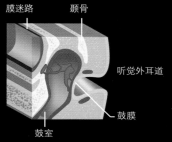

子宫内膜

胎儿的血管
脐动脉
脐静脉
脐带

膜迷路　颞骨

听觉外耳道

鼓膜
鼓室

④ **第60天**
从咽沟发育外耳道。

一切都准备好了
在这段时间里，大脑和神经系统发育迅速。在头部两侧，构成眼睛的视泡已经形成，内耳的导管也形成了。心脏已经开始剧烈跳动，消化器官和呼吸器官已经开始成形。长出的小芽将形成胳膊和腿。第6周，测量胎儿头顶到尾骨的长度达到16毫米左右。

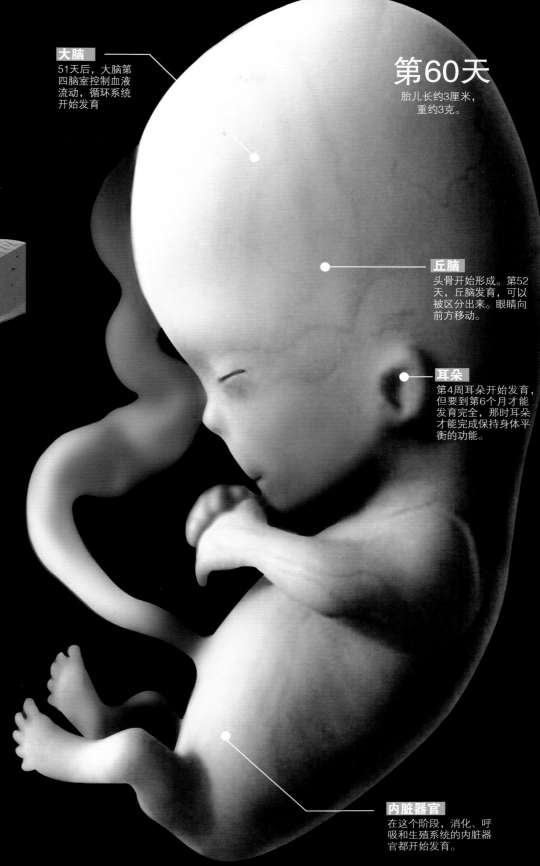

大脑
51天后，大脑第四脑室控制血液流动，循环系统开始发育

第60天
胎儿长约3厘米，重约3克。

丘脑
头骨开始形成。第52天，丘脑发育，可以被区分出来。眼睛向前方移动。

耳朵
第4周耳朵开始发育，但要到第6个月才能发育完全，那时耳朵才能完成保持身体平衡的功能。

内脏器官
在这个阶段，消化、呼吸和生殖系统的内脏器官都开始发育。

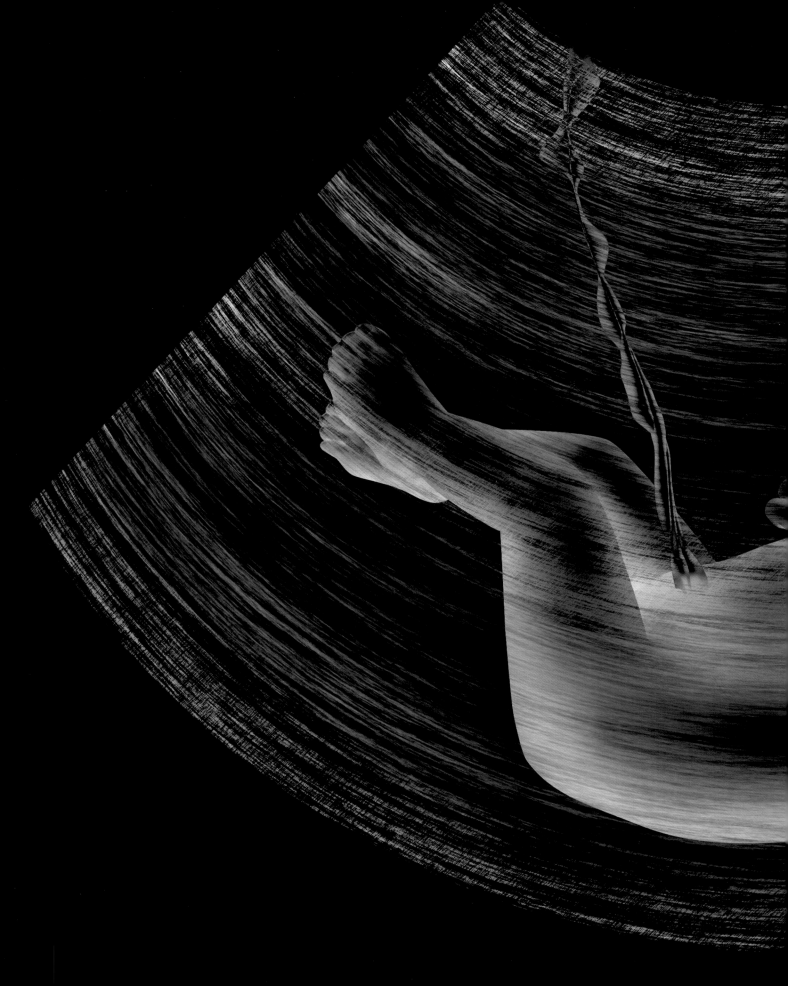

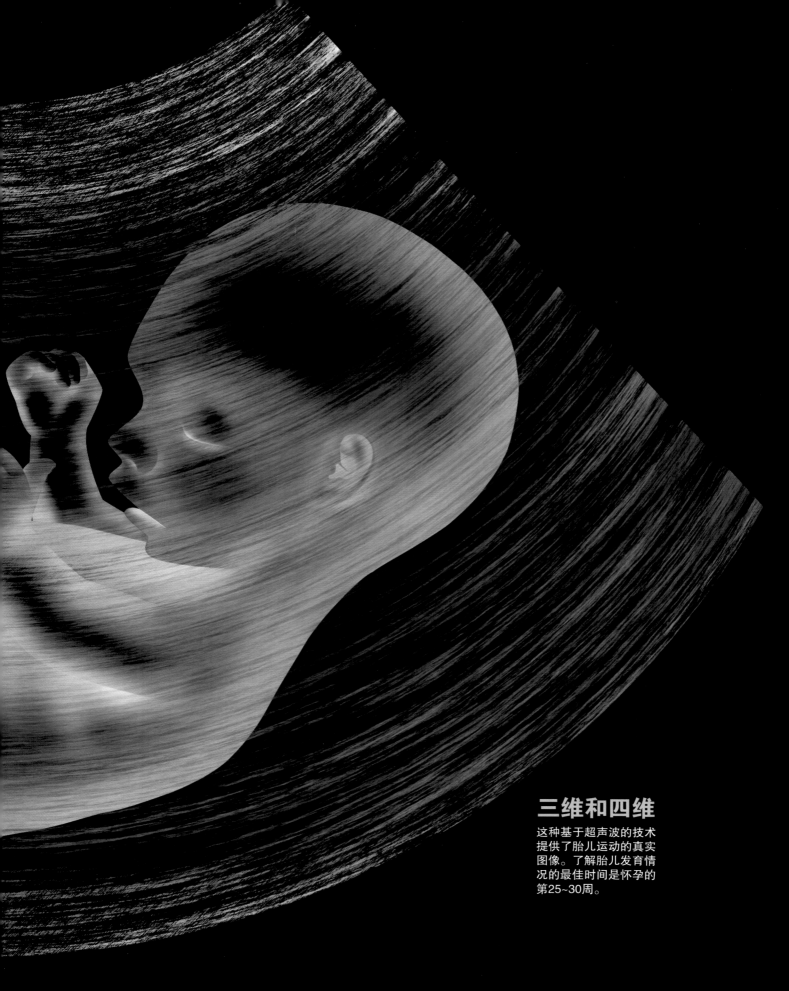

三维和四维

这种基于超声波的技术提供了胎儿运动的真实图像。了解胎儿发育情况的最佳时间是怀孕的第25~30周。

胎儿的发育

第3个月，神经元的发育与前几个阶段相比发生了明显的变化。 曾经被称为胚胎的细胞现在是一个胎儿。大脑中神经元的数量迅速增加，到了月底胎儿的神经细胞数量就和成年人一样多了。然而，神经元之间的连接尚未建立。在这个月里，通过神经冲动，神经网络将形成，在接下来的几个月里将实现关节的自主运动。

1000亿个神经元

胎儿在母体子宫内发育的第3到第7个月之间形成1000亿个神经元。

轴突
神经纤维从细胞延伸并传递神经冲动。

髓鞘包膜
隔离神经元轴突的脂肪层可加速神经冲动的传递。

① 电传导

神经冲动通过神经元传播，是由细胞内外离子浓度变化引起的电子脉冲。

神经元1　　　　电脉冲　　　外耳道

化学传导

当神经元之间有传递时，就会发生化学传导。它通过神经脉冲的所谓神经传递素（或化学信使）起作用。神经传递素储存在小泡（神经末梢的小容器）中，当电信号到达神经末梢（电导）时释放出来。发射器从神经元的突触节点传输到另一个细胞的细胞膜上，而细胞膜又包含接收释放的化学物质的受体。这些带电粒子（离子）进入新的神经细胞，并启动新的脉冲，将神经传递素送到另一个神经元。

② 化学传导

神经元通过突触间隙连接，在这里，脉冲通过神经传递素的释放进行化学传导。

神经元2

轴突末端　　　　突触囊泡

离子

神经递质

突触槽

打开通道

神经元
神经元是神经系统中最重要的细胞。通过神经冲动的传递，它们与其他神经元建立连接，使大脑运转。

大脑的形成

大脑是从神经管褶皱发育而来的，到第3个月，大脑就形成了。之后，它会发育出皮质褶皱。

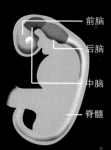

a 28天
在这个发展阶段，仍然可以看到没有任何褶皱的神经管。

前脑
后脑
中脑
脊髓

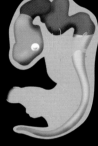

b 49天
可以看到大脑体积增加，胚胎的总体结构开始成形。

神经系统

在妊娠第3个月，胎儿发育中的大脑与前一个阶段相比发生了显著的变化。到月末，它的神经细胞数量将和成年人一样。来自大脑的神经开始被髓磷脂覆盖，髓磷脂是一种保护性的脂质层，它将一些神经元的轴突隔离起来，以加速神经冲动的传递。神经开始和肌肉建立连接，为大脑皮质控制运动奠定基础。虽然胎儿可以握拳，但由于神经系统不完整，这些动作仍然是无意识的。

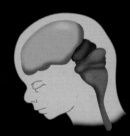

c 第3个月我们看到了一个真正的胎儿。大脑形成了最终的形状，但大脑皮质仍在发育。

突触节点

轴突末端，含有传递神经冲动的化学物质神经递质。

约400千米/小时

这是神经系统中成熟细胞传输电脉冲的速度。

神经元核

包含了合成神经细胞所需物质的遗传信息。

电传导

神经元内的神经脉冲以电脉冲的形式传播。产生电脉冲后，电脉冲会穿过轴突。这种传导是通过沿着神经细胞膜的长度交换钙离子和钾离子而产生的。

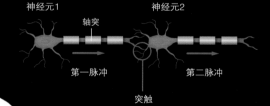

神经元1
轴突
神经元2
第一脉冲
第二脉冲
突触
神经元3

细胞体

传递神经冲动的神经递质在这里合成。

树突

是神经元的投射物，用来捕捉和接收其他神经元的神经冲动。

③ 突触连接

电脉冲到达囊泡。神经递质被释放到突触间隙并到达第二个细胞。脉冲通过电传递。

男孩还是女孩？

在怀孕的第3个月，母亲可能急于知道胎儿是男孩还是女孩。虽然胎儿的性别在受精后就已经确定了，但在发育的早期阶段仍然无法观察到。在怀孕中期，也就是大约12周的时候，胎儿的生殖器开始出现，但仍然无法区分是男性还是女性。最初未分化的凸起有一个特殊的形状，可以变成阴茎或阴蒂。

—— 未分化的生殖器区域

—— 性腺

确定性别

在受精后的第5周之前，男孩和女孩的胚胎性器官是相同的。在遗传学上，性别已经确定了，但在显微镜下，生殖器区域是无法区分的。女性和男性生殖器尚未分化。在第3个月，最初形成的凸起有一种特殊的形状，这个形状可以变成阴茎或阴蒂，通常两者都有。生殖器在尿道有一个独特的沟槽。如果这个沟槽闭合了，那么一个男孩即将诞生。如果沟槽一直开着，那么婴儿将是一个女孩。胎儿的生殖器，在第4周开始生长，在第8周变得外部可见。然而在第12周之后性别才可以被分辨出来。

Ⓐ 不确定的

每个胚胎都有一个未分化的生殖系统和发育成任何性别所必需的结构。性腺在性别上没有明确的定义，男性和女性的结构共同存在。

Ⓑ 如果是女孩

外阴(包括阴道和尿道的单独开口)和阴道由相同的共同结构发育而成。阴蒂从泌尿生殖窦的凸起开始形成生殖器结节。激素的干预是影响各器官差异形成的关键。进化可能是不同的，但起源是完全相同的。

—— 阴蒂

—— 阴道

脐带
脐带是完全成熟的，是卷起来的，这样胎儿就可以在没有任何危险的情况下移动。

Ⓒ 如果是男孩

到第11周生殖器结节迅速加长，形成阴茎。生殖器的组成部分逐渐被修改，形成了男性特有的睾丸、阴囊和阴茎外生殖器。

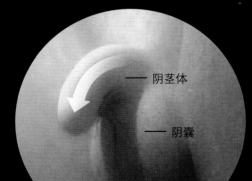

—— 阴茎体

—— 阴囊

9厘米

在怀孕中期的初期，胎儿的体长约9厘米。

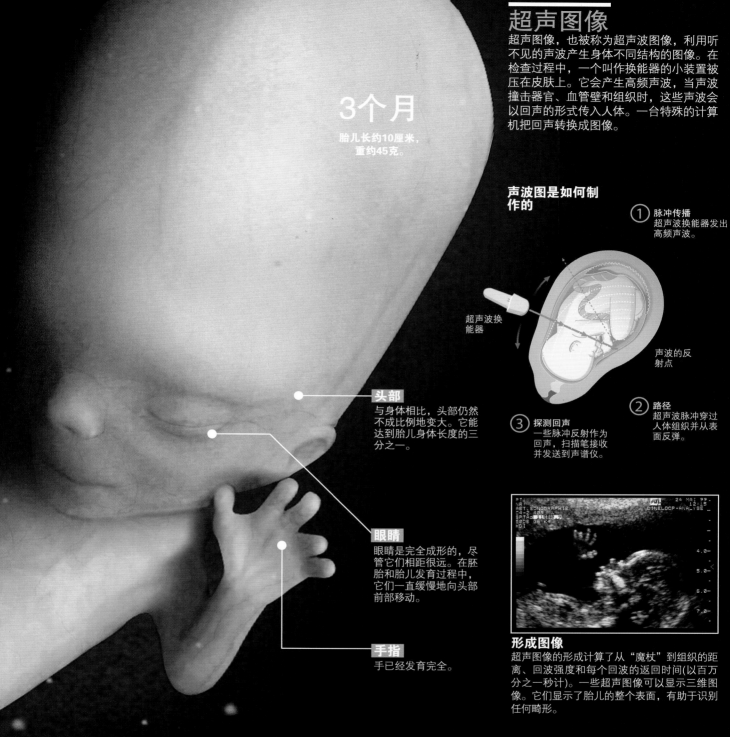

3个月

胎儿长约10厘米，
重约45克。

超声图像

超声图像，也被称为超声波图像，利用听不见的声波产生身体不同结构的图像。在检查过程中，一个叫作换能器的小装置被压在皮肤上。它会产生高频声波，当声波撞击器官、血管壁和组织时，这些声波会以回声的形式传入人体。一台特殊的计算机把回声转换成图像。

声波图是如何制作的

① **脉冲传播**
超声波换能器发出高频声波。

超声波换能器

声波的反射点

② **路径**
超声波脉冲穿过人体组织并从表面反弹。

③ **探测回声**
一些脉冲反射作为回声，扫描笔接收并发送到声谱仪。

头部
与身体相比，头部仍然不成比例地变大。它能达到胎儿身体长度的三分之一。

眼睛
眼睛是完全成形的，尽管它们相距很远。在胚胎和胎儿发育过程中，它们一直缓慢地向头部前部移动。

手指
手已经发育完全。

形成图像
超声图像的形成计算了从"魔杖"到组织的距离、回波强度和每个回波的返回时间(以百万分之一秒计)。一些超声图像可以显示三维图像。它们显示了胎儿的整个表面，有助于识别任何畸形。

精子

有一种说法：如果想要男孩，必须在女人排卵期当天或第二天同房，因为含有Y染色体的精子（决定男性性别）比那些包含X染色体（女性）的精子先到达卵细胞；如果想要女孩，最好提前几天同房，因为含X染色体的精子速度慢，但耐力更强，寿命更长。

生命力比较

X	72小时
Y	48小时

带有X染色体的精子移动速度较慢，但耐力更强，它们可以持续72小时；带有Y染色体的精子速度更快，但只能维持大约48小时。

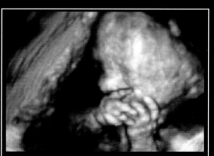

生长开始

发育到第4个月，母亲开始感知胎儿的第一个动作。 胎儿身体发生变化，脸完全成形了。皮肤呈粉红色，第一块肋骨和软骨出现。外部性器官完全形成，内部性器官分化。胎儿的第一个细微动作开始了，尽管由于体积小，几乎无法察觉。胎儿现在占据了整个子宫腔并推动母亲腹部向前。胎儿的四肢可以清楚地看到。小宝贝进入了完全生长阶段。

性别确定

在这个时期，胎儿开始表现出其泌尿生殖系统的差异。在胚胎发育阶段，存在雄性和雌性器官，这些器官在女孩体内转化为卵巢，在男孩体内转化为睾丸。在任何一种情况下，性腺的存在都将决定个体特征的发展。

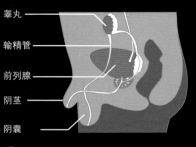

输精管 **前列腺** **阴茎** **阴囊** **睾丸**

① **男性性腺**
胎儿长到7周左右，已经可以确定胎儿是男性还是女性。如果性腺进化成睾丸，未分化的性腺在下降到阴囊时体积会增大。

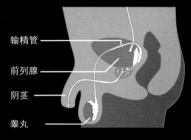

输精管 **前列腺** **阴茎** **睾丸**

② **睾丸下降**
睾丸下降大约在第8周，睾丸离开腹腔，下降到阴囊。对于雄性来说，睾丸的存在和激素的作用是必要的。

160

这是子宫内生命早期每分钟心跳的次数。在妊娠末期，这个数字下降到120左右。

下肢
在这个阶段，腿部迅速增长，长度比胳膊长。

羊膜穿刺术

羊膜穿刺术是通过研究胎儿周围囊内的羊水来进行的测试。将空心针插入子宫腹壁后，提取少量液体。由于羊膜穿刺不是常规检测，而且是侵入性检测，只有在怀疑异常且这些异常其他检测无法检测到（例如脊柱裂或代谢性疾病的测试）时才会进行。

羊水成分

98%	水
2%	有机溶质：蛋白质、脂类、糖类和非蛋白氢化组分。无机溶质：锌、铜、铁和镁。

染色体研究
羊膜穿刺术提供了一种细胞遗传学图（染色体图），从中可以检测到不同的染色体疾病，例如唐氏综合征（多了一条21号染色体）或异常基因的存在，这些异常基因可能导致神经或代谢疾病。

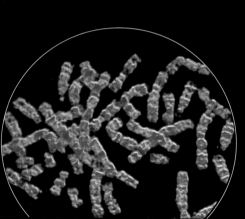

骨骼
可以用X光来区分，并且已经开始从软骨转变为钙化的骨骼。

4个月

胎儿长约15厘米，
重约150克。

味蕾

味蕾在这个阶段发育，
不过只在妊娠的最后3
个月才被激活。舌头大
约有10000个味蕾。

舌头

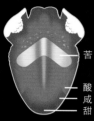

苦

酸
咸
甜

大脑的变化

大脑继续生长并开始发育褶皱。在子宫内发育的大
部分时间里，每秒钟都会产生许多神经元细胞，大
部分的精力将集中在这一重要器官的发育上。在这
个阶段，大脑中显示增长最快的区域是控制运动技
能和记忆的区域。控制诸如饥饿等基本欲望的区域
也在形成。

运动皮质
会向肌肉发出信号来
移动身体。

运动前皮质
会协调更复杂的动作，比
如演奏乐器。

手指
在胎儿指纹发育过程中，其基因
的独特性也开始显现出来。

耳朵
听小骨（小骨）开始变
硬。胎儿能感觉到母亲
的声音和心跳。

心脏

在这个阶段，心脏以母亲的心跳
速度跳动，每天输送25升以上的
血液。心脏的大小相对于身体来
说比较大。胎儿的心脏中有一个
卵圆孔，允许血液从右心房循环
到左心房。卵圆孔将在出生后的
前3个月关闭。

右心房
上腔静脉
卵圆孔
主动脉
右心室
左心房
左心室

循环系统

胎儿通过脐带从胎盘获得氧气和营养，所以它的
循环系统不同于新生儿。在子宫内，胎儿的心脏
是一个系统的中心，这个系统通过动脉和静脉血
管与肺和肝脏相连，在出生后，这些血管闭合并
发育成韧带。

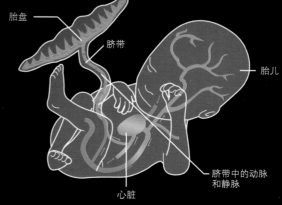

胎盘
脐带
胎儿
脐带中的动脉
和静脉
心脏

皮肤

皮肤仍然是半透明的，薄的，有
皱纹的；通过皮肤可以看见发育
中的血管和骨骼。

上肢
胎儿开始移动并弯曲四肢
的关节。

剧烈运动

子宫内生活的第5个月显示出明显的变化：胎儿的运动更剧烈，摸起来更明显。在此期间，通过超声检查胎盘的位置、子宫和胎盘之间的正常循环以及早产的风险是很重要的。未来婴儿的特征清晰可见。

活跃的运动

由于体内器官的加速生长和发育，胎儿的运动更加活跃。从一边移动到另一边并旋转，找到在子宫内更舒适的方法。胎儿正在探索自己的生活环境，所以动作剧烈，足以引起注意。

胎毛
妊娠第5个月胎儿身上长出细毛，覆盖了整个身体。

脊髓
胎儿的脊髓开始发育。脊髓是大脑和身体其他部分之间的沟通纽带。脊髓通过神经接收并传递信息。神经冲动刺激肌肉运动。

肌肉运动

① 大脑处理感觉数据并将信息发送到脊髓。

② 脊髓接收来自大脑的神经冲动，并对肌肉做出反应。

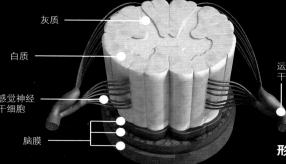

灰质

白质

感觉神经干细胞

脑膜

运动神经干细胞

形成肌肉

内脏器官
正处于成熟期，大多数已经形成。然而，肺和消化系统还不完整。胎儿不能保持体温，也不能在子宫外存活。

5个月

胎儿长约20厘米，重约500克。

测定

对母亲来说，定期进行产前检查以监测胎儿可能出现的问题或异常是非常重要的。不同的技术可以用来验证胎儿的位置及其特征的发展。超声显像管可以用于诊断目的内部器官或肿块的图像。三维磁共振成像（MRI）可以诊断以前无法检测的疾病和病理。此外，它对胎儿无害。4D超声可以对胎儿进行实时监测。

磁共振成像

可以诊断胎儿的位置，这是其他技术很难完成的。磁共振成像对计划分娩很有帮助。与传统的X光不同，磁共振成像不会对胎儿产生有害影响，因为它不会释放任何电离辐射。建议从怀疑胎儿畸形的那一刻起使用磁共振检查，直到出生。

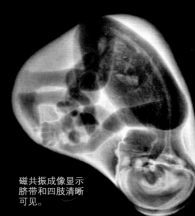

磁共振成像显示脐带和四肢清晰可见。

头部

头部是身体发育最活跃的部位。眼睛、嘴巴、鼻子和耳朵几乎完全形成。

四维超声

将时间维度纳入超声检查的四维超声更加容易观察胎儿，因为父母可以在胎儿移动时看到三维和实时的胎儿。

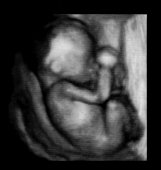

运动中
在实际操作中，可以通过三维超声清楚地分辨出正在发育中的胎儿，也可以看到胎儿的运动。

防御系统

由于胎儿的身体和器官发育良好，胎儿现在进入了一个成熟阶段，其特征之一就是建立一个防御系统。脂肪沉积在颈部和胸部等不同部位，脂肪可以产生体温并维持体温。胎儿还会发育出一个羽翼未丰的免疫系统，在一定程度上保护胎儿，可以避免某些感染。

生命之歌

耳朵虽然还没有发育到顶峰，但除了来自母亲的声音(心脏、胃的声音)外，胎儿已经能够感知外界的声音。母亲的身体状况和情绪强烈地影响着未来的婴儿。

羊水

婴儿可以吞下羊水，甚至品尝到漂浮在其中的物质，因为胎儿的味蕾已经在发育过程中。

听力逐步完善

在妊娠的第6个月，耳朵的发育达到顶峰。胎儿对子宫外的声音敏感，能听到很大的声音。内耳中的耳蜗对于声音处理至关重要，并且已经形成了耳朵特有的盘绕形状。这是胎儿准备成为独立个体的重要月份。

识别父母的声音

随着听觉的完善，胎儿可以识别父母的声音，不仅能听到外界的声音，还能记住这些声音。胎儿能够识别母亲和父亲的声音。因为胎儿可以对外界刺激做出反应，所以通常建议父母和胎儿说话，播放音乐给他们听。胎儿还可以随着音乐的节奏移动，显示出对音乐的喜好。随着耳鼓的发育和功能的充分发挥，胎儿可以听到自己的心跳等声音。

平衡

听觉功能对平衡感很重要。内耳中有一种物质，可以向大脑发送神经脉冲，以更新身体运动的信息，并保持平衡和姿势。

3毫米

镫骨是耳朵中最小的骨头长约3毫米。

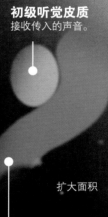

初级听觉皮质
接收传入的声音。

扩大面积

联想皮质
解释声音。

声波路径

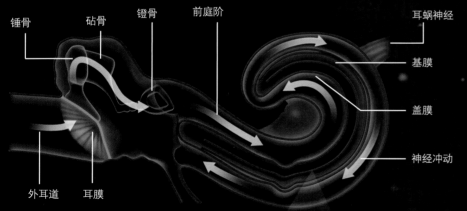

锤骨　砧骨　镫骨　前庭阶　耳蜗神经　基膜　盖膜　神经冲动

外耳道　耳膜

① 声波进入外耳道并传导至鼓膜。

② 声波被耳鼓接收，随后到达耳蜗。

③ 在耳蜗中，科尔蒂器通过毛细胞收集振动。

④ 耳蜗神经向大脑发送信息。

1.5万个毛细胞

在科尔蒂器中有1.5万个毛细胞。这些毛细胞把声波转化成神经脉冲，神经脉冲传递到大脑并被加工成声音。

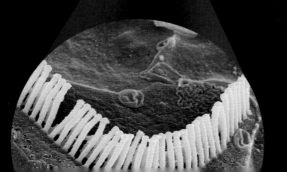

20小时

胎儿每天睡眠时间为20小时。当胎儿醒着的时候，他们非常活跃。

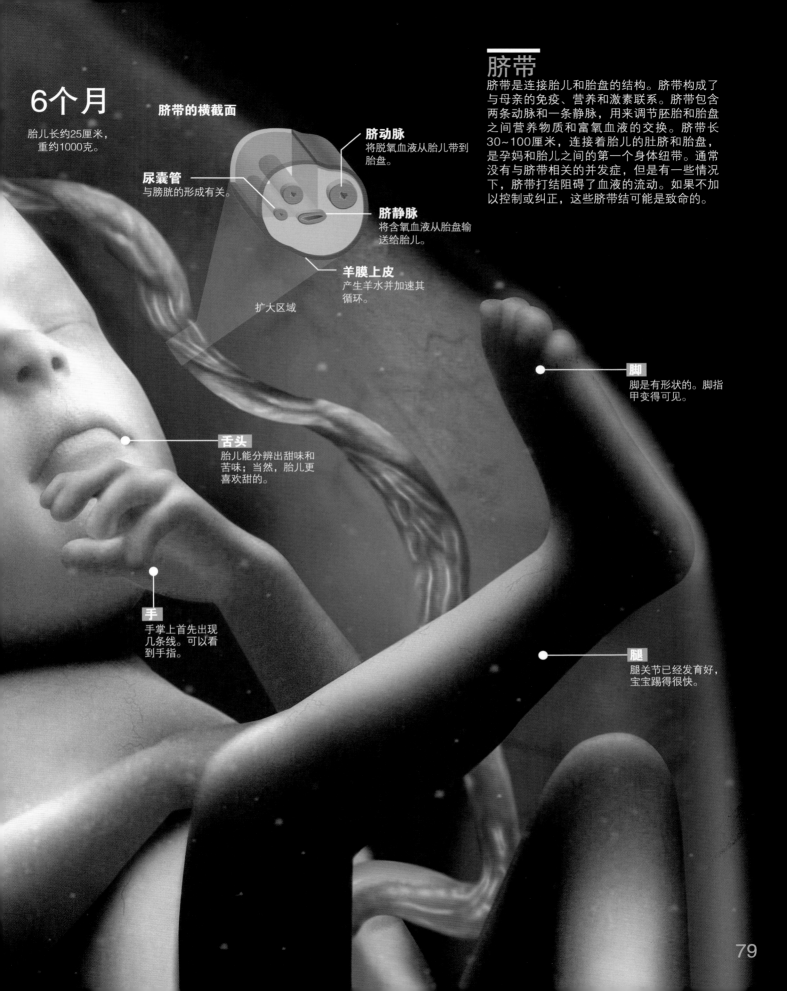

6个月

胎儿长约25厘米，重约1000克。

脐带的横截面

脐动脉
将脱氧血液从胎儿带到胎盘。

尿囊管
与膀胱的形成有关。

脐静脉
将含氧血液从胎盘输送给胎儿。

羊膜上皮
产生羊水并加速其循环。

扩大区域

脐带

脐带是连接胎儿和胎盘的结构。脐带构成了与母亲的免疫、营养和激素联系。脐带包含两条动脉和一条静脉，用来调节胚胎和胎盘之间营养物质和富氧血液的交换。脐带长30~100厘米，连接着胎儿的肚脐和胎盘，是孕妈和胎儿之间的第一个身体纽带。通常没有与脐带相关的并发症，但是有一些情况下，脐带打结阻碍了血液的流动。如果不加以控制或纠正，这些脐带结可能是致命的。

脚
脚是有形状的。脚指甲变得可见。

舌头
胎儿能分辨出甜味和苦味；当然，胎儿更喜欢甜的。

手
手掌上首先出现几条线。可以看到手指。

腿
腿关节已经发育好，宝宝踢得很快。

每时每刻
都在接近

妊娠晚期是妊娠的一个关键点。 胎儿骨骼的强化和钙化过程开始了。它的身体需要营养，如钙、叶酸和铁。胎儿的手已经可以合拢和张开（这将很快定义指纹）。胎儿也可以张开和闭上嘴巴，伸出舌头，甚至可以吮吸拇指。婴儿的皮肤仍然很薄，但已经开始变得不再透明。器官完全形成了。

骨骼钙化

胎儿的骨骼已经开始通过钙和磷的积累加强了。骨骼的生长受许多激素的调节。随着骨骼越来越硬，为了提供必需数量的钙、维生素D、蛋白质、铁和叶酸，适当的营养很重要。

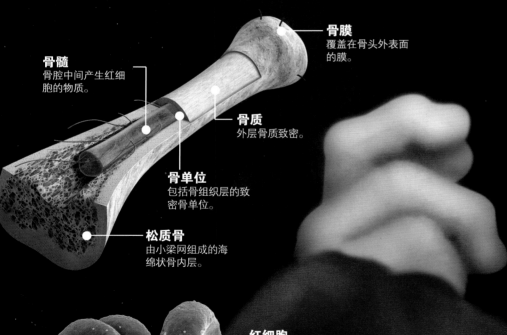

骨膜
覆盖在骨头外表面的膜。

骨髓
骨腔中间产生红细胞的物质。

骨质
外层骨质致密。

骨单位
包括骨组织层的致密骨单位。

松质骨
由小梁网组成的海绵状骨内层。

红细胞
红细胞在较长的钙化骨(如股骨)中产生。

中枢神经系统
大脑皮质的褶皱会经历快速发育阶段，第7个月末会更明显。中枢神经系统已经可以控制体温、呼吸。

胎儿睁开眼睛

胎儿眼睛的光学结构几乎完全形成。胎儿可以睁眼闭眼，这将他们的眼睛直到出生后的第2个星期一直保持天蓝色，因为通过暴露在光线下才能达到明确的色素生长。随着眼睛的总体发育，胎儿已经可以区分从明亮到黑暗的变化，也可以清晰地看到自己的手，所以胎儿很容易把手放进嘴里。

光反应

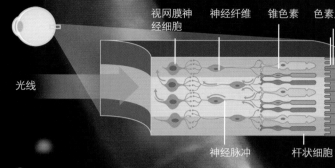

视网膜神经细胞　神经纤维　锥色素　色素

光线

神经脉冲　　　杆状细胞

① 光线通过瞳孔进入视网膜色素层。

② 当神经受到刺激时，锥体和杆状细胞将神经冲动传递给纤维。

③ 视网膜神经细胞接收脉冲并将信息传递给大脑。

葡萄糖耐量测试
妊娠第7个月是检测妊娠期糖尿病（妊娠期间发生的糖尿病）出现可能性的关键时期。在这个被称为葡萄糖耐量测试或奥沙利文测试的测试中，妇女空腹口服葡萄糖溶液（75克葡萄糖粉兑水250~300毫升）约50克，1小时后，抽取血液测量血糖水平。

皮肤
皮肤不再透明，脂肪层开始在表皮下积聚，使皮肤更光滑。

反射
第7个月典型的拇指吮吸反射完全发育。

关键时刻

怀孕第8个月给胎儿带来许多明显的变化。胎毛从胎儿的脸上消失，四肢变得胖乎乎的。在这个月结束之前，大多数胎儿的头会朝下。胎儿必须在子宫内很小的空间移动，所以在这段时间内胎儿几乎是静止的。肺功能发育不全，这就是在这个阶段出生会带来很多风险的原因。

最后准备阶段

从第8个月开始，胎儿踢腿变得越来越有力而且越来越频繁。胎儿向最后一种体位的转变开始了，在大多数情况下胎儿是处于头位（头部朝向骨盆）的，尽管有时是臀位（臀部朝向骨盆）。如果胎儿处于臀位，可能需要剖宫产。在这个阶段做超声波检查是很普遍的，超声波检查可以验证婴儿的体重是否足够。

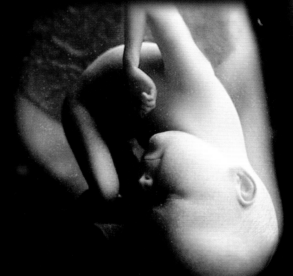

胎粪
这是一种在肠道内发现的深绿色物质，是婴儿出生后第一个排泄出来的东西。

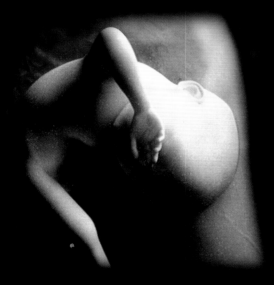

② 头先露
在90%的情况下，胎儿的位置是头先露，这样在分娩时头将先出来。

① 缩小的空间
胎儿已经相当大，现在几乎没有移动的空间。因此，它开始有力地翻身并踢腿。

肺表面活性物质外观

在怀孕的第8个月，一种叫作表面活性剂的物质出现在肺泡中。这种液体覆盖了肺泡，肺泡被血管包围，形成气体交换面。这种表面活性剂能保持肺部的平衡，防止每次呼吸后完全塌陷。由于存在蛋白质和脂质具有亲水性区域和疏水性区域，所以水分可以被亲水性区域吸收，空气可以被疏水性区域吸收。8个月大的胎儿出生可能会有问题，因为这个阶段的胎儿缺少表面活性剂。

2000万

胎儿出生前的肺泡数量约为2000万个。肺部发育将持续到8岁，最终将有3亿个肺泡。

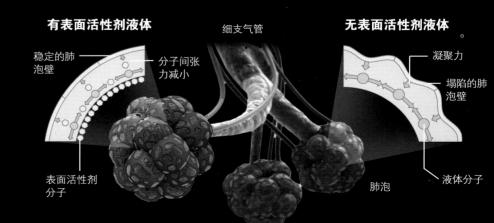

有表面活性剂液体

稳定的肺泡壁

分子间张力减小

细支气管

无表面活性剂液体

凝聚力

塌陷的肺泡壁

表面活性剂分子

肺泡

液体分子

8个月

胎儿长约35厘米，重约2.5千克。

皮肤
皮肤是粉红色、光滑的。胎儿继续在表皮积累脂肪储备。保护皮肤的毛发消失了。

肾上腺
肾上腺位于肾脏以上，是产生肾上腺素的腺体，此时肾上腺的大小已经达到青少年的水平。

③ **最后一个姿势**
胎儿在分娩前的最后一个姿势。胎儿的臀部会开始挤压母亲的膈膜。

内脏器官
内脏器官完全发育，除了肺部。肺部还没有被表面活性剂完全覆盖。

味道的感觉
胎儿喝羊水，已经能通过发育中的味蕾分辨味道。

耳朵
耳朵已经发育完全。胎儿能更好地感知低沉的声音。

胎儿激素分泌量与成年人激素分泌量的比值是10

出生后，这一比例会下降。

视力
胎儿开始眨眼。虽然胎儿还不能完全看到，但是胎儿的虹膜可以根据接收到的光线扩张和收缩。

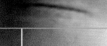

明亮的光线

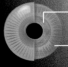

虹膜的圆形纤维收缩

径向纤维松弛

昏暗的光线

虹膜的圆形纤维松弛

径向纤维收缩

Rh溶血病

当母亲的血型是Rh阴性而父亲是Rh阳性时，胎儿可以从父亲那里继承Rh阳性。在这种情况下，胎儿的一些红细胞可能会进入母亲的血液。带有Rh因子的红细胞对母亲的系统来说是陌生的，她的身体会通过产生抗体来消除这些红细胞。这种疾病发生的风险在第一次怀孕后有所增加。

40周的甜蜜期待

妊娠即将结束。在过去的几个月里，孕妈妈除了腹部和胸部变大外，由于激素水平的改变，她经历了许多心理和情感上的变化。现在，胎儿离出生还有一步之遥，孕妈妈可能睡不好觉，很容易疲劳。此外，在这种情况下，每个女人都会有些恐惧和焦虑，所以多了解情况最好。

乳房

乳房由脂肪组织和从乳腺延伸到外部的导管系统组成。沿着乳房的长度，乳房被两层细胞所覆盖：内部（上皮细胞）和不连续的外部（肌上皮细胞）。在怀孕初期，孕激素黄体酮的增加会导致乳房增大，在怀孕的前6周内，乳房会增大一倍。

乳管

最大的乳管存在于乳头和乳房分支内。

生理变化

随着怀孕，乳房变得更大，乳头和乳晕变得更黑，乳房上的皮肤拉伸，导管扩张。

乳头 乳状导管在这里。

乳晕 圆形区域直径15~25毫米。乳晕中有含有皮脂腺。乳晕的大小随着怀孕而变化。

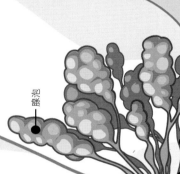

腺泡

腺库

乳头管

母乳喂养

婴儿不仅靠母乳得到营养，还靠与母亲的身体接触来获得安全感。

乳汁的成分	
成分	%
水	87
蛋白质	1.5
酪蛋白	0.5
脂肪	3.8
糖类	7.0
其他	0.2

乳腺泡

乳腺泡是产生乳汁的功能单位。

分泌乳汁的细胞——每个细胞都是一个完整的单元，用其所有的成分生产乳汁。

内腔（腔内）分泌的乳汁储存在这里。

动脉血液

静脉血液

肌上皮细胞

乳导管

射乳

当乳腺导管因催产素（放松反射）而收缩时，乳腺导管内的乳汁流向"乳腺蓄水池"。

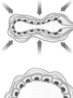

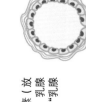
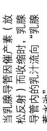
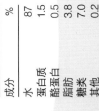
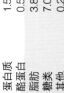

每3个月的变化

妊娠持续40周，按照惯例分为3个妊娠期。每个妊娠期都对应着由于胎儿不同发育阶段而产生的一系列或多或少的特定变化。这些变化中有许多是痛苦的，比如子宫增大对脊柱的压力，同时也有体重增加，头晕，情绪波动和心率变化。

① 孕早期

怀孕的前3个月，身体准备孕育胎儿。女人的乳房发育，为母乳喂养做准备。在这一时期，恶心，头晕，其原因尚不清楚。另外，由于某些激素的活动导致膀胱需要反复排空，小便的需求增加也是正常的。很明显，腰围也开始变小了。

② 孕中期

这是女性怀孕后第一次被注意到怀孕的时期。子宫现在从耻骨延伸到肚脐，腹部可见。心率会因血管循环系统的变化而改变。因为血液从下肢静脉回流有困难，所以也可能在腿部形成静脉曲张。

③ 孕晚期

随着腹部伸展，腹部皮肤开始变薄。子宫已经发育并压迫膀胱，在某些情况下会导致尿失禁。在这个时期，背部疼痛变得更加频繁。腹部变大经常引起脊柱的变形。有些孕妇会出现呼吸困难和反复疲劳。此阶段，孕妇发生持续性疲劳也是正常的。

新生命

从一个胚胎开始生长开始，女性的整个腹部都在适应胚胎的增大。

40%

孕妇心脏的供血量增加了40%。

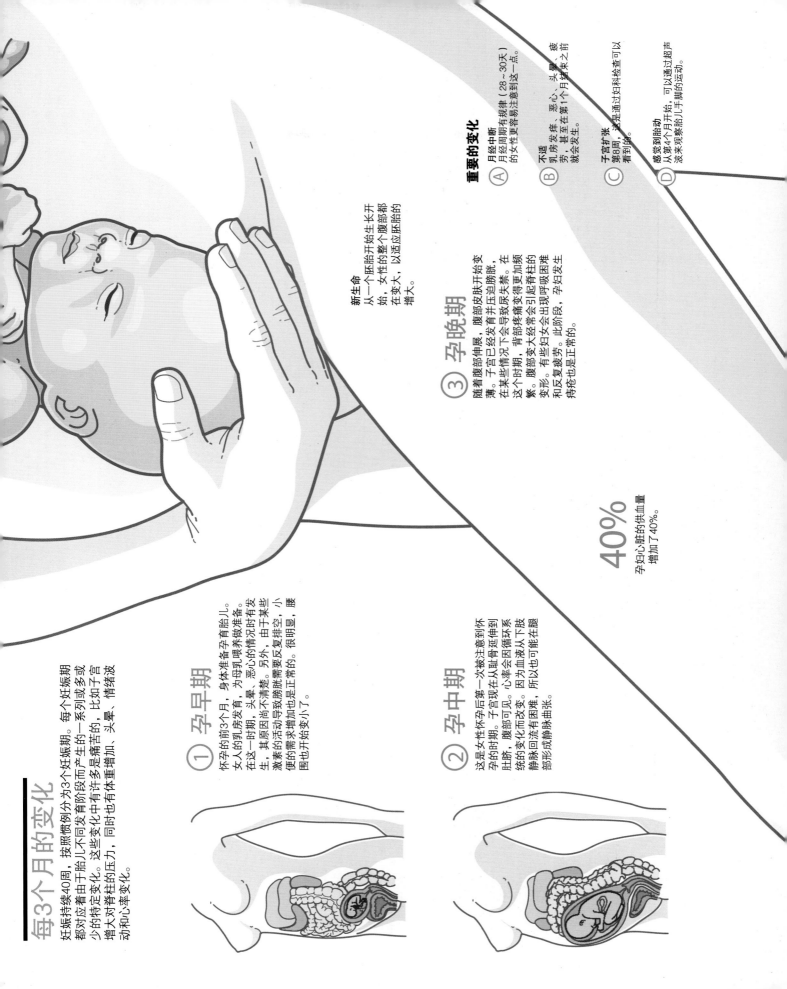

重要的变化

A 月经周期有规律（28～30天）的女性更容易注意到这一点。

月经中断

B 不适 乳房发育，恶心，头晕，疲劳，甚至在第1个月结束之前就会发生。

C 子宫扩张 第8周，这是通过妇科检查可以看到的。

D 感觉到胎动 从第4个月开始，可以通过超声波来观察胎儿手脚的运动。

分娩

期待已久的一天终于到来了——妊娠期的结束和分娩的时刻。分娩是从子宫定期收缩开始的。
产程有4个阶段：扩张、排出、分娩和胎盘分娩。子宫每次收缩，胎儿头部的一部分就会露出，
一段时间后，胎儿身体的其他部分就会自己出来，脐带也会被切断。

分娩

分娩的过程是胎儿和母亲共同努力的结果。分
娩分为4个阶段：扩张，从子宫收缩开始；排
出，即胎儿通过产道；分娩；胎盘的分娩。一
旦脐带被切断，新生儿就开始用自己的呼吸系
统独立呼吸了。

① 扩张

当母亲的子宫开始收缩时，自然往下
推胎儿的上半身。胎儿开始下降。胎
儿的第一站是到达产道之前的骨盆。

羊膜囊
充满羊水，保护胎儿并为其
提供活动空间。

斜直径约11厘米

9个月

胎儿长约50厘米，
重约3千克。

胎心监护

在分娩过程中，需监测胎儿的心率（每分钟120~160次）。
心率随着每次子宫收缩而下降，然后又恢复正常。如果胎儿
心率没有恢复正常，可能会有问题。

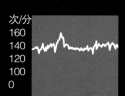

正常心率

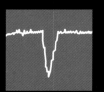

正常减速心率

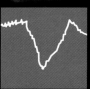

长时间减速的心率

② 第一个障碍

骨盆是胎儿必须面对的第一个障碍。
为了克服这个障碍，胎儿会根据骨盆
的最大直径调整头部形状，斜直径通
常是11厘米左右。

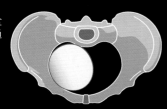

子宫收缩

子宫定期和频繁的收缩通常出现在分娩日期。子宫收缩对于自然和自发分娩是必不可少的。子宫每一次收缩都会使子宫颈的肌纤维缩短从而打开子宫颈。宫缩阶段是分娩的第一阶段，也是最重要的阶段。如果一切正常，胎儿会自然地从子宫里出来，开始在外面的旅程。没有宫缩，母亲将无法推动胎儿，则有必要采取辅助分娩技术。

推动胎儿

Ⓐ 母亲的子宫收缩，在上部施加更多的压力，推动胎儿，胎儿开始下降。

Ⓑ 在为分娩做准备时，母亲的子宫开始在短时间内收缩。

Ⓒ 宫颈口随着收缩而逐渐扩张。当宫颈口达到10厘米时，扩张就完成了。

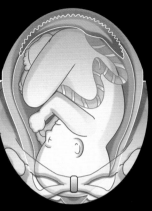

10厘米

放松

在每次收缩后，母亲应放松子宫，以便胎儿得到足够的氧气。如果不放松，由于子宫收缩时血管变平，到达胎儿的血液量就会减少。

子宫颈

子宫收缩引起子宫颈的逐渐扩张。当开口直径达10厘米时，子宫颈会完全扩张。从这一刻起，分娩进入第二阶段。羊膜随时可能破裂。

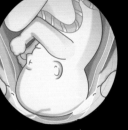

子宫颈

骨盆

了解准妈妈骨盆的形状和大小对于确定分娩难度是很重要的。母亲骨盆和胎儿头部尺寸的任何差异都可能阻碍正常分娩。

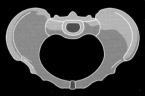

骨盆入口约13厘米

圆形骨盆

是最常见的骨盆形状。有时骨盆可能是椭圆形的。骨盆出口通常呈菱形。

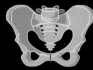

骨盆出口约11厘米

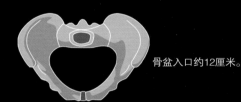

骨盆入口约12厘米。

三角骨盆

在某些情况下，骨盆入口是三角形的，出口较窄。在这些情况下，分娩更为复杂。

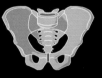

骨盆出口约10厘米。

开口直径9厘米

颅骨

在出生后18个月内，颅骨之间会有裂缝，随后会闭合。

④ 出生

一旦胎儿头部通过产道，胎儿的肩膀和身体的其余部分就可以一次性毫无困难地出来了。最后，切断脐带。

③ 产道

胎儿发现产道已经伸展。胎儿把头靠在骨盆上，并向骨盆推去。胎儿推着尾骨，直到可以把头伸出来。

1厘米

首次生育的母亲宫颈扩张的速度是每小时1厘米。这一速度会随着分娩次数的增加而增快。

减轻疼痛

放松和深呼吸等一些自然的技巧可以帮助母亲减轻分娩时的疼痛。在其他情况下，医生可以在每次子宫收缩开始时将空气和一氧化二氮混合气体通过面罩输入。另一种选择是使用硬膜外麻醉来缓解盆腔疼痛。这种麻醉通过一根针插入椎管。硬膜外麻醉使盆骨和小腹的神经麻木。这种注射减少了母亲对宫缩的感觉。

分娩后

一旦婴儿出生，孩子和母亲会发生许多变化。 在脐带被切断后，婴儿开始自己呼吸，其循环系统是自主的。对于母亲来说——在痛苦中，乳房里装满了乳汁，还有一个哭闹的婴儿——情况可能会很紧张。在这个新的阶段，对一个新手妈妈来说，最好的事情就是依靠她的直觉去理解这个备受期待的宝宝需要什么。与此同时，父亲的出现并参与其中将有利于与孩子建立更深入、更紧密的联系。

循环系统的变化

胎儿的循环系统是从胎盘吸收氧气和营养，这与脐带被切断后的婴儿不同。胎儿的心脏通过脐带接受母亲的血液，胎儿的心脏有一个椭圆形的开口，叫作卵圆孔。卵圆孔允许血液从左心房流向右心房，而卵圆孔在出生后就关闭了。动脉导管这个将血液从肺部输送到主动脉的管道也会关闭。脐带血管也被关闭。当这些导管闭合时，那些留在新生儿循环系统中的导管就变成了韧带。

在脐带被切断之前

① 含氧血通过脐带进入右心房。

② 由于肺部收缩，肺部向与血液相反的方向施加压力，迫使血液改变方向。

③ 血液主要通过卵圆孔到达主动脉，在较小程度上通过动脉导管到达。一旦进入主动脉，血液就分布在全身。血液给胎儿带来氧气和营养。

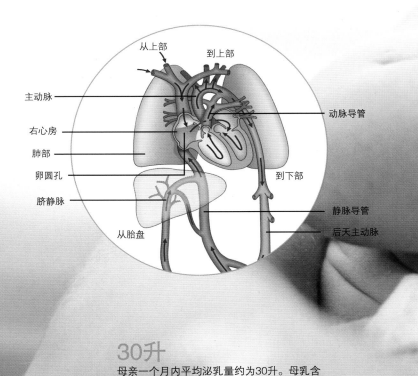

从上部
到上部
主动脉
右心房
肺部
卵圆孔
脐静脉
从胎盘
动脉导管
到下部
静脉导管
后天主动脉

30升

母亲一个月内平均泌乳量约为30升。母乳含有乳糖（一种糖）、蛋白质和脂肪。

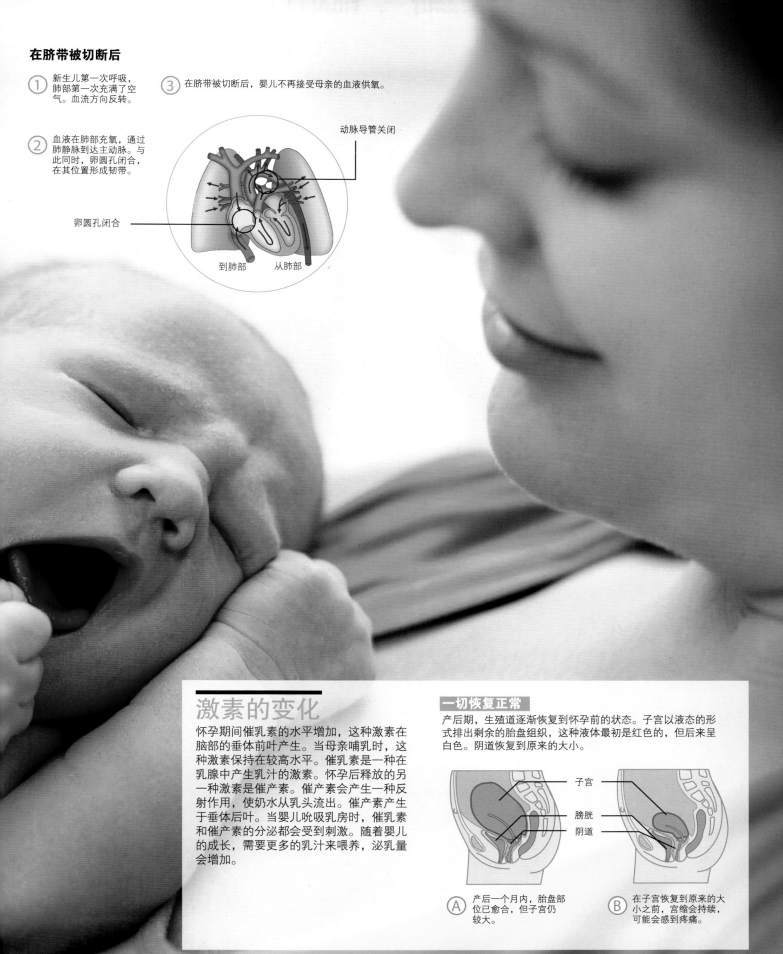

在脐带被切断后

① 新生儿第一次呼吸，肺部第一次充满了空气。血流方向反转。

② 血液在肺部充氧，通过肺静脉到达主动脉。与此同时，卵圆孔闭合，在其位置形成韧带。

③ 在脐带被切断后，婴儿不再接受母亲的血液供氧。

动脉导管关闭

卵圆孔闭合

到肺部　　从肺部

激素的变化

怀孕期间催乳素的水平增加，这种激素在脑部的垂体前叶产生。当母亲哺乳时，这种激素保持在较高水平。催乳素是一种在乳腺中产生乳汁的激素。怀孕后释放的另一种激素是催产素。催产素会产生一种反射作用，使奶水从乳头流出。催产素产生于垂体后叶。当婴儿吮吸乳房时，催乳素和催产素的分泌都会受到刺激。随着婴儿的成长，需要更多的乳汁来喂养，泌乳量会增加。

一切恢复正常

产后期，生殖道逐渐恢复到怀孕前的状态。子宫以液态的形式排出剩余的胎盘组织，这种液体最初是红色的，但后来呈白色。阴道恢复到原来的大小。

子宫

膀胱

阴道

Ⓐ 产后一个月内，胎盘部位已愈合，但子宫仍较大。

Ⓑ 在子宫恢复到原来的大小之前，宫缩会持续，可能会感到疼痛。

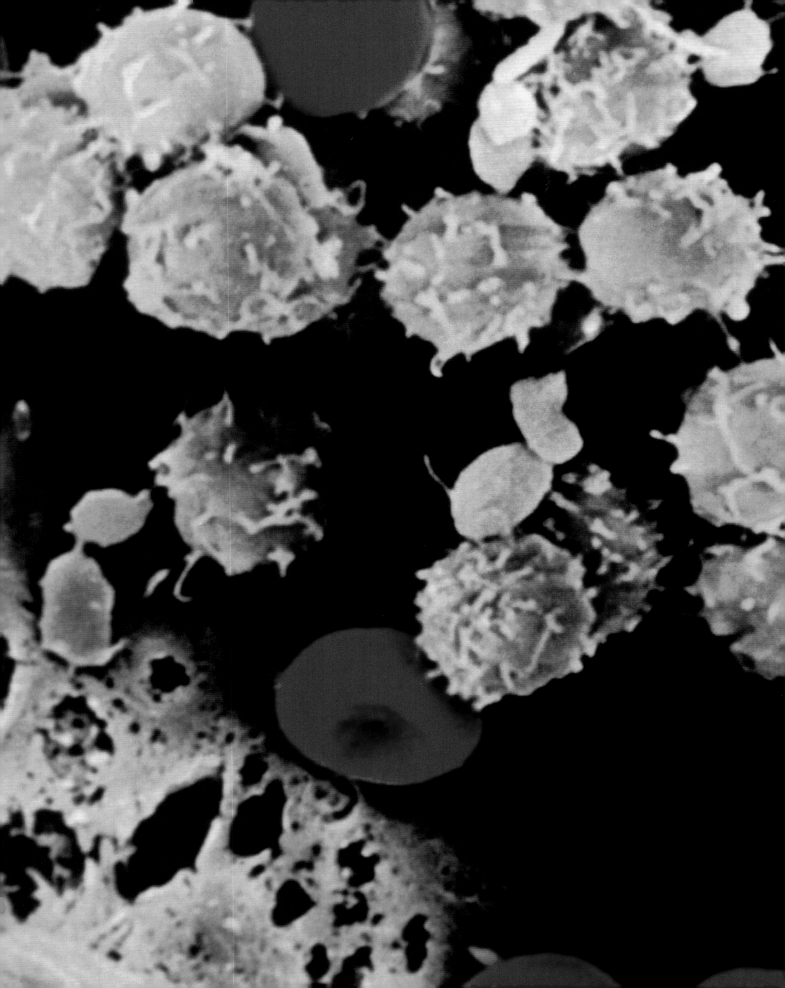

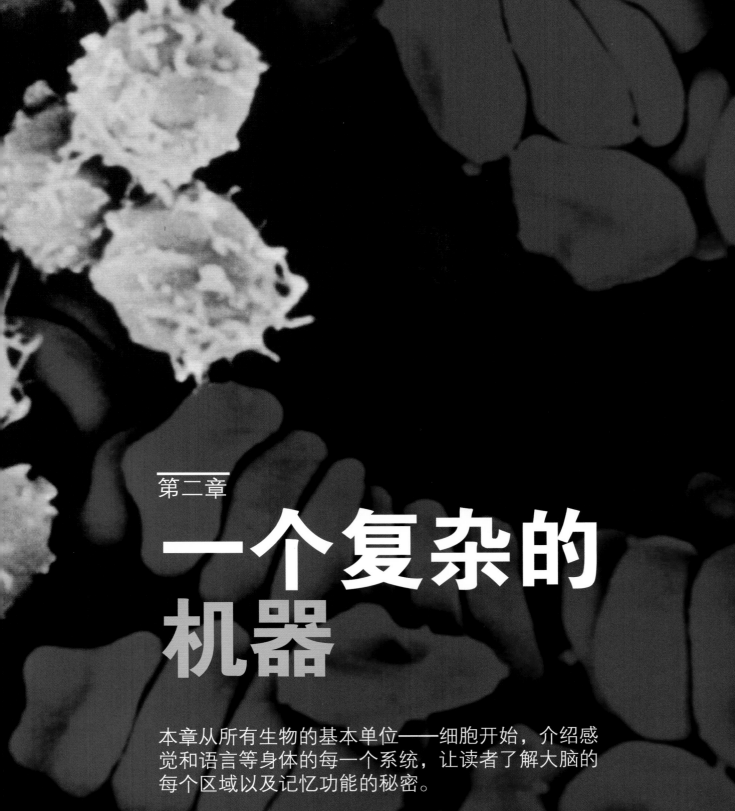

第二章

一个复杂的
机器

本章从所有生物的基本单位——细胞开始，介绍感
觉和语言等身体的每一个系统，让读者了解大脑的
每个区域以及记忆功能的秘密。

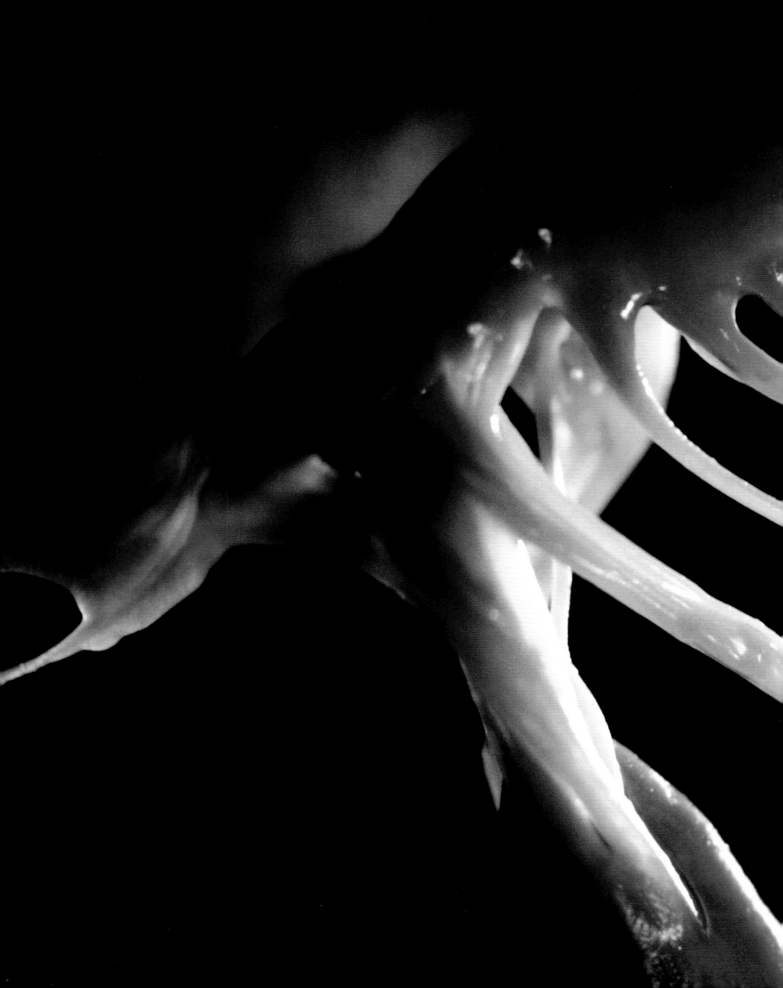

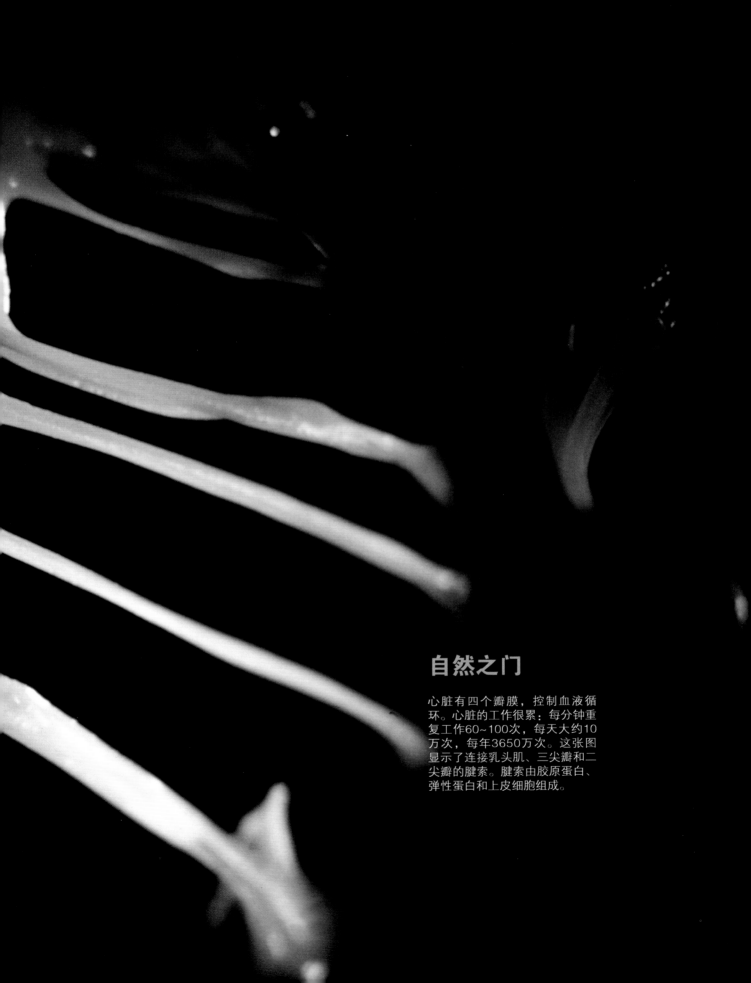

自然之门

心脏有四个瓣膜，控制血液循环。心脏的工作很累：每分钟重复工作60~100次，每天大约10万次，每年3650万次。这张图显示了连接乳头肌、三尖瓣和二尖瓣的腱索。腱索由胶原蛋白、弹性蛋白和上皮细胞组成。

全神贯注的注意力

从出生起，婴儿的大脑细胞迅速发育。前三年是至关重要的。当神经元接收到视觉、听觉或味觉刺激时，它们会发送信息与相邻细胞产生新的物理连接。神经元发出的信号通过复杂的电化学过程穿过被称为突触的空隙。是什么决定了一个人的突触和神经网络的形成呢？人们认为人的全神贯注的注意力和心智努力是关键因素。

大脑与学习

出生时婴儿的大脑包含1000亿个神经元。神经细胞数量相当于整个银河系中恒星的数量。当婴儿从感官接收信息时，大脑皮质开始动态发育。每个孩子都有自己的智力过滤器；过滤器的质量取决于注意力和孩子对各种刺激的反应。

神经元

大脑中的每个神经元都能与几千个其他神经元连接，每秒能接收10万个信号。信号以每小时360千米左右的速度通过神经系统。由于这种复杂的交流网络，大脑能够记忆、计算、决定和思考。

树突

神经元接收和发送信息的分支。有了这个系统，每个神经元都能被成千上万个其他神经元所刺激，这些神经元反过来又能刺激其他神经元，诸如此类。

每小时360千米

神经系统信号的速度约为每小时360千米。

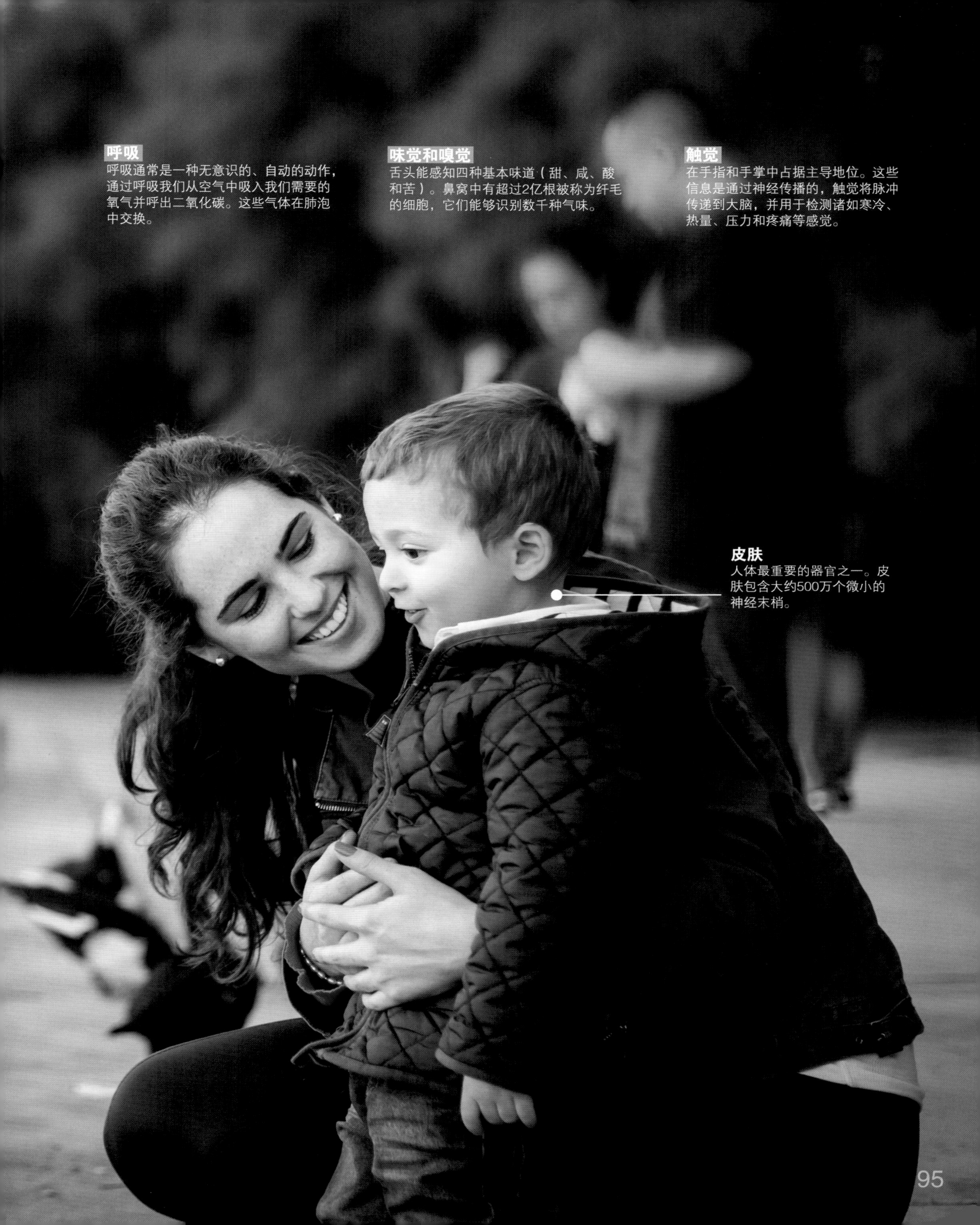

呼吸

呼吸通常是一种无意识的、自动的动作，通过呼吸我们从空气中吸入我们需要的氧气并呼出二氧化碳。这些气体在肺泡中交换。

味觉和嗅觉

舌头能感知四种基本味道（甜、咸、酸和苦）。鼻窝中有超过2亿根被称为纤毛的细胞，它们能够识别数千种气味。

触觉

在手指和手掌中占据主导地位。这些信息是通过神经传播的，触觉将脉冲传递到大脑，并用于检测诸如寒冷、热量、压力和疼痛等感觉。

皮肤

人体最重要的器官之一。皮肤包含大约500万个微小的神经末梢。

水和体液

水非常重要，几乎占人体重量的三分之二。水存在于身体的所有组织中。水在消化吸收和消除难以消化的代谢废物方面起着基本的作用。水也是循环系统的基础，循环系统利用血液向全身输送营养。此外，水通过皮肤排汗和汗液蒸发将多余的热量排出，有助于保持体温。一个人在运动中出汗和水分蒸发可以减轻体重。

水的平衡和食物

在不断吸收和排出水分的过程中，身体最重要的功能之一就是保持进入和离开身体的水分之间的持续平衡。由于人体没有器官或其他储存水的地方，损失的水量必须不断补充。人的身体可以在不进食的情况下存活数周，但在同样长的时间内不喝水会造成悲惨的后果。人类每天摄入2.5~3.0升的水。大约一半是通过饮水摄入的，其余的则是通过吃固体食物摄入的。有些食物，如水果和蔬菜，含有95%的水分。鸡蛋中含有90%的水，红肉和鱼中含有60%~70%的水。

60%
一个人体重的60%是水。一般来说，10%的水分流失会导致严重的疾病，20%的水分流失会导致死亡。

如何控制口渴
口渴是一种感觉，神经系统通过这种感觉告诉人体的主要器官——大脑身体需要水。控制中心是下丘脑。如果血液中的血浆浓度增加，就意味着身体正在流失水分。口干和唾液缺乏也表明身体需要水。

如何吸收水分
人体的水主要是通过饮水、食物摄取和内部化学反应获得的。

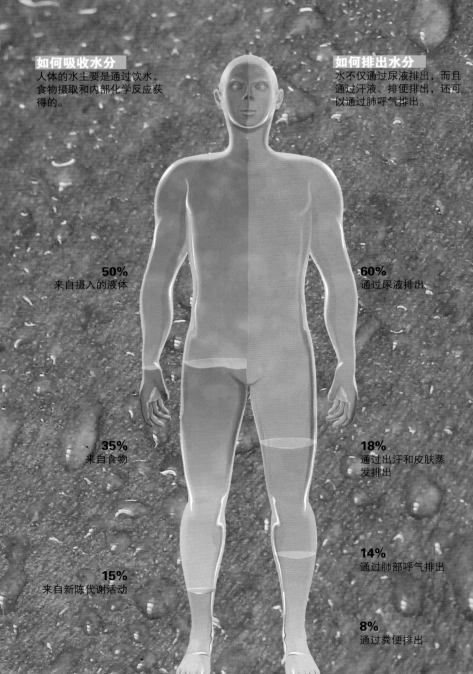

50%
来自摄入的液体

35%
来自食物

15%
来自新陈代谢活动

如何排出水分
水不仅通过尿液排出，而且通过汗液、排便排出，还可以通过肺呼气排出。

60%
通过尿液排出

18%
通过出汗和皮肤蒸发排出

14%
通过肺部呼气排出

8%
通过粪便排出

Ca

Ca（钙）1.5%
骨头、肺、肾、肝、甲状腺、大脑、肌肉、心脏。

Cl

Cl（氯）0.2%
维持血液中水分的平衡。

I

I（碘）0.0004%
尿液、骨骼。碘摄入后，会进入血液，从血液中进入甲状腺。在其他功能中，碘被甲状腺用来为大多数器官和大脑发育产生生长激素。

P

P（磷）1%
尿液、骨骼。

Na

Na（钠）0.15%
液体和组织，以盐的形式存在。

K

K（钾）0.3%
神经和肌肉细胞内。

Mg

Mg（镁）0.05%
肺、肾脏、肝脏、甲状腺、大脑、肌肉、心脏。

Fe

Fe（铁）0.004%
液体和组织、骨骼、蛋白质。缺铁性贫血的症状包括疲劳和苍白。铁对血液中血红蛋白的形成至关重要。

S

S（硫）0.3%
许多蛋白质中含有硫，尤其是在收缩蛋白中。

蛋白质
蛋白质是由人体中最常见的4种化学元素组合而成的。蛋白质包括胰岛素。胰岛素是由胰腺分泌来调节血液中糖的含量的物质。

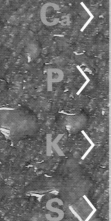

C 18%的碳存在于所有的有机分子中

O 65%的氧存在于水中和几乎所有的有机分子中

H 10%的氢存在于水、营养物和有机分子中

N 3%的氮存在于蛋白质和核酸中

细胞

细胞是人体和所有生物体中能够自主运作的最小单位。细胞太小了，用显微镜才能看到。它的主要部分是细胞核和细胞质，细胞核和细胞质被细胞膜所包围。每个细胞通过有丝分裂的过程独立繁殖。动物王国中确实有单细胞生物，但在像人类这样的高等动物身体里，是数以百万计的细胞组成组织和器官。"cell"这个词来自拉丁语，它是cella的缩写，意思是"中空"。研究细胞的科学被称为细胞学。

细胞学说

在显微镜发明之前，细胞是看不见的。因此，一些生物学理论是基于逻辑推测而非观察。人们相信"自然发生"，因为细胞再生是不可思议的。显微镜的发展，包括20世纪电子显微镜的发展，使对细胞内部结构的详细观察成为可能。1665年，罗伯特·胡克是第一个看到死亡细胞的人。1838年，马蒂亚斯·施莱登观察了活细胞，1839年与西奥多·施旺合作，他提出了第一个细胞学理论：一切动物和植物都是由细胞组成的。

西奥多·施旺

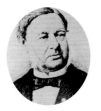

马蒂亚斯·施莱登

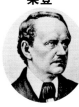

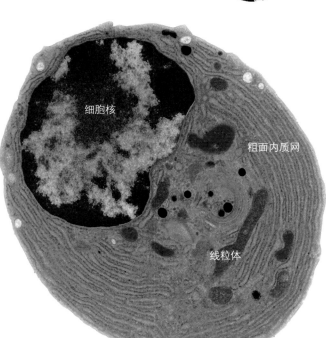

细胞核

粗面内质网

线粒体

在显微镜下
这个细胞用电子显微镜放大了4000倍。细胞核清晰可见，绿色细胞质中有一些典型的细胞器。

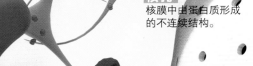

细胞骨架
由纤维组成的细胞骨架，负责细胞运动或细胞分裂。

核孔
核膜中由蛋白质形成的不连续结构。

溶酶体
这是细胞的"胃"，它用酶分解废物分子。

高尔基体
这种结构处理由粗面内质网产生的蛋白质，并将蛋白质放置在被称为囊泡的囊内。

粗面内质网
一种复杂的管道和膜状空间的集合，负责运输蛋白质，参与物质的合成。

核糖体
这是负责蛋白质合成的最后阶段的细胞器。

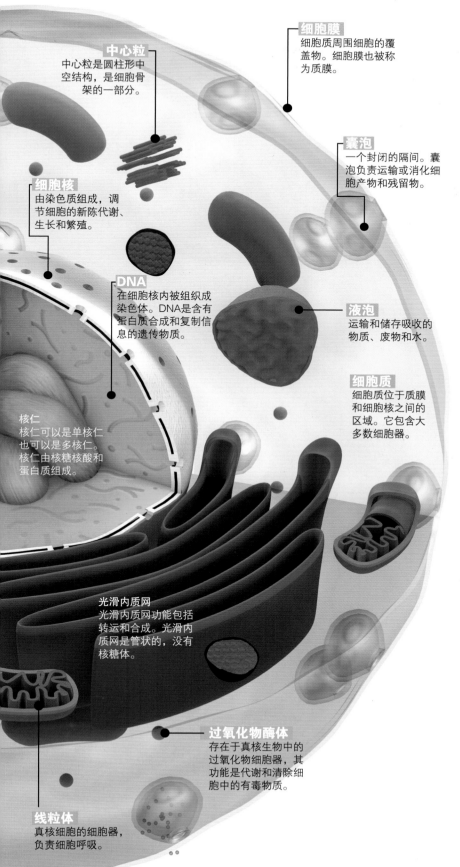

中心粒
中心粒是圆柱形中空结构，是细胞骨架的一部分。

细胞膜
细胞质周围细胞的覆盖层。细胞膜也被称为质膜。

细胞核
由染色质组成，调节细胞的新陈代谢、生长和繁殖。

囊泡
一个封闭的隔间。囊泡负责运输或消化细胞产物和残留物。

DNA
在细胞核内被组织成染色体。DNA是含有蛋白质合成和复制信息的遗传物质。

液泡
运输和储存吸收的物质、废物和水。

核仁
核仁可以是单核仁也可以是多核仁。核仁由核糖核酸和蛋白质组成。

细胞质
细胞质位于质膜和细胞核之间的区域。它包含大多数细胞器。

光滑内质网
光滑内质网功能包括转运和合成。光滑内质网是管状的，没有核糖体。

过氧化物酶体
存在于真核生物中的过氧化物细胞器，其功能是代谢和清除细胞中的有毒物质。

线粒体
真核细胞的细胞器，负责细胞呼吸。

细胞膜

细胞膜是一种半渗透屏障。细胞通过被动和主动的转运机制在细胞质和胞外介质之间交换营养和废物。

扩散
扩散是一种无源传输机制，在其中细胞不使用能量。由于浓度梯度，穿过细胞膜的颗粒会发生扩散。例如，水、氧和二氧化碳通过扩散循环。

易化扩散
被动转运物质，通常是离子（带电粒子），由于它们无法穿透细胞的双层结构，所以可以通过由蛋白质组成的孔进行被动转运。葡萄糖是以这种方式进入细胞的。

主动转运
主动转运是通过蛋白质发生的，细胞需要消耗能量，因为离子转运方向与浓度梯度相反。在一些细胞中，如神经元，Na^+/K^+泵使用主动运输方式将离子移进或移出细胞。

线粒体

线粒体为细胞提供了大量的能量。线粒体含有各种各样的酶，与氧气一起，降解从糖酵解过程中提取的产物，并进行细胞呼吸。在这个过程中获得的能量几乎是通过细胞质中糖酵解释放的20倍。线粒体具有内、外两层膜，其内膜包裹着线粒体基质。此外，线粒体有一个圆形染色体，类似于允许线粒体复制的细菌。因为细胞经常繁殖，需要相对较大能量的细胞有许多线粒体。

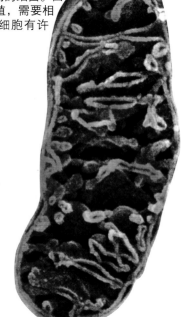

有丝分裂

有丝分裂是细胞分裂的过程，它使新细胞形成，这些细胞在基因上与原始细胞（或母细胞）相同。复制是通过染色体或遗传物质的复制和分裂产生的，以这样一种方式，每个子细胞都接收到类似的染色体遗传。有丝分裂是真核细胞的特征。有丝分裂保证了物种和个体的遗传信息是保守的。有丝分裂还允许细胞的增殖，这对生物体的发育、生长和再生是必要的。有丝分裂一词来源于希腊语mitos，意思是"线"或"编织"。

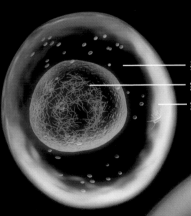

— 染色质
— 细胞核
— 细胞质

抗氧化剂

抗氧化剂是各种各样的物质（维生素、酶、矿物质等），可以对抗自由基的有害影响——自由基是一种高度活性的分子，是氧化（当原子失去一个电子）的结果，氧化通常是由于接触到氧气而引起的。这种氧化作用的结果是身体老化。抗氧化剂的作用之一是调节有丝分裂。预防老年病学一直致力于使用抗氧化剂来预防疾病和延缓衰老，部分原因是适当调节有丝分裂是预防疾病和延缓衰老的基础。

50000

估计每秒钟有50000个细胞通过细胞分裂在人体中替换。

不断变化的皮肤

有丝分裂或细胞分裂在皮肤内发生的频率更高，皮肤是触觉的基本器官。皮肤表面的死亡细胞不断地被新细胞所取代，这些新细胞是由有丝分裂在最低层或基底层产生的。从那里细胞向上移动，直到到达表皮，即皮肤的外层。一个人通常每分钟会脱落3万个死皮细胞。

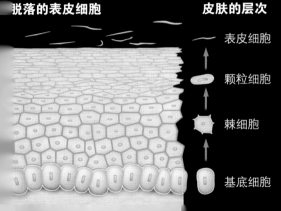

脱落的表皮细胞   **皮肤的层次**

— 表皮细胞
— 颗粒细胞
— 棘细胞
— 基底细胞

① 间期

有丝分裂前的独立阶段。染色质由DNA组成。

染色体

② 前期

在前期染色质凝结成染色体。核膜开始消失。染色体是由两个由着丝粒连接在一起的染色单体组成的。

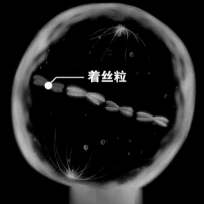

着丝粒

③ 中期

中期的特点是纺锤形。着丝粒——每个染色体的"中心"——和染色单体连接在一起并在纺锤体的中心对齐。核膜消失了。

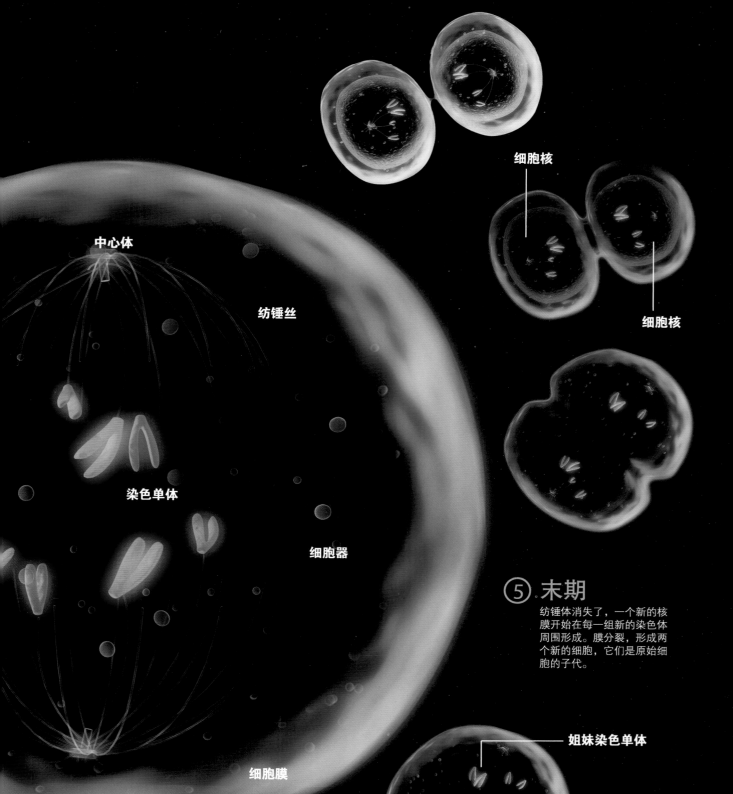

中心体

纺锤丝

染色单体

细胞器

细胞膜

细胞核

细胞核

⑤ 末期

纺锤体消失了，一个新的核膜开始在每一组新的染色体周围形成。膜分裂，形成两个新的细胞，它们是原始细胞的子代。

姐妹染色单体

极限

50次有丝分裂标志着一个细胞的生命周期，被称为"海弗利克极限"。这个想法是以伦纳德·海弗利克（Leonard Hayflick）的名字命名的，他在1961年发现了DNA中被称为端粒的部分会影响细胞的寿命。

④ 后期

在这一关键阶段，遗传信息的副本分离：染色单体分离并形成姐妹染色单体，姐妹染色单体迁移到细胞的相反两极。

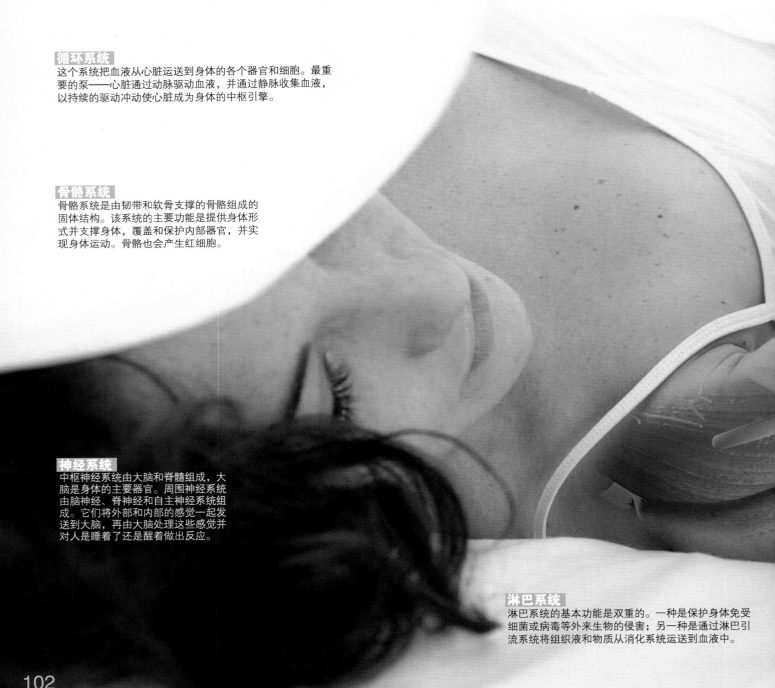

身体的系统

身体有不同的系统，有不同的功能。 这些功能从复制细胞到发展新人类，从循环血液到从空气中获取氧气，从通过研磨和化学转化加工食物到吸收营养和丢弃废物。这些功能协同工作，系统之间的交互效率惊人。

生殖系统

女性

女性的生殖器官有阴道、子宫、卵巢和输卵管。这些器官的基本功能是让精子（一个成熟的男性精子）通过并促进卵细胞受精。当受精发生时，会启动一组运动过程，导致怀孕。

循环系统

这个系统把血液从心脏运送到身体的各个器官和细胞。最重要的泵——心脏通过动脉驱动血液，并通过静脉收集血液，以持续的驱动冲动使心脏成为身体的中枢引擎。

骨骼系统

骨骼系统是由韧带和软骨支撑的骨骼组成的固体结构。该系统的主要功能是提供身体形式并支撑身体，覆盖和保护内部器官，并实现身体运动。骨骼也会产生红细胞。

神经系统

中枢神经系统由大脑和脊髓组成，大脑是身体的主要器官。周围神经系统由脑神经、脊神经和自主神经系统组成。它们将外部和内部的感觉一起发送到大脑，再由大脑处理这些感觉并对人是睡着了还是醒着做出反应。

淋巴系统

淋巴系统的基本功能是双重的。一种是保护身体免受细菌或病毒等外来生物的侵害；另一种是通过淋巴引流系统将组织液和物质从消化系统运送到血液中。

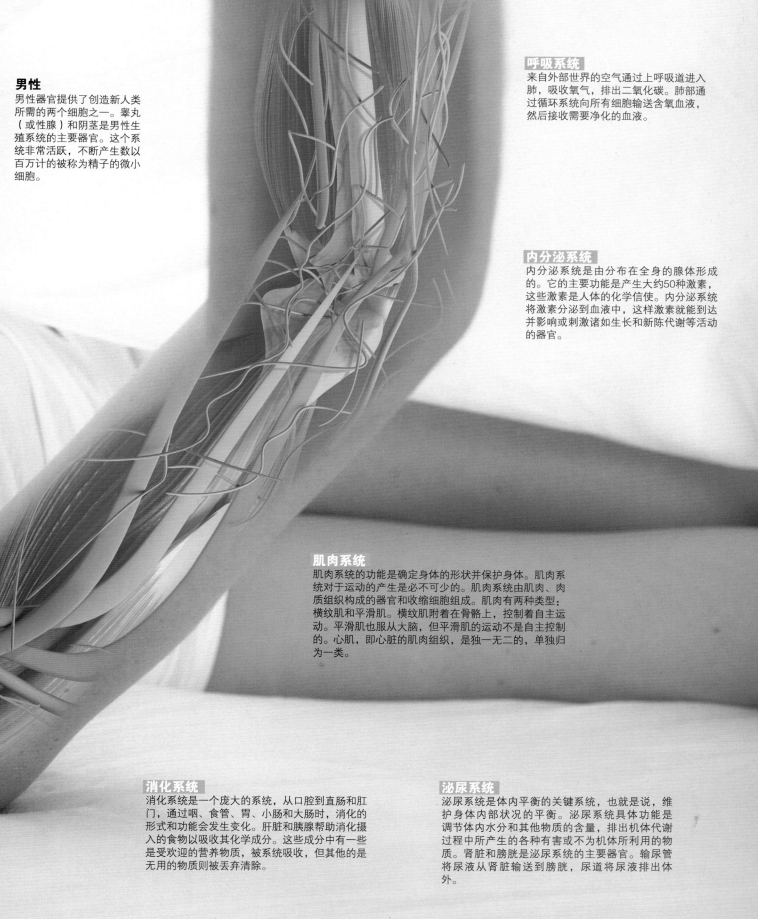

男性

男性器官提供了创造新人类所需的两个细胞之一。睾丸（或性腺）和阴茎是男性生殖系统的主要器官。这个系统非常活跃，不断产生数以百万计的被称为精子的微小细胞。

呼吸系统

来自外部世界的空气通过上呼吸道进入肺，吸收氧气，排出二氧化碳。肺部通过循环系统向所有细胞输送含氧血液，然后接收需要净化的血液。

内分泌系统

内分泌系统是由分布在全身的腺体形成的。它的主要功能是产生大约50种激素，这些激素是人体的化学信使。内分泌系统将激素分泌到血液中，这样激素就能到达并影响或刺激诸如生长和新陈代谢等活动的器官。

肌肉系统

肌肉系统的功能是确定身体的形状并保护身体。肌肉系统对于运动的产生是必不可少的。肌肉系统由肌肉、肉质组织构成的器官和收缩细胞组成。肌肉有两种类型：横纹肌和平滑肌。横纹肌附着在骨骼上，控制着自主运动。平滑肌也服从大脑，但平滑肌的运动不是自主控制的。心肌，即心脏的肌肉组织，是独一无二的，单独归为一类。

消化系统

消化系统是一个庞大的系统，从口腔到直肠和肛门，通过咽、食管、胃、小肠和大肠时，消化的形式和功能会发生变化。肝脏和胰腺帮助消化摄入的食物以吸收其化学成分。这些成分中有一些是受欢迎的营养物质，被系统吸收，但其他的是无用的物质则被丢弃清除。

泌尿系统

泌尿系统是体内平衡的关键系统，也就是说，维护身体内部状况的平衡。泌尿系统具体功能是调节体内水分和其他物质的含量，排出机体代谢过程中所产生的各种有害或不为机体所利用的物质。肾脏和膀胱是泌尿系统的主要器官。输尿管将尿液从肾脏输送到膀胱，尿道将尿液排出体外。

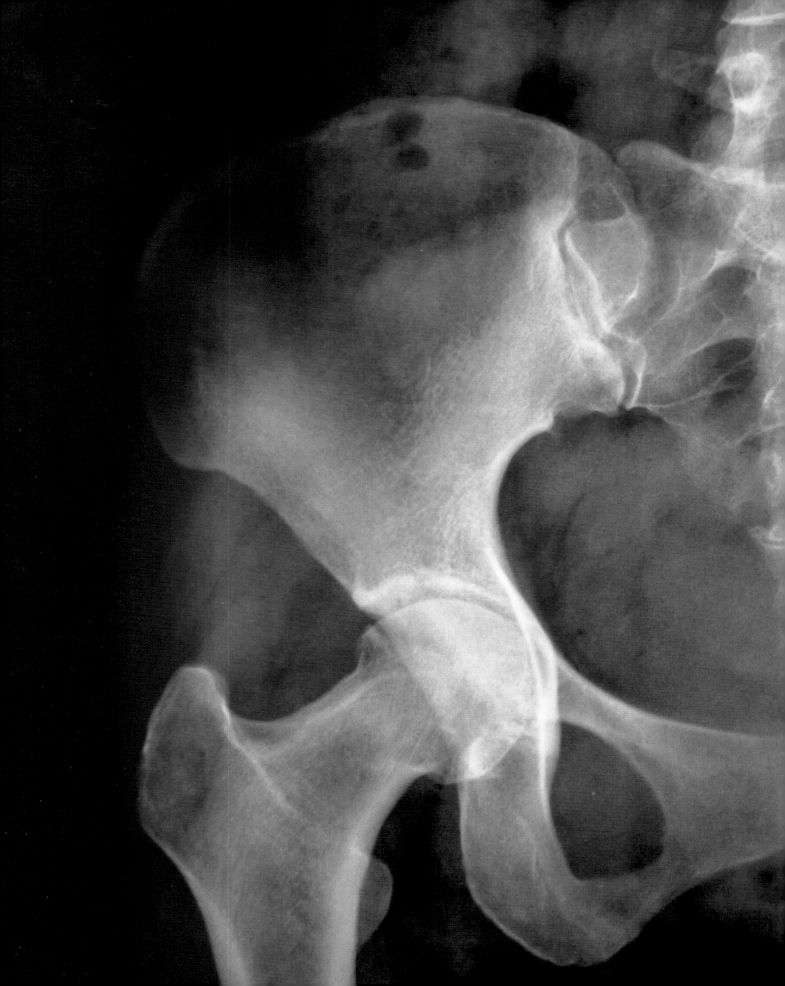

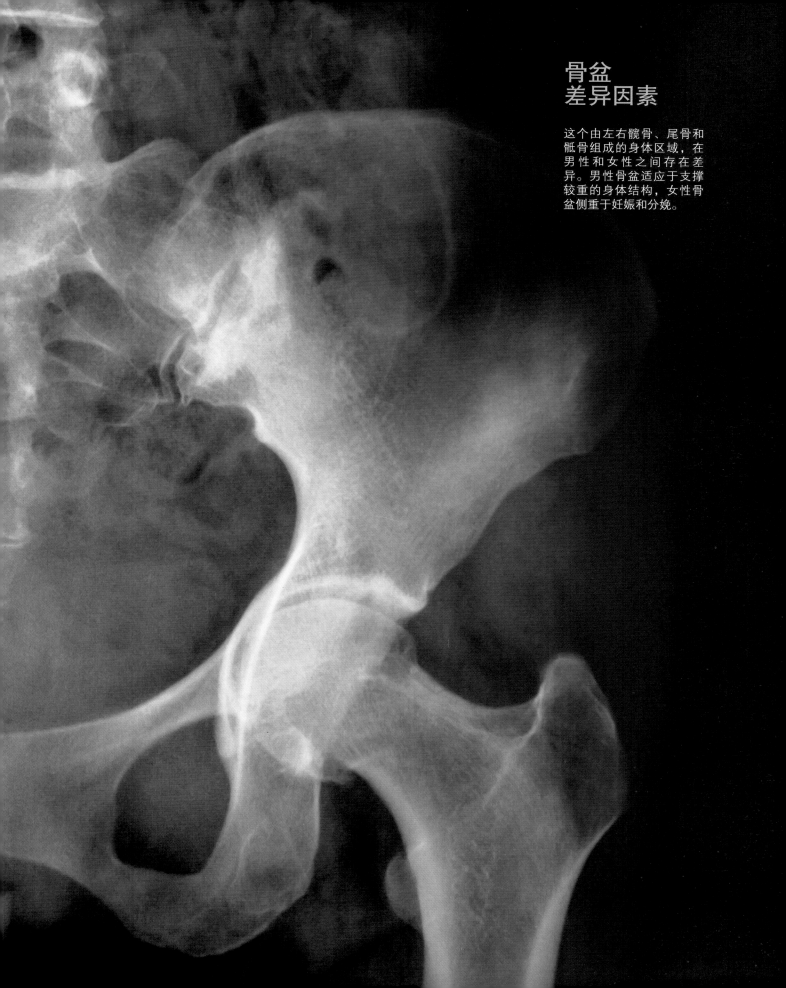

骨盆
差异因素

这个由左右髋骨、尾骨和骶骨组成的身体区域，在男性和女性之间存在差异。男性骨盆适应于支撑较重的身体结构，女性骨盆侧重于妊娠和分娩。

骨骼

骨骼，或骨骼系统，是由骨骼和支撑骨骼的韧带和软骨组成的一个坚固的，有抵抗力的结构。骨骼能够形成身体的形态和结构，覆盖和保护内部器官，并实现运动。骨骼储存矿物质并在骨髓中产生血细胞。

达·芬奇

在被称为现代摇篮的文艺复兴时期，列奥纳多·达·芬奇是最早精确绘制人类骨骼图的人之一。因为没有照片和X光，所以解剖学研究需要这样的图画。

43厘米

人体最长的骨头——股骨长约43厘米。

良好的形态

骨骼的结构可以被描述为一个垂直的柱状结构。该柱状结构是由连接的椎骨组成，两端各有一对肢体。顶端由头盖骨顶起；上肢或手臂连接肩胛骨或锁骨，下肢或腿连接骨盆部或骨盆带。在设计重物体时，这些关节原理工程利用达到了完美的程度，现代工程经常把骨骼作为研究非常灵活的模型。尽管构成骨骼系统的骨骼很坚固，但是骨头是非常灵活的结构，大部分由海绵组织组成。然而，一块小的混凝土块会被压碎。很长一段时间，解剖学家认为头本身并不是活着的，它们的作用只是为其他器官提供了支撑。现代医学认识到骨骼是活的，有神经和血液为其提供营养。

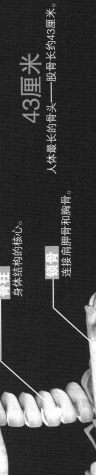
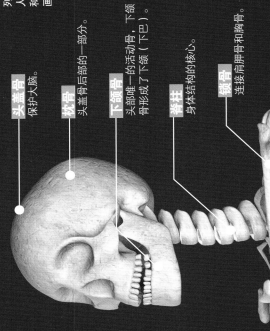
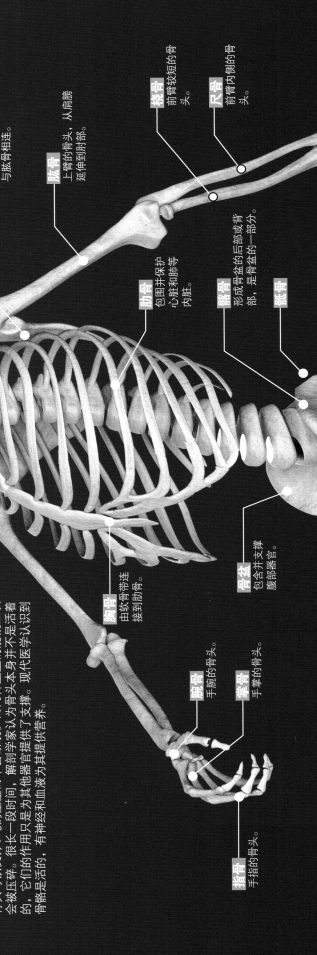

头盖骨 保护大脑。

枕骨 头盖骨后部的一部分。

下颌骨 头部唯一的活动骨，下颌骨形成了下颌（下巴）。

脊柱 身体结构的核心。

锁骨 连接肩胛和胸骨。

肩胛骨 与胸骨相连。

肱骨 上臂的骨头，从肩膀延伸到肘部。

桡骨 前臂较短的骨头。

尺骨 前臂内侧的骨头。

肋骨 包围并保护心脏和肺等内脏。

髋骨 形成骨盆的后部或背部，是骨盆的一部分。

骶骨

骨盆 包含并支撑腹部器官。

胸骨 由软骨带连接到肋骨。

腕骨 手腕的骨头。

掌骨 手掌的骨头。

指骨 手指的骨头。

骨骼的类型

根据骨骼的特征，如大小或形状，人体骨骼一般分为以下几类。短骨：呈球形或圆锥形。跟骨是一根短骨。长骨：有一个位于两个末端之间的中心部分。股骨是一根长骨。扁骨：形成薄骨板。大多数头盖骨是扁平的骨头。不规则骨：形状各异。颅骨中的楔状骨是不规则骨。籽骨：小而圆。肌腱之间的骨头以及手和脚附的关节中都是籽骨。

中轴骨

人体有80块中轴骨，它们属于骨骼的一部分，由脊柱、肋骨和头盖骨组成。

208块骨头

人体内骨的总数一般是206块。然而，一些成年人实际上可能有208块骨头。当胸骨或尾骨发生变异时，就会发生这种变异，保持分离时。

附肢骨

包括其他126块骨头：胳膊、肩膀、臀部和腿的骨头。这些骨头可以进行大范围的活动。

人体最短的骨头是耳朵上的镫骨，只有3毫米长。

两性骨骼差异

两性骨骼结构基本相同。然而，对于女性来说，骨盆的中心开口更大，以便婴儿的头与臀部骨形成的，这块骨带是由两块臀部骨形成的，在耻骨前部融合在一起。骨盆带涉及臀部在那里与股骨（大腿骨）连接，骨盆带那能是从身体的上部向下传递重量。骨盆由骨盆带和骶骨构成，骨盆内包含消化器官、生殖器官和泌尿系统。

尾骨（尾椎骨）

跟骨
脚部最大的骨头。

骶髂
将身体的重量从脊柱传递到骨盆的关节。

髂骨

臀部

趾骨
脚趾上的骨头。

膝盖骨
或膝骨，被肌腱包裹。

股骨
大腿骨，从臀部到膝盖。

腓骨
腿下部的薄骨。

胫骨
支撑腿部下半部分大部分重量的骨头。

跗骨
构成脚跟和脚面的一部分的短骨。

跖骨
连接踝关节和脚趾的五根骨头。

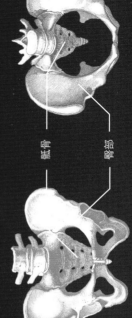

骨组织

骨骼的主要任务之一是保护身体的器官。骨头是坚实有弹性的，所以骨头能够承受打击，防止损害内部器官。坚硬的外部由内部的海绵组织来平衡。在人的一生中，骨骼不断再生，这个过程甚至在成年之后仍在继续。除了支持身体和促进运动外，骨骼还负责产生红细胞：骨髓每天产生成千上万的新细胞，这是一个永无止境的替换旧细胞的过程。

钙和骨髓

人类等脊椎动物骨骼中的所有坚硬部分都被称为骨头。骨头可能很硬，但仍然是由活细胞、神经和血管组成的结构，能够承受高达450千克的压力。由于骨头的体质和特征，骨头可以在断裂时自我修复。一层被称为骨膜的抵抗外层覆盖在致密骨头的外部。骨内膜是骨腔内一层薄薄的结缔组织，内含骨小梁或海绵体，其特征是有无数孔隙。骨髓位于大块骨头的中心，充当虚拟的红细胞工厂，也被称为髓骨。钙等矿物质进入制造骨骼。牛奶等食物中含有钙，这一事实解释了为什么骨骼的健康通常与饮用大量牛奶有关。钙和磷，以及其他化学物质，赋予骨骼力量和硬度。胶原蛋白等蛋白质使骨骼具有柔韧性和弹性。

骨髓
骨髓是一种柔软的脂肪物质，填满中央腔，产生红细胞。随着时间的推移，大骨骼中的骨髓失去了产生红细胞的能力。

骨密质
骨密质致密而厚重地覆盖在骨骼外面。骨密质是人体中最坚硬的物质之一。

静脉

动脉

骨干
含有骨髓，产生红细胞，并有血管网络。

椎管
骨密质的结构，形成同心环或薄层，椎管也被称为哈弗斯导管。

骨松质
骨头的海绵状骨内层。骨松质是一个蜂窝状的网络，由支板组成的蜂窝状骨和被称为骨小梁的刚性部分组成，中间有空间或空腔。

骨细胞的两种类型

骨组织由成骨细胞和破骨细胞组成。两种细胞都是由骨髓产生的，它们的相互作用和平衡确保了骨骼的完整和持续更新。破骨细胞重新吸收骨组织，留下空白空间，成骨细胞填充这些空间。骨细胞是成骨细胞的一种变体，其功能是维持骨骼的形状。

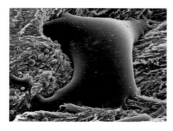

成骨细胞
产生骨或骨组织，维持骨骼的强度。

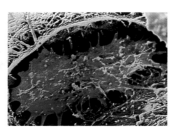

破骨细胞
破坏组织，使其可以被新的组织取代。

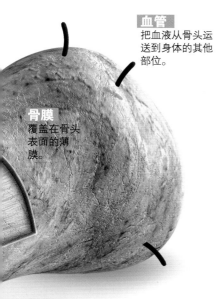

血管
把血液从骨头运送到身体的其他部位。

骨膜
覆盖在骨头表面的薄膜。

为什么骨折后可以愈合

骨骼有很强的再生能力。骨组织有非凡的能力，在骨折后可通过包括相对快速的细胞生成的过程自我修复。药物可以指导这些过程来治疗其他病变、畸形等。

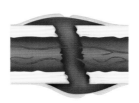

(a) 骨折发生时，血细胞凝结，堵塞破裂的血管。

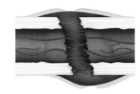

(b) 几天后纤维网形成，骨头末端闭合，代替凝血。

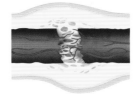

(c) 在一到两周内，新的松质骨在纤维组织的基础上形成。裂缝产生的空隙被填满，最后，两端融合。

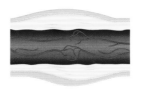

(d) 在两到三个月的时间里，新血管就形成了。在骨痂上形成致密骨。

骨骼的进化

骨骼发育的进化过程是从婴儿的骨骼开始，在大约18岁时完成，这一过程中主要是软骨随着成人体内骨骼的不断生成而继续进行。钙是骨骼健康发育不可或缺的元素。在婴儿6个月之前，建议每天摄入200毫克的钙。

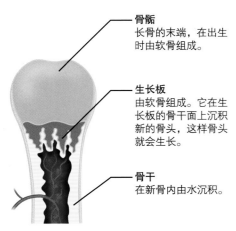

骨骺
长骨的末端，在出生时由软骨组成。

生长板
由软骨组成。它在生长板的骨干面上沉积新的骨头，这样骨头就会生长。

骨干
在新骨内由水沉积。

① **婴儿时期**
新生婴儿的长骨末端（骨骺）是由软骨构成的。在骨轴和骨骺之间，有一个叫作"生长板"的区域，主要负责产生软骨来延长骨头。

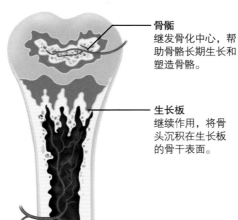

骨骺
继发性骨化中心，帮助骨骼长期生长和塑造骨骼。

生长板
继续作用，将骨头沉积在生长板的骨干表面。

② **儿童时期**
在儿童骨化过程中，骨化会在骨骺处形成继发性骨化中心，而骨化中心使骨骼能够长到一定长度。

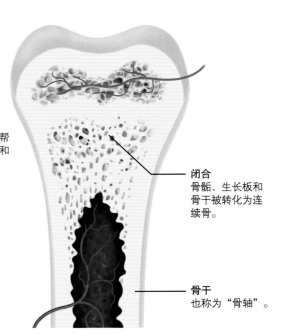

闭合
骨骺、生长板和骨干被转化为连续骨。

骨干
也称为"骨轴"。

③ **成年时期**
当一个人达到18岁左右，这个过程就完成了。骨骺、生长板和骨轴闭合，变成连续骨。

头盖骨和面部

头盖骨包围并保护大脑、小脑和脑干。 成年人的头盖骨由8块骨头组成，这些骨头构成颅骨和头盖骨的基部。脸是头骨的前部，由14块骨头组成，除了下颌骨，所有头部骨头都是固定的。作为一个整体，头部骨头还包括中耳的小骨。

骨缝与囟门

头盖骨可以比作一个球体，婴儿在出生时头盖骨是由分开的骨头组成，在成熟时完全闭合。在婴儿生命的最初几个月里，骨头之间出现的狭窄的分割线被称为骨缝。骨缝处形成了被称为囟门的空间。头盖骨分离的功能目的是让大脑生长。因此，当大脑发育完成时，头盖骨会紧紧闭合，因为头盖骨的功能是保护大脑。

振动
当一个人说话时，头骨就会振动。

颅骨（8）

顶骨（2）
头盖骨的上部和侧面。

枕骨（1）
与颞部一起构成头盖骨的基部。

额骨（1）
组成前额。

颞骨（2）
头颅的外侧部分。

蝶骨（1）
颅底前部和眶骨（眼窝）部分。

筛骨（1）
鼻腔上部。

面骨（14）

颧骨（2）
面颊部位的骨头。

腭骨（2）
构成上颚的内部骨骼。

泪腺骨（2）
形成眼窝。

上颌骨（2）
构成上颌。

鼻锥（2）
独立于筛孔。

鼻骨（1）
将鼻腔分成两半。

鼻骨（2）
构成鼻梁（其余的部分是软骨）。

下颌骨（1）
构成下颌，是唯一可以自由移动的面部骨骼。

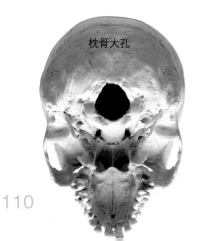

枕骨大孔

枕骨大孔
大孔在拉丁语中是"大洞"的意思。这是一个圆形的开口，也叫枕骨口，位于头盖骨的底部。脊髓通过大孔与大脑相连接。

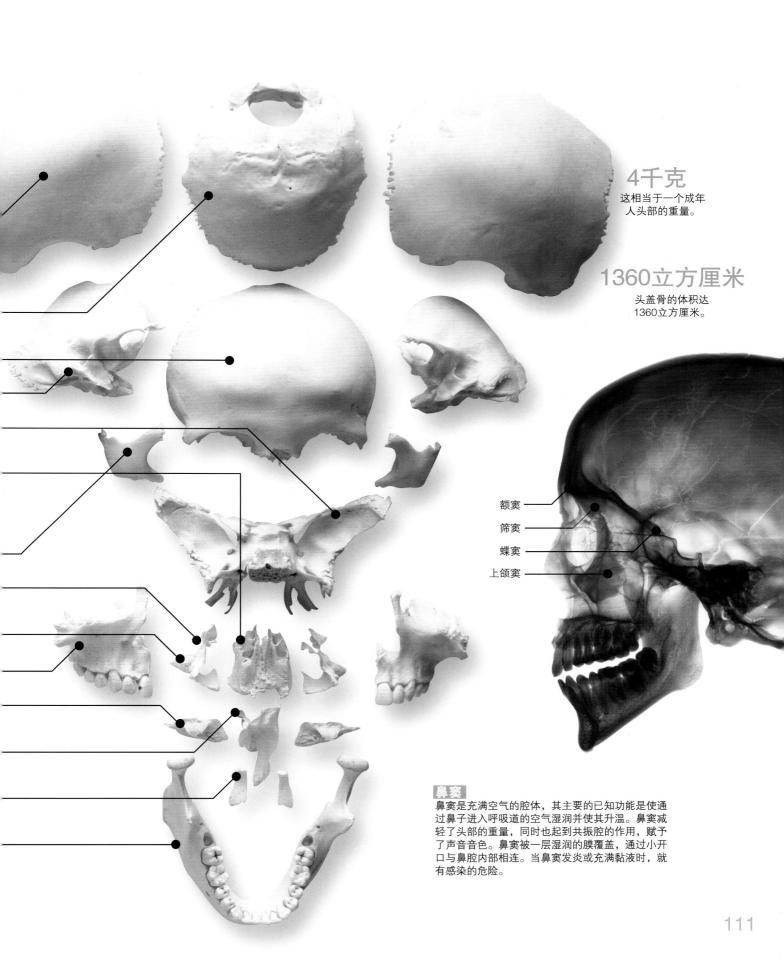

4千克

这相当于一个成年人头部的重量。

1360立方厘米

头盖骨的体积达1360立方厘米。

额窦
筛窦
蝶窦
上颌窦

鼻窦

鼻窦是充满空气的腔体，其主要的已知功能是使通过鼻子进入呼吸道的空气湿润并使其升温。鼻窦减轻了头部的重量，同时也起到共振腔的作用，赋予了声音音色。鼻窦被一层湿润的膜覆盖，通过小开口与鼻腔内部相连。当鼻窦发炎或充满黏液时，就有感染的危险。

身体的轴

脊椎或脊柱，是身体灵活移动的轴。脊椎由一系列的骨头连接在一起，形成一条线，称为椎骨。脊椎形成一个保护脊髓运行的内部通道。肋骨也有类似的功能，包裹和保护包括心脏和肺在内的重要内脏器官。

稳定和运动

椎骨有一个中枢，可以支撑身体的重量，每个椎体位于下一个椎体上。椎可以延伸，可以与其他椎骨连接或作为身体的支撑。这个系统使身体的轴线既有力量又有灵活性。此外，周围系统的大部分神经（即负责自主运动、疼痛和触觉的神经）都与脊柱内的脊髓相连。椎体由软骨构成的椎间盘相互分离，椎间内部呈凝胶状。当椎间盘受损时，其中一些物质会逃逸出来，压迫神经，这种情况称为椎间盘突出，会令患者非常痛苦。

肋骨和胸腔

12对肋骨也从脊柱延伸，保护心脏、肺、大动脉和肝脏。这些骨头又平又弯。上面的7对被称为"真肋"，它们通过软骨连接到胸骨（一块由碎片骨组成的扁平骨）。下面2~3对（称为"假肋"）是间接连接的，这几对肋骨（称为"浮动肋"）没有连接到胸骨。胸腔由肋骨和肌肉组织组成，具有弹性，呼吸过程中可以扩张和收缩。

33块骨头

33块骨头或椎骨组成了脊椎。根据个人情况的不同，有时是34块。椎骨由软骨盘连接。软骨起减震器的作用。骶骨和尾骨是进化过程中丧失的一条退化的尾巴的组成部分。

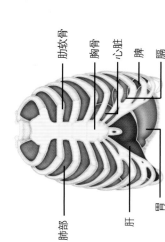

肺部、肋软骨、胸骨、心脏、脾、膈、肝、胃

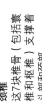

寰椎 这块骨头是7块颈椎骨头中的第一根；寰椎连接着脊柱和头部。

枢椎 第2块颈椎骨，与寰椎一起共同负责头部的运动。

颈椎 这7块椎骨（包括寰椎和枢椎）支撑着头部和颈部。

胸椎 胸椎，背部的脊椎骨共12根，与肋骨相连。

三个弯曲
脊柱自然弯曲的三种类型包括颈椎前凸（颈椎前屈或向内弯曲）、脊柱后凸（脊柱胸区向外弯曲）和腰椎前凸（下背部前屈）。

椎骨的一部分
1. 棘突（1）
2. 横突（2）
3. 关节突（4，2上2下）
4. 椎弓（2）
5. 钩突（2）
6. 椎孔
7. 椎体

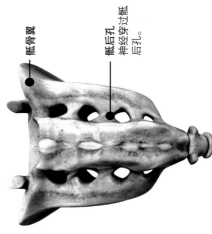

骶骨翼

骶后孔
神经穿过骶后孔。

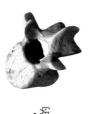

向下
除了颈椎轴和寰椎外，所有椎骨的椎体，因此的椎骨具有特殊的特征：往椎骨接近骨盆时，往往更长，支撑力也更强。

腰椎
腰椎由5块椎骨组成，腰椎承担着身体上部的重量。

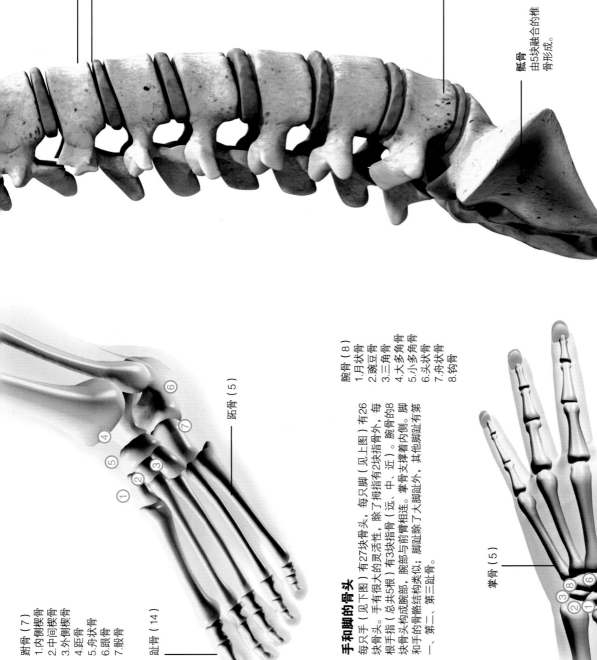

骶骨
由5块融合的椎骨形成。

尾骨
由4根融合的椎骨组成。

跗骨（7）
1.内侧楔骨
2.中间楔骨
3.外侧楔骨
4.距骨
5.舟状骨
6.跟骨
7.骰骨

趾骨（14）

跗骨（5）

手和脚的骨头
每只手（见下图）有27块骨头，每只脚（见上图）有26块骨头。手有很大的灵活性，除了拇指有2块指骨外，每根手指（总共5根）有3块指骨（近、中、近）。腕骨的8块骨头构成腕部，腕部与前臂相连。掌骨支撑着脚趾。脚和手的骨骼结构类似；脚趾除了大脚趾外，其他脚趾有第一、第二、第三趾骨。

腕骨（8）
1.月状骨
2.豌豆骨
3.三角骨
4.大多角骨
5.小多角骨
6.头状骨
7.舟状骨
8.钩骨

指骨（14）

掌骨（5）

腕骨（8）

关节

关节是两块或多块骨头聚集在一起的结构，这些骨头或直接连接，或通过被称为韧带的纤维带连接。 骨骼因为有关节可以运动。大多数关节，如膝关节，是滑膜关节。滑膜关节的特点是机动性、通用性和润滑性。环绕关节的肌肉收缩以引起运动。当关节作为一个整体工作时，骨骼、肌肉和关节——连同肌腱、韧带和软骨——构成一个控制身体运动活动的大系统，从而实现我们日常的运动。

超高灵活性

关节有特有的活动范围。关节类型主要有活动关节、半活动关节和固定关节。此外，还有一种超移动关节，这种关节不太常见，但很容易辨认。对于拥有超高灵活性关节的人来说，可以毫无困难地完成额外活动范围的动作，也不存在脱臼的风险。

活动关节
也称为动关节，是运动范围最大的关节。连接在一起的骨头的末端以不同的方式构成，便于关节之间的相对运动，同时确保关节的稳定性。身体的大多数关节都是这种类型的。

半活动关节
也称为丛和关节，骨骼接触面有软骨组织，如脊椎关节。半活动关节几乎没有单独的运动，但作为一个整体，可以屈曲、伸展和旋转。

固定关节
也称为不动关节。大多数固定关节都是在头盖骨中发现的，头盖骨不需要运动，因为头盖骨的主要功能是保护内部器官。头盖骨非常坚硬，有韧性。

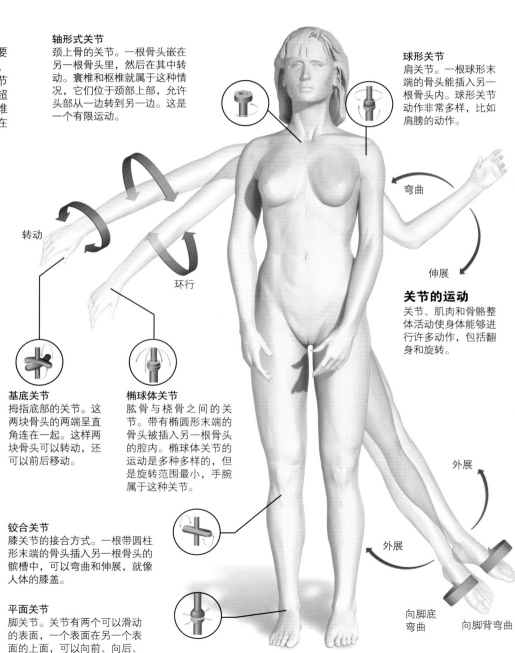

轴形式关节
颈上骨的关节。一根骨头嵌在另一根骨头里，然后在其中转动。寰椎和枢椎就属于这种情况，它们位于颈部上部，允许头部从一边转到另一边。这是一个有限运动。

球形关节
肩关节。一根球形末端的骨头能插入另一根骨头内。球形关节动作非常多样，比如肩膀的动作。

转动

环行

弯曲

伸展

关节的运动
关节、肌肉和骨骼整体活动使身体能够进行许多动作，包括翻身和旋转。

基底关节
拇指底部的关节。这两块骨头的两端呈直角连在一起。这样两块骨头可以转动，还可以前后移动。

椭球体关节
肱骨与桡骨之间的关节。带有椭圆形末端的骨头被插入另一根骨头的腔内。椭球体关节的运动是多种多样的，但是旋转范围最小，手腕属于这种关节。

铰合关节
膝关节的接合方式。一根带圆柱形末端的骨头插入另一根骨头的髌槽中，可以弯曲和伸展，就像人体的膝盖。

平面关节
脚关节。关节有两个可以滑动的表面，一个表面在另一个表面的上面，可以向前、向后、向侧面移动，例如脚和手腕的一些关节。

外展

外展

向脚底弯曲

向脚背弯曲

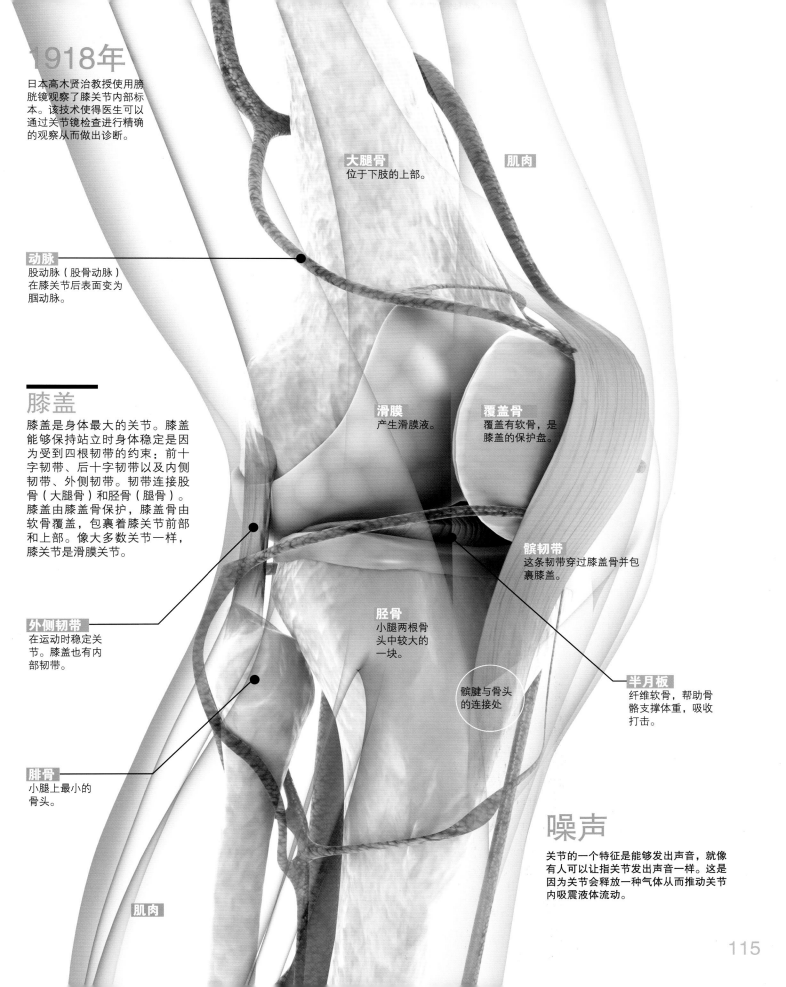

1918年

日本高木贤治教授使用膀胱镜观察了膝关节内部标本。该技术使得医生可以通过关节镜检查进行精确的观察从而做出诊断。

大腿骨
位于下肢的上部。

肌肉

动脉
股动脉（股骨动脉）在膝关节后表面变为腘动脉。

滑膜
产生滑膜液。

覆盖骨
覆盖有软骨，是膝盖的保护盘。

膝盖

膝盖是身体最大的关节。膝盖能够保持站立时身体稳定是因为受到四根韧带的约束：前十字韧带、后十字韧带以及内侧韧带、外侧韧带。韧带连接股骨（大腿骨）和胫骨（腿骨）。膝盖由膝盖骨保护，膝盖骨由软骨覆盖，包裹着膝关节前部和上部。像大多数关节一样，膝关节是滑膜关节。

髌韧带
这条韧带穿过膝盖骨并包裹膝盖。

胫骨
小腿两根骨头中较大的一块。

外侧韧带
在运动时稳定关节。膝盖也有内部韧带。

髌腱与骨头的连接处

半月板
纤维软骨，帮助骨骼支撑体重，吸收打击。

腓骨
小腿上最小的骨头。

噪声

关节的一个特征是能够发出声音，就像有人可以让指关节发出声音一样。这是因为关节会释放一种气体从而推动关节内吸震液体流动。

肌肉

肌肉系统

肌肉是由肌细胞组成的具有收缩性的组织。肌肉一般可分为骨骼肌、平滑肌，还有一种特殊的肌肉存在于心脏（心肌是心脏的肌肉组织）。骨骼肌附着在骨骼上，实现自主运动，这是大脑有意识控制的。平滑肌也是由大脑控制的，但是平滑肌的运动不是有意识的，例如在消化过程中的运动。这些肌肉的大部分能量来自消化糖类，这些糖类可以以糖原的形式储存在肝脏和肌肉中，然后进入血液作为葡萄糖使用。当一个人进行体力活动时，对氧气和葡萄糖的需求都增加了，血液循环也加强了，葡萄糖缺乏会导致身体疲劳。

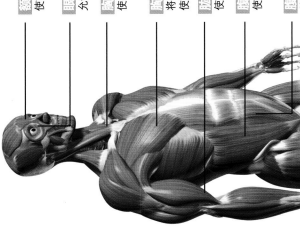

额肌
使前额起皱纹。

眼轮匝肌
允许眨眼。

胸锁乳突肌
使头部转动并向前移动。

胸大肌
将手臂向前伸展，胸大肌收缩，使手臂靠近身体。

肱二头肌
使手臂弯曲。

腹外斜肌
使躯干向两侧弯曲。

腹直肌
使躯干向前弯曲。

骨骼移动

大量的主动运动肌肉使人类的身体产生于上万种不同的运动。从简单的眼睛的主动动作到招转眼皮再带皮进行通过肌肉运动来完成的。其中眼睛部面最活跃，因为它们每天进行10万次运动。大约30个肌肉控制着面部的所有动作，需要大约70块语言和呼吸的面部表情组合。镫骨肌控制着耳朵里最小的镫骨，是身体中最小的肌肉。据测量镫骨肌长度约为1.2毫米。脚部约有40块肌肉和200多个韧带。还有一些肌肉由大量的神经连接，病变或打击会导致大脑反应，感觉疼痛。因为肌肉很大，包括肩膀的阔肌。身体总重量的40%由肌肉系统组成。当生物体减少了通常摄入的热量时（例如，当一个人节食时），身体失去的第一种新陈代谢就是水，这是快速减肥的反应。然后，由于这个原因，身体会在第二阶使用肌肉组织内的热量之后才消耗脂肪。由于这个原因，身体会在第二阶段时，后果可能是缺乏活力和丧失肌肉张力，当饮食恢复正常时这些问题就会恢复。

650个

正常人体内有650个骨骼肌或随意肌。

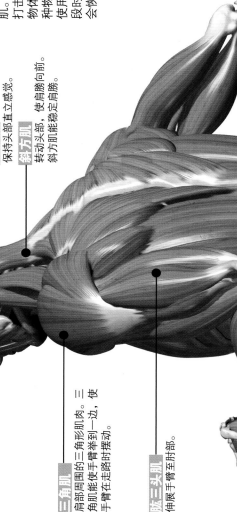

头夹肌
保持头部直立感觉。

枕额肌
转动头部，使肩膀向前，斜方肌能稳定肩膀。

枕部肌肉
将头皮向后拉。

三角肌
肩部周围的三角形肌肉，三角肌能使手臂举到一边，使手臂在走路时的摆动。

肱三头肌
伸展手臂至肘部。

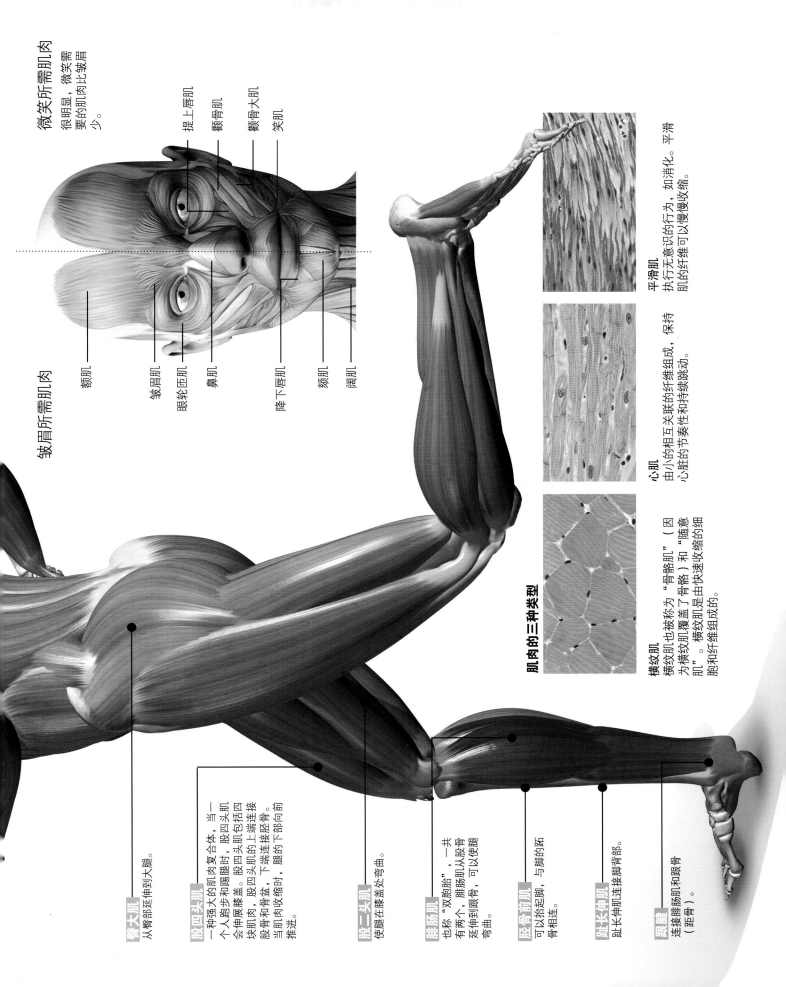

微笑所需肌肉
很明显，微笑需要的肌肉比皱眉少。

提上唇肌
颧肌
颧骨大肌
笑肌
额肌

皱眉所需肌肉
皱眉肌
眼轮匝肌
鼻肌
降下唇肌
颏肌
阔肌

肌肉的三种类型

横纹肌
横纹肌也被称为"骨骼肌"（因为横纹肌覆盖了骨骼）和"随意肌"。横纹肌是由快速收缩的细胞和纤维组成的。

心肌
由小的相互关联的纤维组成，保持心脏的节奏性和持续性跳动。

平滑肌
执行无意识的行为，如消化。平滑肌的纤维可以慢慢收缩。

臀大肌
从臀部延伸到大腿。

股四头肌
一种强大的肌肉复合体，当一个人跑步和踢腿时，股四头肌包括膝盖。股四头肌的上端连接股骨和骨盆，下端连接胫骨。当肌肉收缩时，腿的下部向前推进。

股二头肌
使腿在膝盖处弯曲。

腓肠肌
也称"双胞胎"，一共有两个，腓肠肌从股骨延伸到跟骨，可以使腿弯曲。

胫骨前肌
可以抬起脚，与脚的跗骨相连。

趾长伸肌
趾长伸肌连接脚背部。

跟腱
连接腓肠肌和跟骨（距骨）。

肌肉纤维

肌肉纤维是由又细又长的细胞组成的纤维，当数百个肌肉纤维形成一组构成肌肉时被称为肌束。肌肉纤维的形状像一个细长的圆柱体。纤维的数量根据肌肉的功能而变化。肌肉纤维可分为白肌纤维和红肌纤维两种：白肌纤维可以很容易地完成需要力量的收缩动作，红肌纤维可以在需要力量运动和持续牵引力的过程中缓慢收缩。每条肌肉纤维的结构中都含有许多被称为肌原纤维的细丝。相应地，肌原纤维有两类蛋白丝：肌球蛋白（也被称为粗肌丝）和肌动蛋白（或细肌丝）。两种肌丝都排列在被称为肌节的微小基质中。

专门化

肌肉纤维的数量根据肌肉的大小和功能而变化，而且同样的肌肉可以结合白色纤维（快收缩）和红色纤维（慢收缩）。尽管每个人的肌肉比例各不相同，但同一个人上肢肌肉的组成往往与下肢肌肉的组成相同。换句话说，运动神经元和肌肉纤维之间的关系铭刻在一个人的基因中。根据神经元的刺激类型，神经纤维分化为慢纤维（当神经元或运动神经元支配5~180条纤维的时候）和快纤维（当神经元支配200~800条纤维的时候）。神经元和纤维组成了所谓的运动单元。

对立

肌肉根据完成的动作收缩或放松。为了使大脑的指令生效，所涉及的肌肉执行相反的动作。

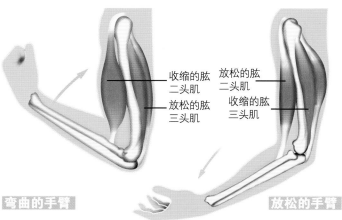

收缩的肱二头肌
放松的肱三头肌
放松的肱二头肌
收缩的肱三头肌

弯曲的手臂　　　　**放松的手臂**

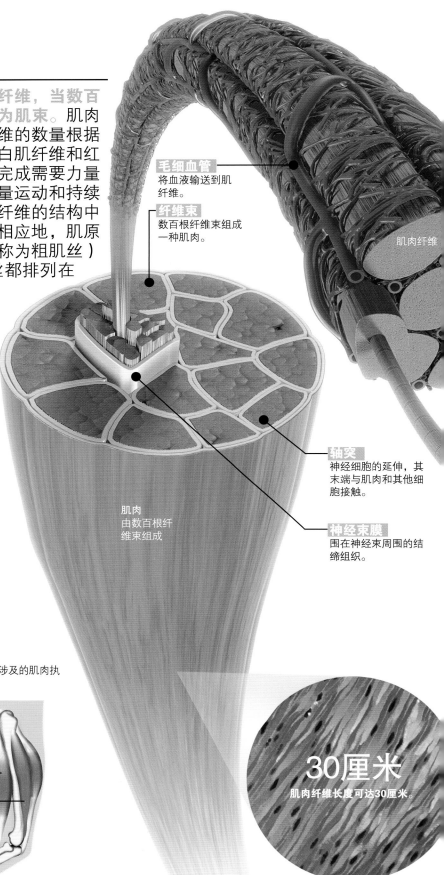

毛细血管
将血液输送到肌纤维。

肌肉纤维

纤维束
数百根纤维束组成一种肌肉。

轴突
神经细胞的延伸，其末端与肌肉和其他细胞接触。

神经束膜
围在神经束周围的结缔组织。

肌肉
由数百根纤维束组成

30厘米
肌肉纤维长度可达30厘米。

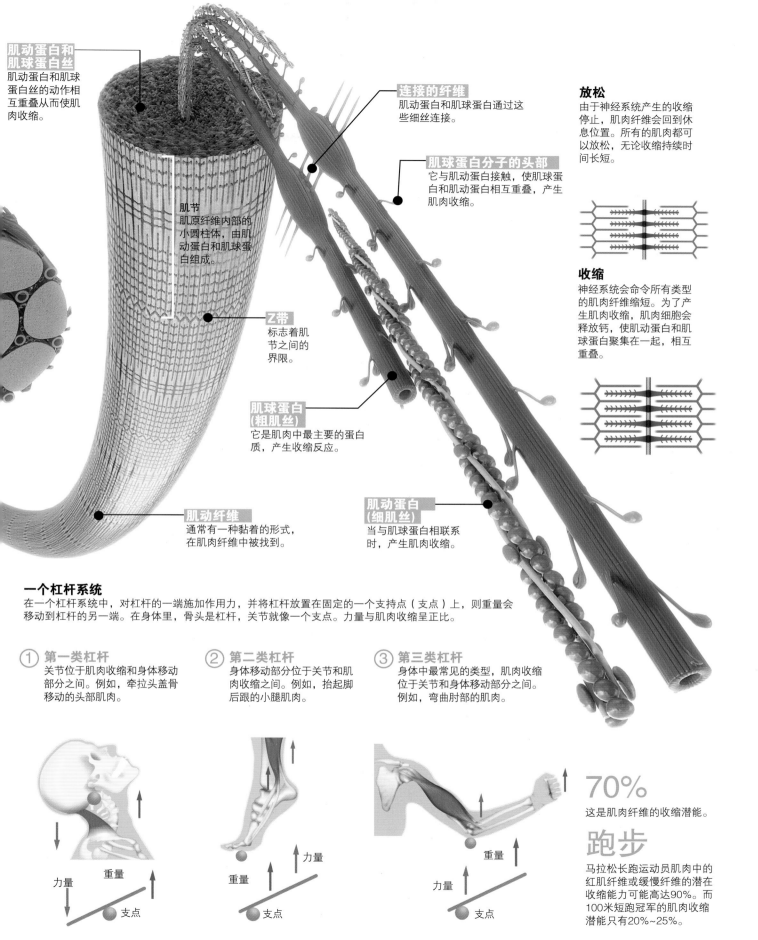

肌动蛋白和肌球蛋白丝
肌动蛋白和肌球蛋白丝的动作相互重叠从而使肌肉收缩。

连接的纤维
肌动蛋白和肌球蛋白通过这些细丝连接。

肌球蛋白分子的头部
它与肌动蛋白接触，使肌球蛋白和肌动蛋白相互重叠，产生肌肉收缩。

肌节
肌原纤维内部的小圆柱体，由肌动蛋白和肌球蛋白组成。

Z带
标志着肌节之间的界限。

肌球蛋白（粗肌丝）
它是肌肉中最主要的蛋白质，产生收缩反应。

肌动纤维
通常有一种黏着的形式，在肌肉纤维中被找到。

肌动蛋白（细肌丝）
当与肌球蛋白相联系时，产生肌肉收缩。

放松
由于神经系统产生的收缩停止，肌肉纤维会回到休息位置。所有的肌肉都可以放松，无论收缩持续时间长短。

收缩
神经系统会命令所有类型的肌肉纤维缩短。为了产生肌肉收缩，肌肉细胞会释放钙，使肌动蛋白和肌球蛋白聚集在一起，相互重叠。

一个杠杆系统
在一个杠杆系统中，对杠杆的一端施加作用力，并将杠杆放置在固定的一个支持点（支点）上，则重量会移动到杠杆的另一端。在身体里，骨头是杠杆，关节就像一个支点。力量与肌肉收缩呈正比。

① **第一类杠杆**
关节位于肌肉收缩和身体移动部分之间。例如，牵拉头盖骨移动的头部肌肉。

② **第二类杠杆**
身体移动部分位于关节和肌肉收缩之间。例如，抬起脚后跟的小腿肌肉。

③ **第三类杠杆**
身体中最常见的类型，肌肉收缩位于关节和身体移动部分之间。例如，弯曲肘部的肌肉。

力量　重量　支点

重量　力量　支点

力量　重量　支点

70%
这是肌肉纤维的收缩潜能。

跑步
马拉松长跑运动员肌肉中的红肌纤维或缓慢纤维的潜在收缩能力可能高达90%。而100米短跑冠军的肌肉收缩潜能只有20%~25%。

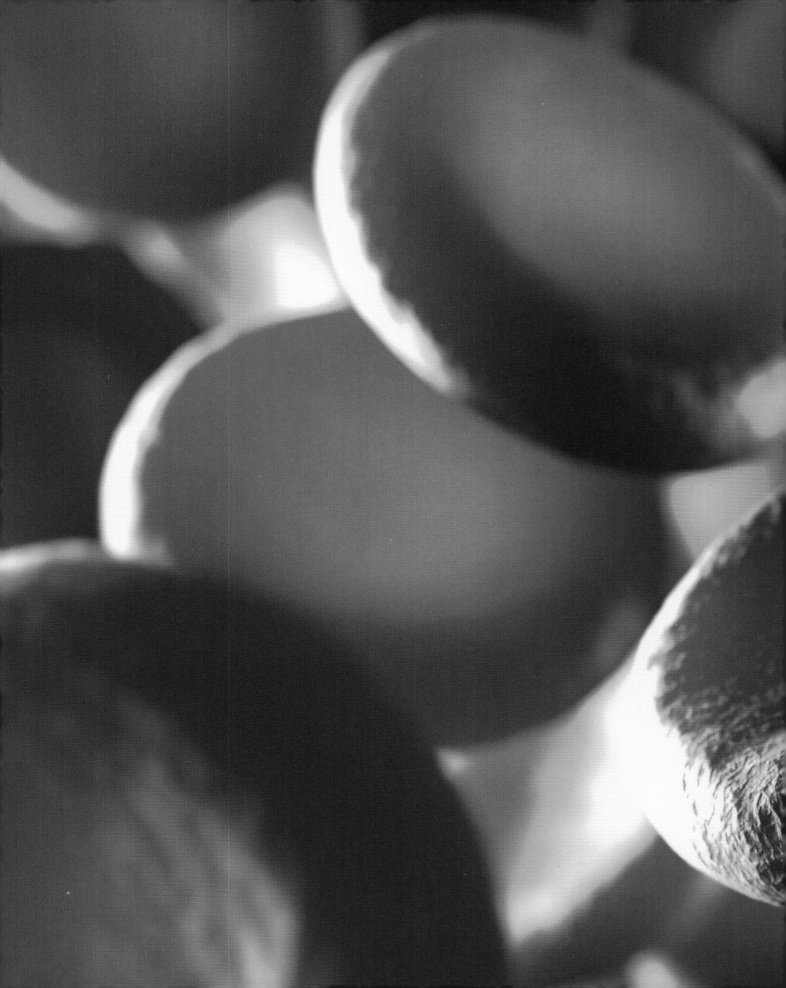

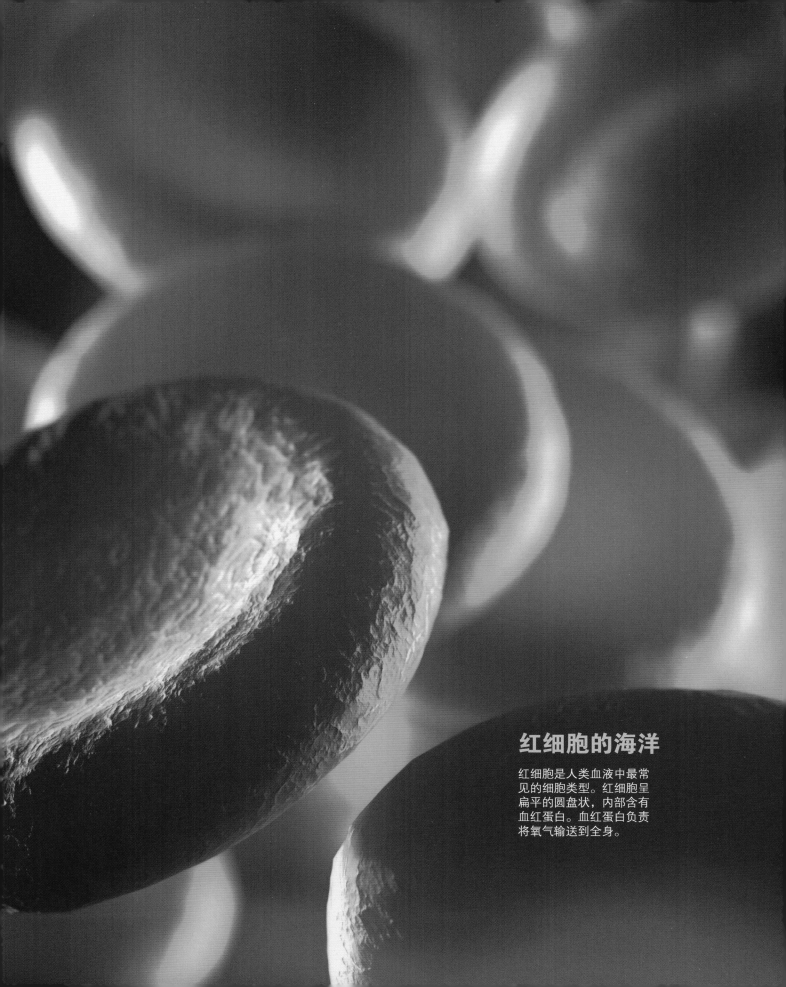

红细胞的海洋

红细胞是人类血液中最常见的细胞类型。红细胞呈扁平的圆盘状,内部含有血红蛋白。血红蛋白负责将氧气输送到全身。

血液循环系统

血液循环系统的功能是把血液运送到身体的各个器官。为了驱动血液的持续运动，系统使用心脏作为泵。心脏是循环系统的引擎。

一个四处游走的系统

血液循环系统的中心是心脏，心脏和血管网络一起形成心血管机械。这个至关重要的引擎在人的一生中大约跳动20亿次。每跳动一次，心脏就会抽取大约82毫升血液。这意味着一个成年人的心脏可以在一天内装满一个8000升的油箱。

从心脏开始，血液循环会完成两个循环：通过主动脉、动脉的主循环和微循环。主循环将含氧血液输送到毛细血管系统，在那里形成静脉的血液；微循环通过肺动脉输送缺氧的血液，使其富氧并将二氧化碳排出。其他二级回路包括肝门静脉系统和垂体门静脉系统。

血液循环分布

- 5% 毛细血管
- 11% 心脏
- 17% 动脉
- 67% 静脉

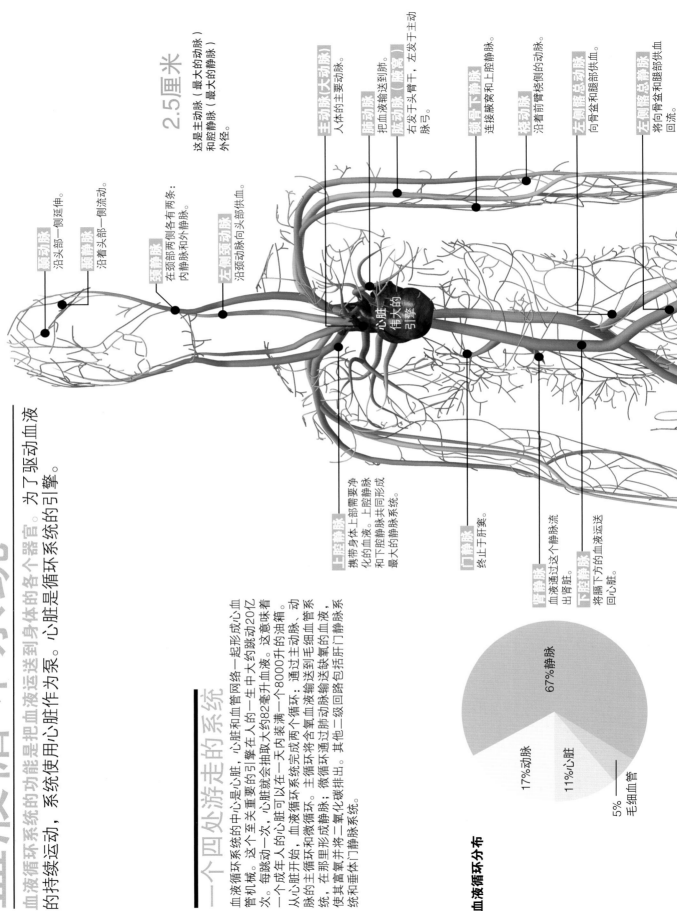

2.5厘米
这是主动脉（最大的动脉）和腔静脉（最大的静脉）外径。

颞动脉
沿头部一侧延伸。

颞静脉
沿着头部一侧流动。

颈静脉
在颈部两侧各有两条：内静脉和外静脉。

左侧颈动脉
沿颈动脉向头部供血。

主动脉（大动脉）
人体的主要动脉。

肺动脉
把血液输送到肺。

头臂动脉（臂干）
右发于头臂干，左发于主动脉弓。

锁骨下静脉
连接腋窝和上腔静脉。

桡动脉
沿着前臂桡侧的动脉。

左侧髂总动脉
向骨盆和腿部供血。

左侧髂总静脉
将向骨盆和腿部供血回流。

上腔静脉
携带身体上部需要净化的血液。上腔静脉和下腔静脉共同形成最大的静脉系统。

门静脉
终止于肝窦。

肾静脉
血液通过这个静脉流出肾脏。

下腔静脉
将膈下方的血液运送回心脏。

心脏
伟大的引擎

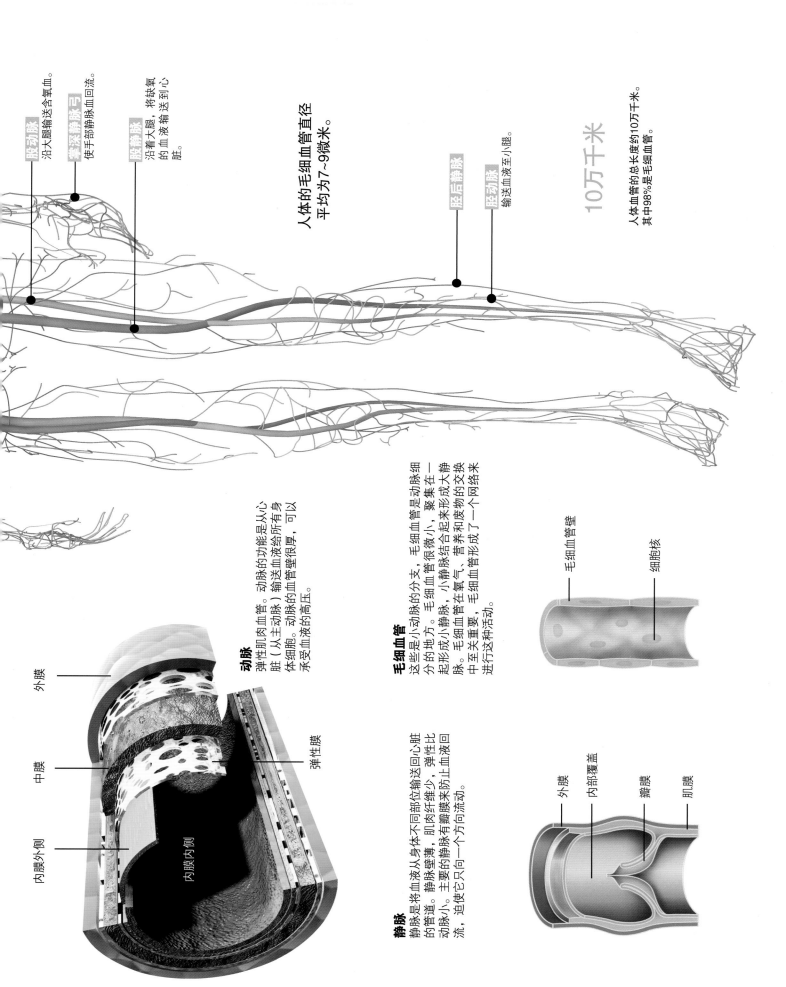

股动脉 沿大腿输送含氧血。

掌深静脉弓 使手部静脉血回流。

胫静脉 沿着大腿，将缺氧的血液输送到心脏。

人体的毛细血管直径平均为7~9微米。

胫后静脉

胫动脉 输送血液至小腿。

10万千米

人体血管的总长度约为10万千米，其中98%是毛细血管。

动脉

弹性肌肉血管。动脉的功能是从心脏（从主动脉）输送血液给所有身体细胞。动脉的血管壁很厚，可以承受血液的高压。

外膜

中膜

内膜外侧

内膜内侧

弹性膜

毛细血管

这些是小动脉的分支，毛细血管是动脉细分的地方。毛细血管很微小，小静脉与毛细血管结合起来形成大静脉。毛细血管在氧气、营养和废物的交换中至关重要，毛细血管形成了一个网络来进行这种活动。

毛细血管壁

细胞核

静脉

静脉是将血液从身体不同部位输送回心脏的管道。静脉壁薄，肌肉纤维少，弹性比动脉小。主要的静脉有瓣膜来防止血液回流，迫使它只向一个方向流动。

外膜

内部覆盖

瓣膜

肌膜

关于心脏

心脏是血液循环装置的引擎：心脏每分钟提供4.7升的血液。心脏有节奏地泵送血液进入身体的每个部位。一个人在休息时每分钟心跳60~100次，在活动时每分钟心跳可达200次。心脏是中空的器官，拳头大小；心脏封闭在胸腔中，位于胸腔中部膈上方。心脏的名字，来自希腊语单词心脏"kardia"。从组织学上看，我们可以把心脏内部分为三层组织：心内膜、心肌和心包膜。

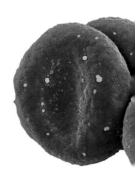

20秒

一个红细胞在20秒内可穿过身体。

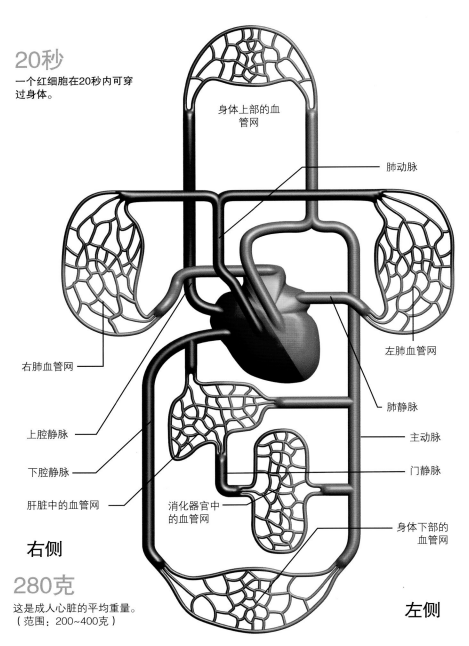

身体上部的血管网

肺动脉

右肺血管网

左肺血管网

上腔静脉

肺静脉

下腔静脉

主动脉

肝脏中的血管网

门静脉

消化器官中的血管网

身体下部的血管网

右侧

280克

这是成人心脏的平均重量。（范围：200~400克）

左侧

心跳的顺序

① **舒张**
心房和心室放松。充满二氧化碳的血液从身体的各个角落流出，进入右心房，通过肺部工作而充氧的血液则回流到心脏的左部。

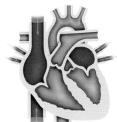

② **心房收缩**
心房收缩把血液推向心室。右心室接收到的血液必须被送到肺部供氧。左心室接受来自肺的血液，这些血液已经被充氧，必须被泵送到主动脉。

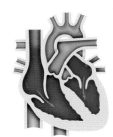

③ **心室收缩**
短暂停顿后心室收缩。右心室收缩将血液输送到肺部。左心室收缩将已经充氧的血液泵向主动脉；准备送往全身各处。

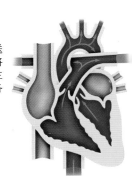

70次

每分钟心跳次数约为70次。心脏每天输送约6800升的血液。

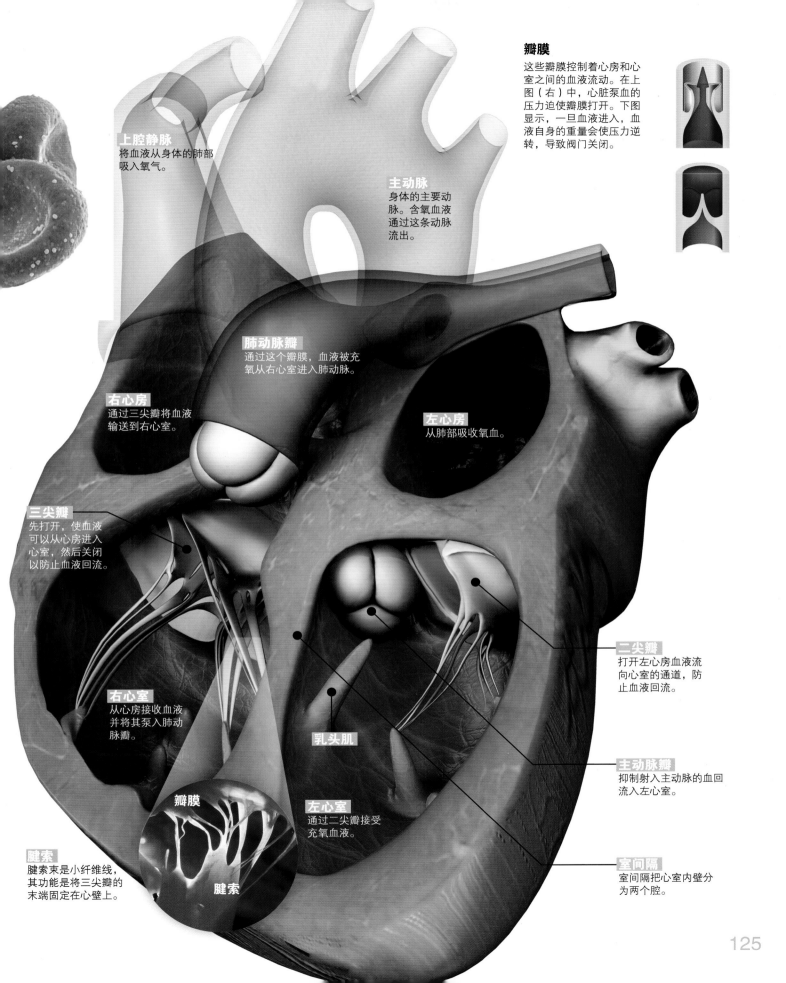

瓣膜

这些瓣膜控制着心房和心室之间的血液流动。在上图（右）中，心脏泵血的压力迫使瓣膜打开。下图显示，一旦血液进入，血液自身的重量会使压力逆转，导致阀门关闭。

上腔静脉
将血液从身体的肺部吸入氧气。

主动脉
身体的主要动脉。含氧血液通过这条动脉流出。

肺动脉瓣
通过这个瓣膜，血液被充氧从右心室进入肺动脉。

右心房
通过三尖瓣将血液输送到右心室。

左心房
从肺部吸收氧血。

三尖瓣
先打开，使血液可以从心房进入心室，然后关闭以防止血液回流。

二尖瓣
打开左心房血液流向心室的通道，防止血液回流。

右心室
从心房接收血液并将其泵入肺动脉瓣。

乳头肌

主动脉瓣
抑制射入主动脉的血回流入左心室。

瓣膜

腱索

左心室
通过二尖瓣接受充氧血液。

腱索
腱索束是小纤维线，其功能是将三尖瓣的末端固定在心壁上。

室间隔
室间隔把心室内壁分为两个腔。

125

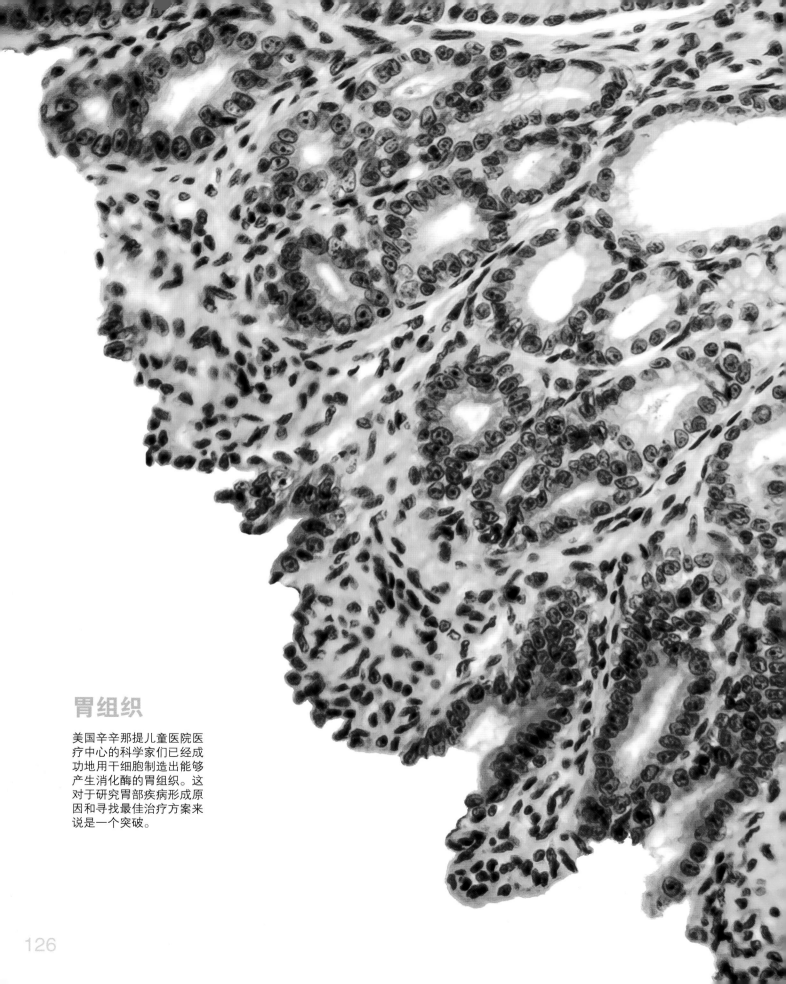

胃组织

美国辛辛那提儿童医院医疗中心的科学家们已经成功地用干细胞制造出能够产生消化酶的胃组织。这对于研究胃部疾病形成原因和寻找最佳治疗方案来说是一个突破。

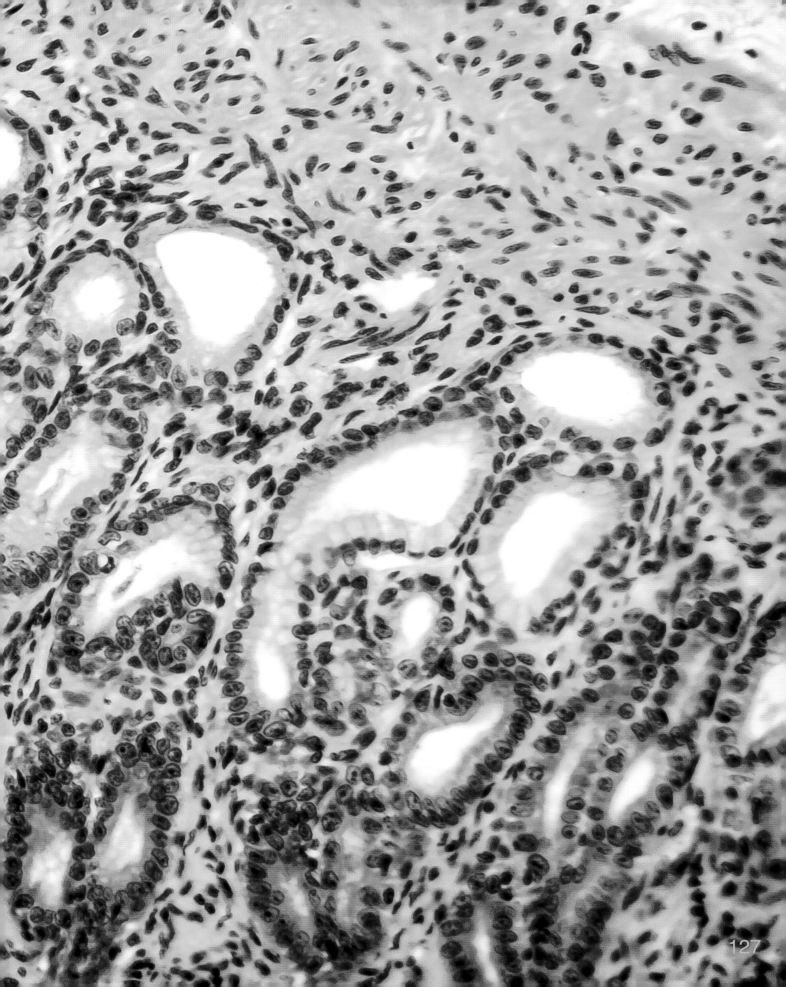

127

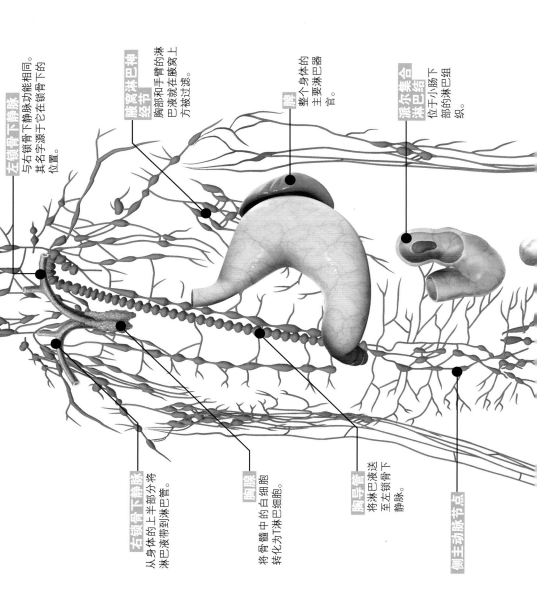

淋巴系统

它具有两项基本功能：防御外来生物（如细菌）侵袭和通过淋巴液循环将液体和物质从组织间隙运送到血液。在该系统中循环的液体为2.8~3.7升且日夜不会返回。这种液体被称为淋巴液，它只通过淋巴管被重新吸收到血浆中。淋巴液含有淋巴细胞和巨噬细胞两种细胞，它们是免疫系统的一部分。

淋巴管网络

这个网络包含延伸到全身的血管，这些血管过滤细胞周围区域的液体。淋巴液只沿一个方向循环，然后通过小血管壁回到血液中。瓣膜可以阻止淋巴液向相反的方向流动。淋巴结过滤淋巴中的有害微生物，然后淋巴液通过血管返回，以维持体液的平衡。淋巴结和白细胞共同维护免疫系统。

淋巴组织
从血液中流出并在体内分布的液体的一部分通过淋巴组织的作用返回，淋巴组织通过淋巴毛细血管重新吸收液体并通过淋巴管将其返回血液。

扁桃体
与神经节相似，它们可以检测入侵的生物。

左锁骨下静脉
与右锁骨下静脉功能相同。其名字源于它在锁骨下方的位置。

腋窝淋巴结
胸部和手臂的淋巴液就在腋窝上方被过滤。

脾
整个身体的主要淋巴器官。

派尔集合淋巴结
位于小肠下部的淋巴组织。

右锁骨下静脉
从身体的上半部分将淋巴液带到淋巴管。

胸腺
将骨髓中的白细胞转化为T淋巴细胞。

胸导管
将淋巴液送至左右锁骨下静脉。

侧主动脉节点

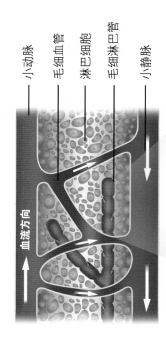

血流方向

小动脉
毛细血管
淋巴细胞
毛细淋巴管
小静脉

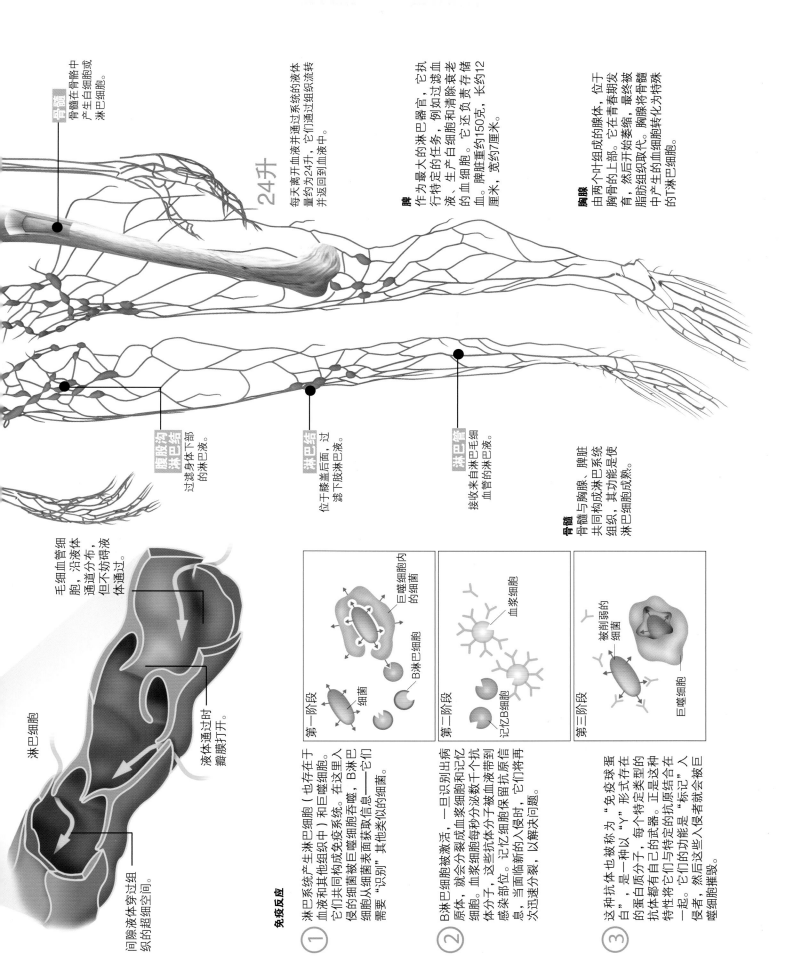

骨髓 骨髓在骨骼中产生白细胞或淋巴细胞。

24升 每天离开血液并通过系统的液体量约为24升，它们通过组织流转并返回到血液中。

脾 作为最大的淋巴器官，它执行特定的任务，例如过滤血液、生产白细胞。它还负责储存血，清除衰老的血细胞。脾脏重约150克，长约12厘米，宽约7厘米。

胸腺 由两个叶组成的腺体，位于胸骨的上部。它在青春期发育，然后开始萎缩。胸腺将被脂肪组织取代。最终骨髓中产生的血细胞转化为特殊的T淋巴细胞。

腹股沟淋巴结 过滤身体下部的淋巴液。

淋巴结 位于膝盖后面，过滤下肢淋巴液。

淋巴管 接收来自淋巴毛细血管的淋巴液。

骨髓 骨髓与胸腺共同构成淋巴系统组织，其功能是使淋巴细胞成熟。

淋巴细胞

间隙液体穿过组织的超细空间。

液体通过时瓣膜打开。

毛细血管细胞，沿液体通道分布，但不妨碍液体通过。

免疫反应

① 淋巴系统产生淋巴细胞（也存在于血液和其他组织中）和巨噬细胞。它们共同构成免疫系统。在这里入侵的细菌被巨噬细胞吞噬，B淋巴细胞从细菌表面获取信息——它们需要"识别"其他类似的细菌。

② B淋巴细胞被激活，一旦识别出病原体，就会分裂成血浆细胞和记忆细胞。血浆细胞每秒分泌数千个抗体——这些抗体分子被血液带到感染部位。记忆细胞保留抗原信息，当面临新的入侵时，它们将再次迅速分裂，以解决问题。

③ 这种抗体也被称为"免疫球蛋白"，是一种以"Y"形式存在的蛋白质分子，每个特定类型的抗体都有自己的武器。正是这种抗体将它们与特定的抗原结合在一起。它们的功能是"标记"入侵者，然后这些被入侵者就会被巨噬细胞摧毁。

第一阶段 — 巨噬细胞内的细菌、细菌、B淋巴细胞

第二阶段 — 血浆细胞、记忆B细胞

第三阶段 — 被削弱的细菌、巨噬细胞

淋巴结

淋巴结也称为淋巴腺，为圆形，直径约1厘米。淋巴结分布在全身各处——颈部、腋窝、腹股沟、腘骨（膝盖后面），以及胸腔和腹部。淋巴管是输送淋巴液的通道以及淋巴结相互沟通的路径。免疫系统对抗入侵细菌的战斗在淋巴结内进行，然后淋巴结会因为发炎而肿大。

防御性过滤器

淋巴结被结缔组织鞘覆盖，结缔组织鞘又形成一个由充满淋巴细胞的丛簇组成的内部网络。淋巴结可过滤经淋巴管进入的液体，从而具有免疫功能。当液体被过滤时，它也会吸收活化的淋巴细胞。然后，液体通过输出管流出并返回到血液中，在那里，活化细胞攻击并清除异物颗粒，如细菌。

自然防御

除了部分由淋巴系统组成的免疫系统外，人体还有另一种叫作自然防御的资源，人们从出生起就拥有这种资源。人体的第一道防御屏障是皮肤，然而，如果病原体成功地通过其过滤器，血液和淋巴都具有专门的抗菌细胞和化学物质。

650平方厘米

被汗腺覆盖的皮肤区域面积约为650平方厘米，它们是免疫系统中辅助神经节工作的自然防御的一部分。

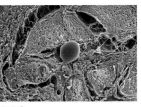

泪腺
分泌保护眼睛的眼泪。像唾液和汗水一样，眼泪可以杀死细菌。

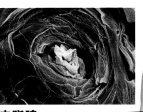

皮脂腺
位于皮肤表面，该腺体分泌一种叫作皮脂的脂肪物质。

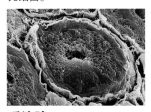

唾液腺
产生唾液，其中含有杀菌溶菌酶。

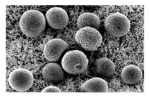

黏液分泌物
这些被称为黏液的分泌物形成于上呼吸道和下呼吸道，在那里它们捕获细菌并将其携带到喉咙被吐出。

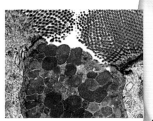

肠黏膜
肠黏膜中的杯状细胞产生防御黏液。

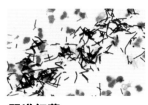

阴道细菌
正常情况下，这些细菌是无害的，它们占据了可能被致病菌侵入的区域。

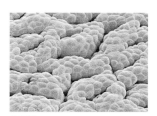

汗腺
分泌汗液，有助于控制体温，排出毒素，保护皮肤免疫系统。

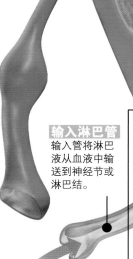

输入淋巴管
输入管将淋巴液从血液中输送到神经节或淋巴结。

巨噬细胞
巨噬细胞属于免疫细胞，有吞噬能力，吞噬入侵体内的异物。

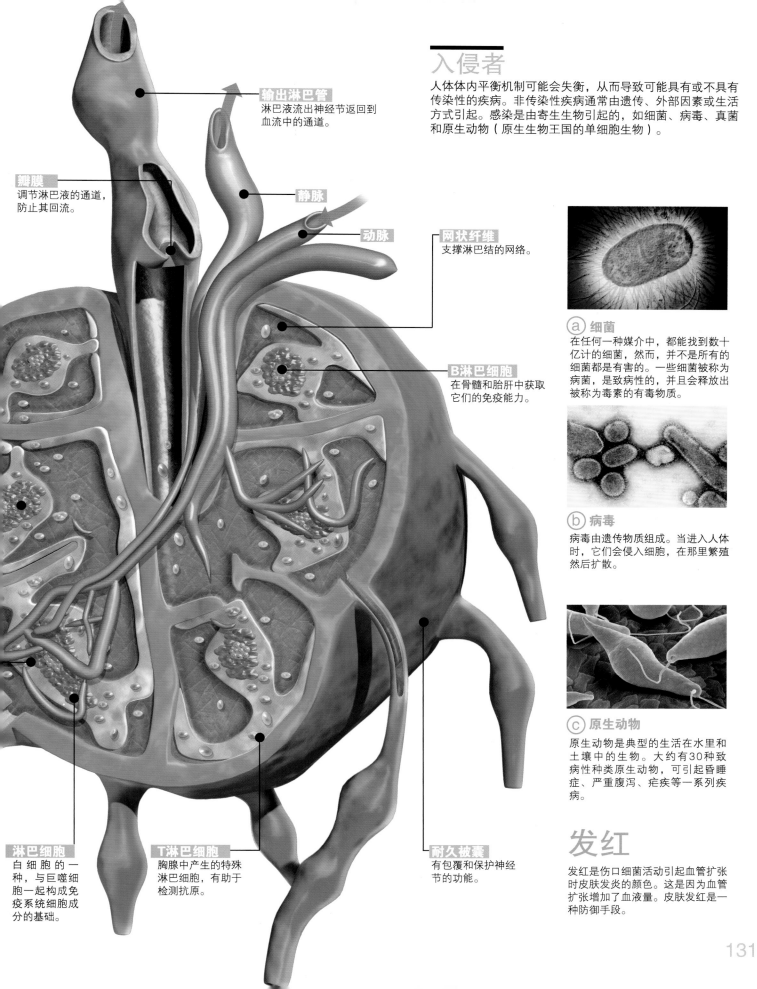

入侵者

人体体内平衡机制可能会失衡，从而导致可能具有或不具有传染性的疾病。非传染性疾病通常由遗传、外部因素或生活方式引起。感染是由寄生生物引起的，如细菌、病毒、真菌和原生动物（原生生物王国的单细胞生物）。

输出淋巴管
淋巴液流出神经节返回到血流中的通道。

瓣膜
调节淋巴液的通道，防止其回流。

静脉

动脉

网状纤维
支撑淋巴结的网络。

B淋巴细胞
在骨髓和胎肝中获取它们的免疫能力。

淋巴细胞
白细胞的一种，与巨噬细胞一起构成免疫系统细胞成分的基础。

T淋巴细胞
胸腺中产生的特殊淋巴细胞，有助于检测抗原。

耐久被囊
有包覆和保护神经节的功能。

a 细菌
在任何一种媒介中，都能找到数十亿计的细菌，然而，并不是所有的细菌都是有害的。一些细菌被称为病菌，是致病性的，并且会释放出被称为毒素的有毒物质。

b 病毒
病毒由遗传物质组成。当进入人体时，它们会侵入细胞，在那里繁殖然后扩散。

c 原生动物
原生动物是典型的生活在水里和土壤中的生物。大约有30种致病性种类原生动物，可引起昏睡症、严重腹泻、疟疾等一系列疾病。

发红

发红是伤口细菌活动引起血管扩张时皮肤发炎的颜色。这是因为血管扩张增加了血液量。皮肤发红是一种防御手段。

呼吸系统

呼吸系统组织和激活呼吸。呼吸是人体吸入空气，提取氧气，经循环系统带至所有细胞，然后将不需要的空气产物，如二氧化碳呼出到空气中的过程。

循环和运动

呼吸的基本步骤是吸气和呼气。空气通过吸气进入鼻子和嘴巴，通过呼气排出。这两种行为通常都是无意识的和自动的。呼吸开始于鼻腔并依次通过咽、喉、气管、支气管、细支气管和肺泡的气道。呼吸主要发生在两肺。肺基本上相当于风箱，其工作是收集空气中的氧气，然后通过血液将氧气输送到全身。

5.7升

在1分钟内呼吸进出肺部的空气量约为5.7升。通常，我们1分钟呼吸15~16次。

喉

声带的共振箱。喉由各种软骨组织部件组成。其中一种部件可以从外部辨认出来，它就是喉结，即甲状软骨，位于喉部中央。喉对呼吸很重要，因为它连接着咽部和气管，以确保空气自由进出肺部。当机体摄入食物时，它会关闭会厌，像一扇门一样防止食物进入气管。

路线

① 空气进入鼻腔（也通过口腔），被加热、清洗和加湿。

② 空气通过咽喉，在那里扁桃体拦截和破坏有害生物。

③ 空气通过喉。喉的上部是会厌软骨，在吞咽时阻止食物进入喉。空气从喉进入气管。

④ 空气通过气管。气管是一根排列着纤毛的管子，由防止其变形的软骨环组成。气管把空气输入肺部。

⑤ 在胸腔区域至气管分支，分为两个支气管，这两个支气管又细分为更小的分支细支气管。细支气管将空气输送到肺泡。肺泡具有像囊一样的弹性结构，是完成气体交换的场所。

⑥ 氧气从肺泡进入血液，然后从血液进入身体组织。二氧化碳从血液中排出，进入肺泡，然后呼出。呼出的空气比吸入的空气含有更多的二氧化碳和更少的氧气。

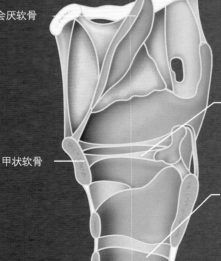

会厌软骨

甲状软骨

声带
喉参与发音。它是通过四个小弹性肌肉中的两个下部小弹性肌肉，也就是声带来完成的。

环状软骨
气管的软骨环。

纤毛
气管内部覆盖着纤毛，就像鼻子里的毛发一样，它能吸附空气中携带的灰尘或杂质。

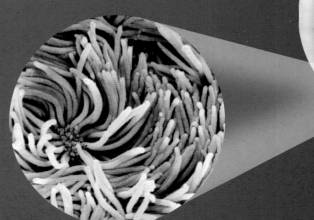

呼吸过程

吸入和呼出物

成分	在吸入空气中的比例/%	在呼出空气中的比例/%
氮	78.6	78.6
氧	20.8	15.6
二氧化碳	0.04	4
水蒸气	0.56	1.8
合计	100	100

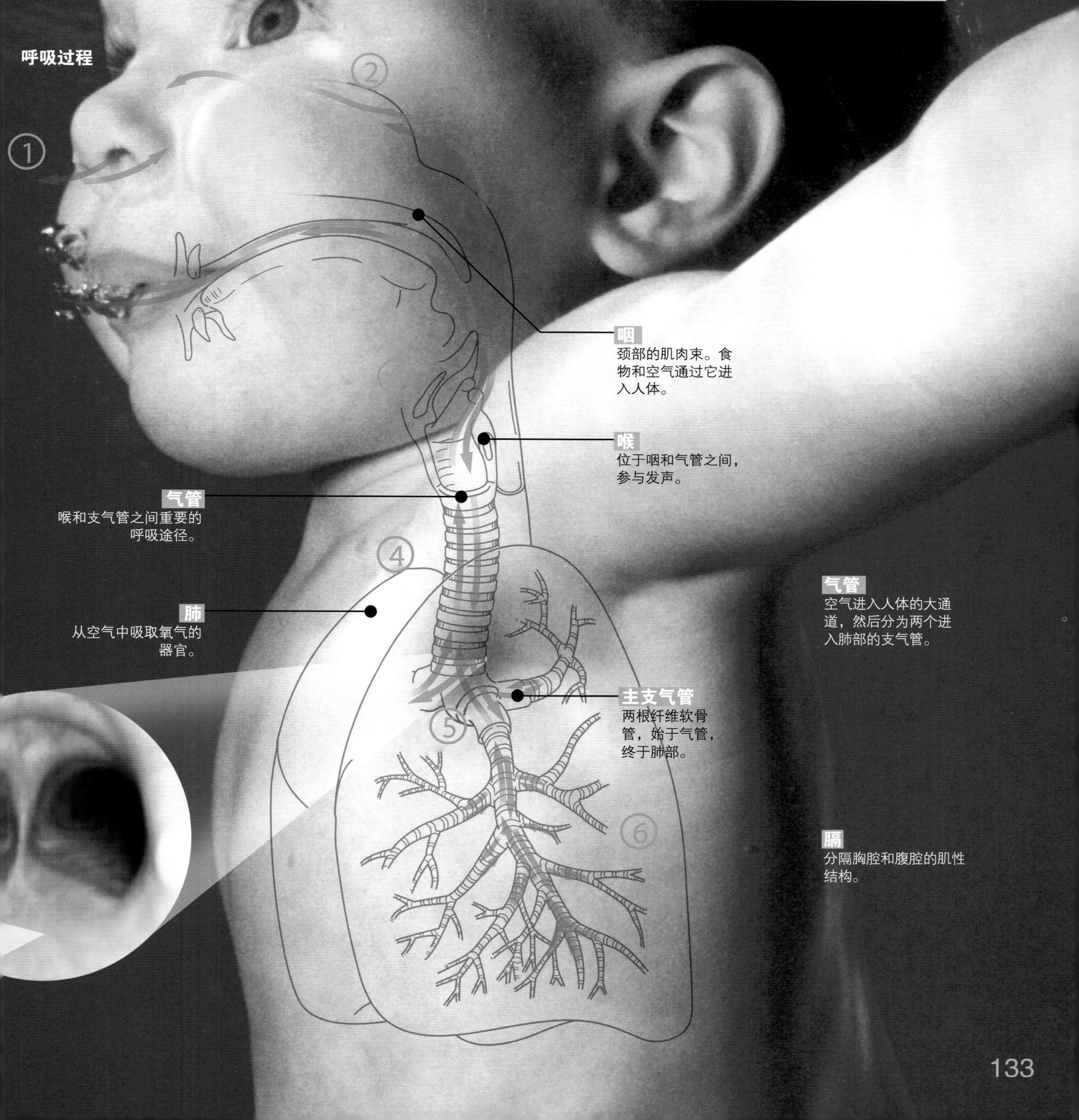

① ② ④ ⑤ ⑥

咽
颈部的肌肉束。食物和空气通过它进入人体。

喉
位于咽和气管之间，参与发声。

气管
喉和支气管之间重要的呼吸途径。

肺
从空气中吸取氧气的器官。

气管
空气进入人体的大通道，然后分为两个进入肺部的支气管。

主支气管
两根纤维软骨管，始于气管，终于肺部。

膈
分隔胸腔和腹腔的肌性结构。

133

肺

肺的主要功能是在血液和大气之间交换气体。在肺里，氧气被从空气中吸收，二氧化碳被送回空气中。人体有两个肺，左肺有两叶和一个叶舌，重约850克；右肺有三个叶，重约1000克。左右两个肺处理的空气量相同，男性每个肺的容量约为3.3升，女性约为2.2升。肺占据了心脏周围胸腔的大部分空间，它们的主要动作是吸气（吸入空气）和呼气（呼出气体），胸膜、肋间肌和膈为这种机动性提供了动力。

吸气

空气进入，膈收缩并变平，外肋间肌收缩，肋骨向上抬起，在胸腔内空间扩大，肺部扩张。肺里的气压比体外的要小，因此空气被吸入。

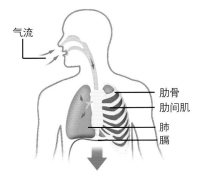

气流

肋骨
肋间肌
肺
膈

呼气

膈放松，变成圆顶状，外肋间肌放松，肋骨向下和向内移动，胸腔内的空间缩小，肺被压缩。肺内的气压大于体外的气压，因此空气被呼出。

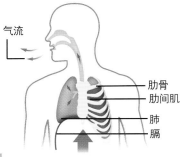

气流

肋骨
肋间肌
肺
膈

一个奇妙的泵

呼吸系统通过一系列无意识和自动的运动来完成其功能。肺像风箱一样打开和关闭，通过增加它们吸入空气的容量实现吸气，然后当风箱关闭时呼出气体。在肺内部，处理通过鼻子和气管吸入空气的第一阶段完成。要吸收的氧气和要排出的二氧化碳之间的交换一旦发生，下一个阶段就可以完成：气体运输和氧气输送到各细胞和组织。

30000

每个肺中细支气管，或支气管的微小分支的数量达30000个。

3.5亿

每个肺中肺泡的数量为3.5亿个（两肺中共有7亿个肺泡）。

胸膜
让肺在胸腔内移动。

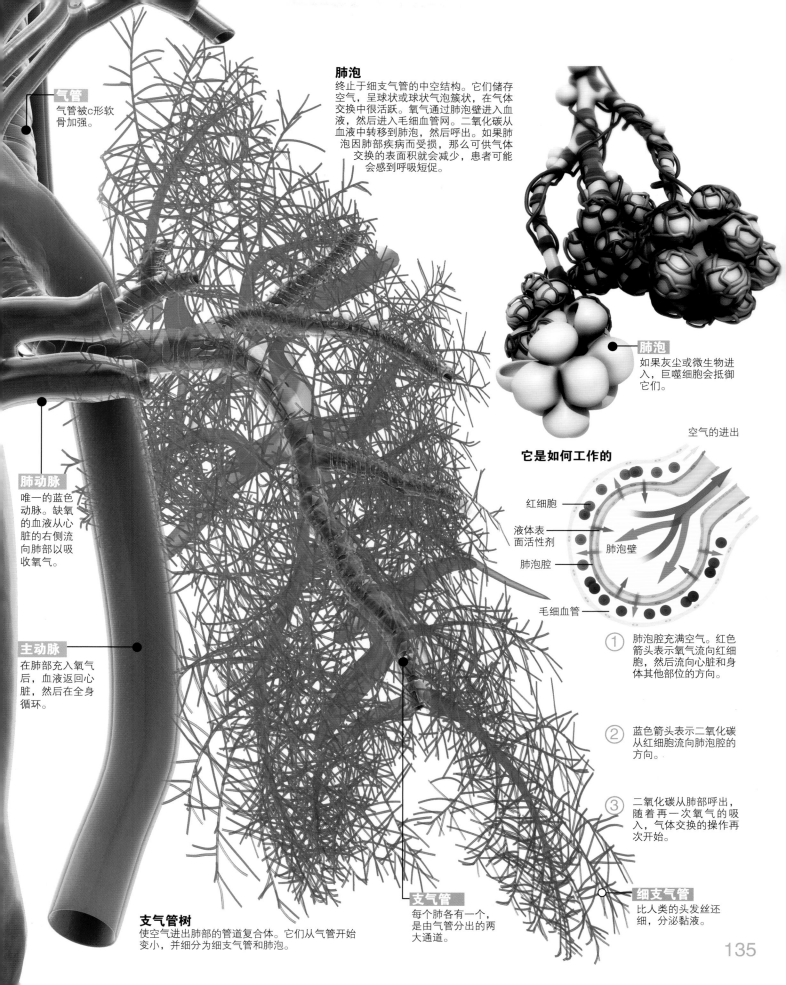

气管
气管被c形软骨加强。

肺泡
终止于细支气管的中空结构。它们储存空气，呈球状或球状气泡簇状，在气体交换中很活跃。氧气通过肺泡壁进入血液，然后进入毛细血管网。二氧化碳从血液中转移到肺泡，然后呼出。如果肺泡因肺部疾病而受损，那么可供气体交换的表面积就会减少，患者可能会感到呼吸短促。

肺泡
如果灰尘或微生物进入，巨噬细胞会抵御它们。

空气的进出

它是如何工作的

红细胞

液体表面活性剂

肺泡壁

肺泡腔

毛细血管

肺动脉
唯一的蓝色动脉。缺氧的血液从心脏的右侧流向肺部以吸收氧气。

① 肺泡腔充满空气。红色箭头表示氧气流向红细胞，然后流向心脏和身体其他部位的方向。

主动脉
在肺部充入氧气后，血液返回心脏，然后在全身循环。

② 蓝色箭头表示二氧化碳从红细胞流向肺泡腔的方向。

③ 二氧化碳从肺部呼出，随着再一次氧气的吸入，气体交换的操作再次开始。

支气管
每个肺各有一个，是由气管分出的两大通道。

细支气管
比人类的头发丝还细，分泌黏液。

支气管树
使空气进出肺部的管道复合体。它们从气管开始变小，并细分为细支气管和肺泡。

135

消化系统

消化系统是一个非凡操作的主角，这个操作将食物转化为全身的能量。 整个过程开始于通过口腔和食管摄入食物，接着是在胃、小肠和大肠内部的消化，最后经直肠和肛门排出粪便。到那时为止，这项任务将已涉及很重要的化学成分，如由肝脏产生的胆汁，以及由胰腺产生的其他酶，通过这些酶，食被物转化为营养物质。肾脏通过过滤将有用的和无用的物质分离，把废物丢弃到尿液中。

第一步：摄入

消化过程从口腔开始，口腔是通往消化道的入口点，随后消化道在形状和功能上发生变化，终止于直肠和肛门。舌头和牙齿是这项任务的第一批专家，舌头负责品尝和定位牙齿咬碎的食物。这种同步活动涉及上颌骨，它们是由相应的肌肉控制的。上颚，在口腔的上部，阻止食物进入鼻子，食物的自然路径是从食管到胃。

牙齿
人类有32颗牙齿，非常坚硬，是咀嚼食物的必要条件。这32颗牙齿包括8颗门牙、4颗犬齿、8颗前臼齿和12颗臼齿。人类会长出两副牙齿，一副是暂时的或临时的（乳牙），另一副是永久性的（成人牙齿）。第一副临时牙齿在6~12个月大的时候萌出。从5岁或6岁开始更换第二副牙齿，直到20岁左右，这个更换过程完成。

一副牙齿

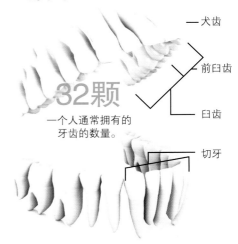

犬齿

前臼齿

臼齿

切牙

32颗
一个人通常拥有的牙齿的数量。

口腔

软腭
软腭阻止食物进入鼻子。

硬腭
硬腭是口腔的"屋顶"，由骨头组成。

舌头
舌头具有显著的灵活性，让进食成为可能。舌头还具有品尝食物的功能。

咽
咽壁的肌肉收缩，迫使嚼碎的食物进入食管。

食管
它的肌肉把食物团块推向胃。食管和胃由括约肌分隔。

牙齿内部

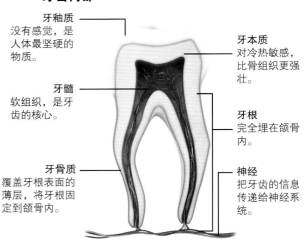

牙釉质
没有感觉，是人体最坚硬的物质。

牙髓
软组织，是牙齿的核心。

牙骨质
覆盖牙根表面的薄层，将牙根固定到颌骨内。

牙本质
对冷热敏感，比骨组织更强壮。

牙根
完全埋在颌骨内。

神经
把牙齿的信息传递给神经系统。

酶和激素
转化食物的复杂化学过程基本上由酶和激素完成。这两种物质都是由消化系统的各种腺体分泌，例如唾液腺。酶是充当催化剂的物质。激素是调节生长、新陈代谢、生殖和器官功能等的物质。

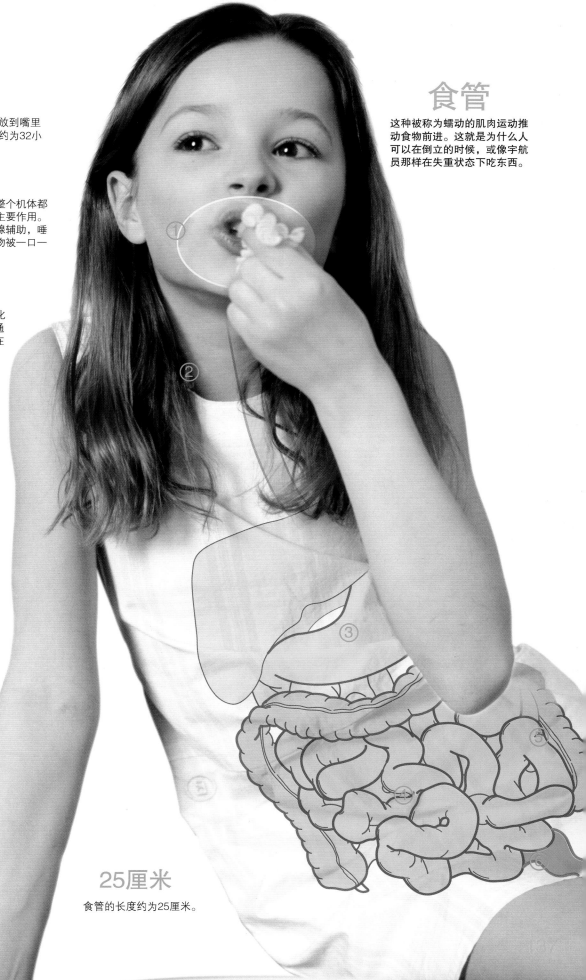

消化时间表

将食物转化为营养物质的过程在食物被放到嘴里咀嚼几秒钟后就开始了。平均消化时间约为32小时，但消化时间可从20~44小时不等。

① 当食物到达口腔时，该过程开始。整个机体都参与了这个过程，但消化系统起着主要作用。第一步由牙齿和舌头完成，由唾液腺辅助，唾液腺提供唾液来滋润食物团块。食物被一口一口地咀嚼，这样它们就能通过食管。

② 在开始咀嚼大约10秒后，食物被转化为一种潮湿的食物团块。食物团块通过咽部到达食管，然后到达胃，并在胃里发生其他的变化。

③ 食物到达胃3小时后，食物离开胃，此时胃已经完成其功能，消化的第一阶段结束。食物团块现在呈现出有一定黏度的液体状和奶油状。

④ 6小时后，消化的食物到达小肠的中点。这时它就可以被吸收了。

⑤ 8小时后，未消化的水样残渣到达小肠和大肠的交界处。被人体化学选择器拒绝的无用物质继续它的进程，准备好以粪便的形式从有机体中排出。

消化残留物在大肠中停留12~28小时。在这个过程中，残留物被转化为半固态的粪便。

⑥ 在食物进入口腔后20 ~ 44小时内，在前一阶段中转化为半固态粪便的残渣到达直肠。废物将作为排泄物通过肛门排出。

食管

这种被称为蠕动的肌肉运动推动食物前进。这就是为什么人可以在倒立的时候，或像宇航员那样在失重状态下吃东西。

25厘米

食管的长度约为25厘米。

胃

胃是消化道的一部分，是食管的延续，有时被认为是食管的扩张物。它是消化系统的第一部分，位于腹部。它的形状像一个弯曲的空袋子，有点像风笛、伞柄或字母"J"。在胃里，胃液和酶使吞下的食物在完全混合的同时发生强烈的化学反应。胃通过幽门与十二指肠相连。蠕动或消化道的肌肉收缩把食物从胃转移到食物消化进展的下一站——十二指肠。

胃X光片

胃是人们最熟悉的内脏器官，但也是最容易被误解的。这个J形的囊可以膨胀以填充食物，但它不吸收任何营养素。它的工作包括启动消化过程、储存半消化的食物、缓慢而持续地释放食物。胃液和酶可以分解蛋白质，而肌肉收缩使食物混合。

我们如何吞咽

虽然吞咽是一个简单的动作，但它确实需要多个部分的协调工作。当食物团块通过食管时，软腭向后移动；会厌向下移动关闭气管以防止食物进入呼吸道。食物团块是由蠕动的肌肉运动向前推进的。

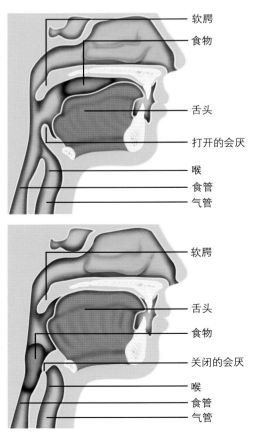

软腭
食物
舌头
打开的会厌
喉
食管
气管

软腭
舌头
食物
关闭的会厌
喉
食管
气管

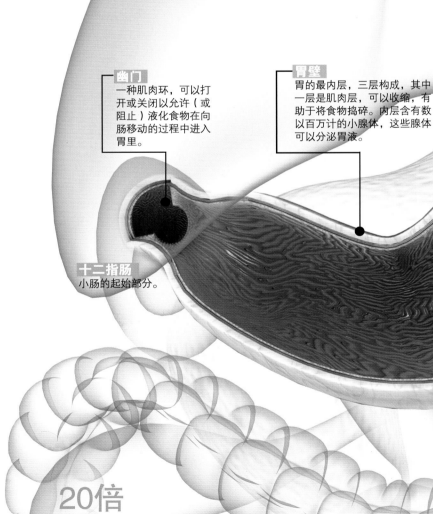

幽门
一种肌肉环，可以打开或关闭以允许（或阻止）液化食物在向肠移动的过程中进入胃里。

胃壁
胃的最内层，三层构成，其中一层是肌肉层，可以收缩，有助于将食物捣碎。内层含有数以百万计的小腺体，这些腺体可以分泌胃液。

十二指肠
小肠的起始部分。

20倍

人在吃完东西后，胃会增大到原来的20倍。

蠕动：肌肉运动

蠕动是一组肌肉运动，主要负责将食物移向胃，一旦消化阶段完成，就将其移至小肠。括约肌是固定的环形肌肉结构，其打开和闭合调节着食物团块的通过。

食管
把咀嚼过的食物带到胃里。

下食管括约肌
关闭食管和胃的交界处，防止胃内容物回流。

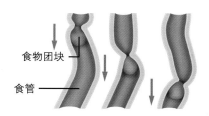

食物团块
食管

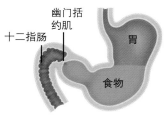

幽门括约肌
十二指肠
胃
食物

食物通过食管壁的肌肉收缩被泵送到胃里里。重力有助于完成这个向下的旅程。

饱胃。食物进入，幽门括约肌关闭。胃液可以杀死细菌，并通过肌肉运动与食物混合。

皱纹或皱褶
当胃空空如也时，就会形成皱纹或皱褶；当胃被填满变大时，这些皱纹或皱褶就会伸展开来。

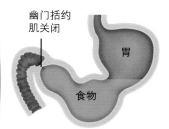

幽门括约肌关闭
胃
食物

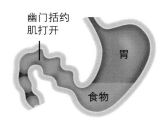

幽门括约肌打开
胃
食物

胃在起着充分的消化作用。蠕动的肌肉把食物混合在一起，直到它变成乳脂状的黏稠液体（食糜）。

胃正在被清空。幽门括约肌放松，肌肉移动食物，少量食物被排出到十二指肠。

胃壁
胃壁的结构解释了胃的重要功能：肌肉层和胃腺的活动保证了消化的正常进行。

胃黏膜
含有胃腺，每天约产生2.8升的胃液。

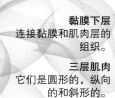

黏膜肌肉层
两层肌肉纤维在黏膜下延伸。

胃小凹
3~7个腺体打开形成一个凹槽。

黏膜下层
连接黏膜和肌肉层的组织。

三层肌肉
它们是圆形的，纵向的和斜形的。

浆膜下层
连接浆膜和肌肉的层。

浆膜
覆盖外层表面的层。

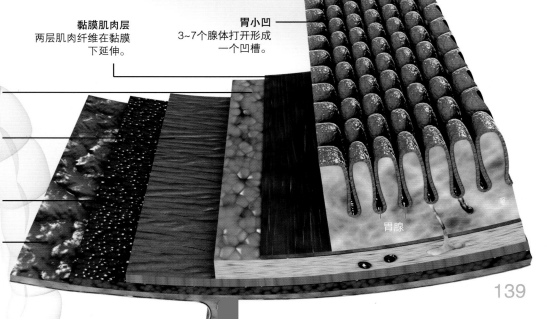

胃腺

肝脏、胰腺和胆汁

肝脏是人体最大的腺体和第二大器官（皮肤最大）。它有许多功能，而人体总体平衡很大程度上依赖于它。肝脏产生胆汁———一种黄绿色的液体，有助于消化脂肪。肝脏是血液中葡萄糖水平的重要调节器，葡萄糖聚合物以糖原的形式储存于肝脏。当机体需要更多的糖来进行活动时，糖原就会被释放出来。肝脏还调节蛋白质的新陈代谢，蛋白质是构成动植物细胞的基本化合物。肝脏也是一个大的血液过滤器，同时也是维生素A、维生素D、维生素E和维生素K的储存场所。胰腺是一个腺体，可以帮助消化并分泌胰液。

肝脏

肝脏具有众多的功能。它能清除血液中潜在的有害化学物质，如药物和细菌；它还参与维持蛋白质、葡萄糖、脂肪、胆固醇、激素和维生素的平衡；另外，肝脏也参与凝血。

小叶

肝脏的主要任务是处理营养物质以维持血液中足够的葡萄糖水平。这项任务需要肝细胞进行数百个化学过程。它们排列成列，形成称为小叶的结构。它们产生胆汁和一种叫作胆固醇的甾醇（一种固体类固醇）。它们还能清除食物中可能存在的毒素。

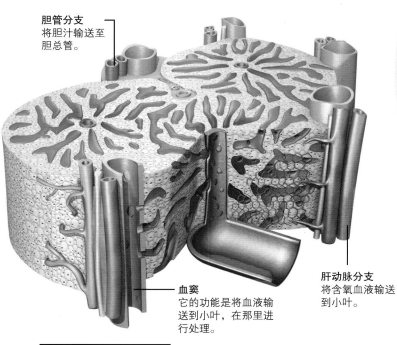

胆管分支
将胆汁输送至胆总管。

血窦
它的功能是将血液输送到小叶，在那里进行处理。

肝动脉分支
将含氧血液输送到小叶。

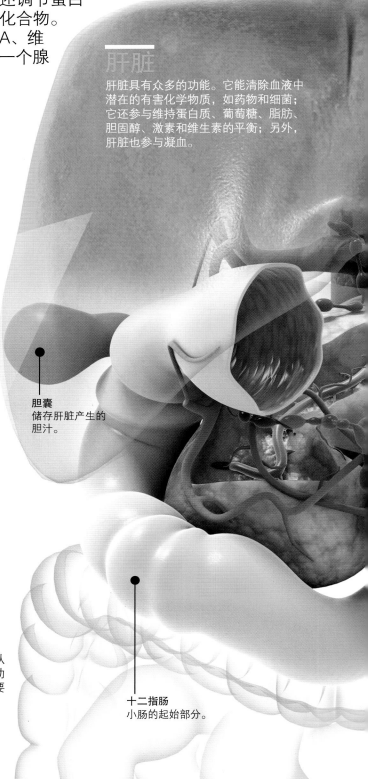

胆囊
储存肝脏产生的胆汁。

十二指肠
小肠的起始部分。

囊泡和胆汁

胆道系统将肝细胞产生的胆汁储存在一个叫作胆囊的特殊囊内。胆汁从肝脏到胆囊的路径通过小管、胆管和肝管，它们的直径随着胆汁的移动而增大。当人体摄入脂肪时，胆汁就会从胆囊输送到小肠以完成其主要功能——乳化脂肪以促进其之后的吸收。

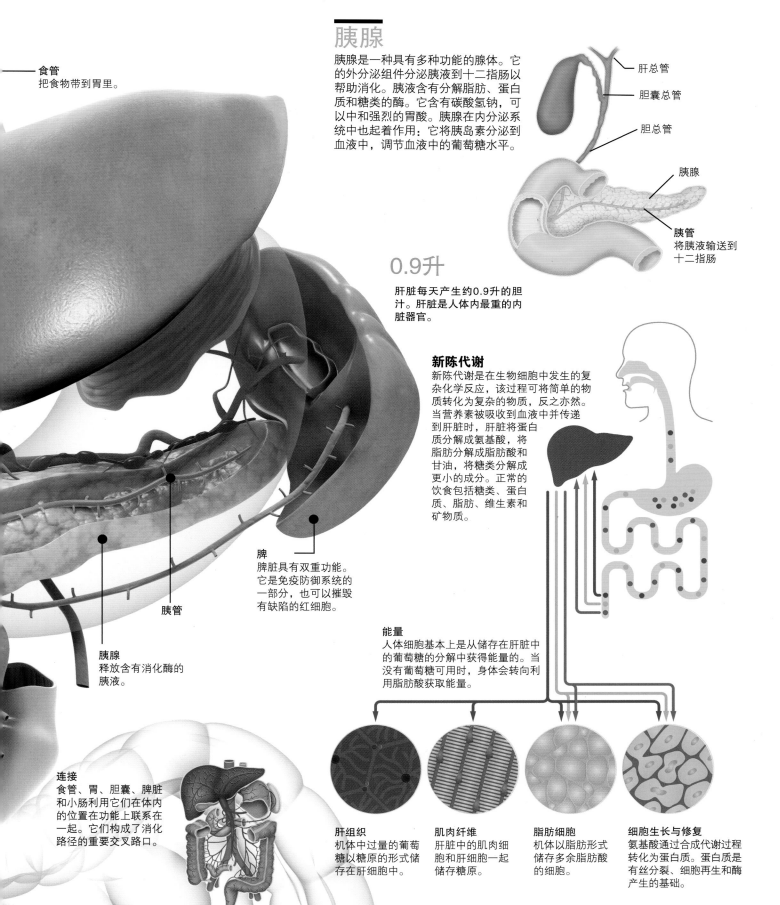

胰腺

胰腺是一种具有多种功能的腺体。它的外分泌组件分泌胰液到十二指肠以帮助消化。胰液含有分解脂肪、蛋白质和糖类的酶。它含有碳酸氢钠，可以中和强烈的胃酸。胰腺在内分泌系统中也起着作用：它将胰岛素分泌到血液中，调节血液中的葡萄糖水平。

食管
把食物带到胃里。

肝总管

胆囊总管

胆总管

胰腺

胰管
将胰液输送到十二指肠

0.9升
肝脏每天产生约0.9升的胆汁。肝脏是人体内最重的内脏器官。

新陈代谢
新陈代谢是在生物细胞中发生的复杂化学反应，该过程可将简单的物质转化为复杂的物质，反之亦然。当营养素被吸收到血液中并传递到肝脏时，肝脏将蛋白质分解成氨基酸，将脂肪分解成脂肪酸和甘油，将糖类分解成更小的成分。正常的饮食包括糖类、蛋白质、脂肪、维生素和矿物质。

脾
脾脏具有双重功能。它是免疫防御系统的一部分，也可以摧毁有缺陷的红细胞。

胰管

胰腺
释放含有消化酶的胰液。

能量
人体细胞基本上是从储存在肝脏中的葡萄糖的分解中获得能量的。当没有葡萄糖可用时，身体会转向利用脂肪酸获取能量。

连接
食管、胃、胆囊、脾脏和小肠利用它们在体内的位置在功能上联系在一起。它们构成了消化路径的重要交叉路口。

肝组织
机体中过量的葡萄糖以糖原的形式储存在肝细胞中。

肌肉纤维
肝脏中的肌肉细胞和肝细胞一起储存糖原。

脂肪细胞
机体以脂肪形式储存多余脂肪酸的细胞。

细胞生长与修复
氨基酸通过合成代谢过程转化为蛋白质。蛋白质是有丝分裂、细胞再生和酶产生的基础。

大肠和小肠

大肠和小肠是消化道最长的部分。从胃到肛门，长8~9米。小肠从胃中接收食物。通过酶的作用，消化继续进行以完成食物的化学分解。然后，最终的选择过程开始了：一方面小肠壁吸收食物产生的营养素，然后将营养素输送入血液。另一方面，食物中未被吸收的废物进入大肠。在大肠内将会发生消化过程的最后阶段：排泄物的形成。

两者的结合

小肠和大肠连接在称为回肠（回肠是小肠的最后部分；十二指肠和空肠均在回肠之前）的部分。回肠瓣就像是小肠和大肠（或结肠）之间的一扇门。回肠终止于（大肠的）盲肠。回肠长约4米，其主要功能是吸收维生素B$_{12}$和胆盐。大肠的主要功能是吸收来自回肠的水和电解质。

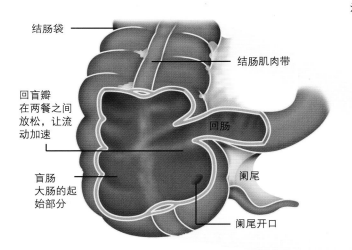

结肠袋

结肠肌肉带

回盲瓣
在两餐之间放松，让流动加速

回肠

盲肠
大肠的起始部分

阑尾

阑尾开口

进入消化道的水	
流体的量/升	
唾液	0.97
饮水	2.13
胆汁	0.97
胰液	1.93
胃液	1.93
肠液	0.97
合计	8.9

被消化道吸收的水	
流体的量/升	
小肠	7.95
大肠	0.85
粪便中	
流失的水	0.1
合计	8.9

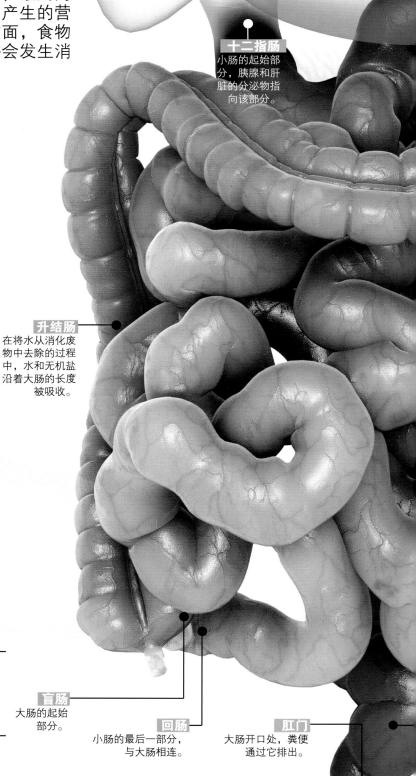

十二指肠
小肠的起始部分，胰腺和肝脏的分泌物指向该部分。

升结肠
在将水从消化废物中去除的过程中，水和无机盐沿着大肠的长度被吸收。

盲肠
大肠的起始部分。

回肠
小肠的最后一部分，与大肠相连。

肛门
大肠开口处，粪便通过它排出。

胃

差异和相似之处

小肠比大肠长。小肠长度在6~7米之间，大肠平均长1.5米。它们各自的组成和功能互补。

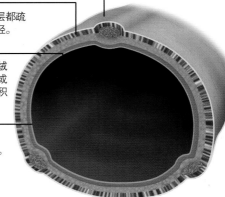

绒毛膜
两者都有的外部保护膜。

黏膜下层
大肠和小肠的黏膜下层都疏松地覆盖着血管和神经。

黏膜
它很薄，通过凸起或绒毛来吸收营养。凸起或绒毛的存在使黏膜面积大大增加。

肌层
在外部为纵向，在内部为圆形的薄肌纤维。肌层有助于混合和推动粪便。

小肠

大肠

横结肠
未消化的食物残渣开始转化为粪便。

降结肠
粪便在被排出前被凝固并堆积。

空肠
小肠的中间部分，连接十二指肠和回肠。

乙状结肠
包含一个允许气体通过而不推动粪便的结构。

直肠
粪便堆积的终点。它的储存容量很小。

绒毛

小肠内壁覆盖着数以百万计的被称为绒毛的毛发状结构。每一个都有一个淋巴管和一个向其输送营养素的血管网络。每个绒毛都被吸收营养素的细胞层覆盖，与上皮细胞一起，起到增加肠道表面积和优化营养素吸收的作用。

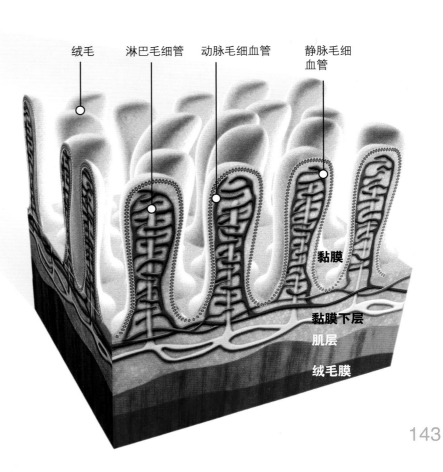

绒毛   淋巴毛细管   动脉毛细血管   静脉毛细血管

黏膜

黏膜下层

肌层

绒毛膜

泌尿系统

泌尿系统的基本器官是肾脏（2个）、输尿管（2条）、膀胱和尿道。它的功能是调节人体内环境，维持体内水和化学物质之间的平衡。当肾脏产生并分泌尿液时，这一目标的第一阶段就完成了。尿液基本上是无害的，只含有2%的尿素，而且是无菌的。尿液主要由水和盐组成，通常不含细菌、病毒或真菌。输尿管是传输尿液通过身体的通道。膀胱是一个储存尿液的囊，它负责储存尿液直到尿液进入尿道。而尿道是将尿液排出体外的管道。

泌尿道

肾小球是一组位于肾皮质中的血管。肾元的大部分过滤作用是在肾小球中进行的。宽小动脉将血液输送到肾小球，其他较细小的小动脉从肾小球中延伸出来，运走血液。肾脏内部产生的压力是如此之大，以至于液体通过多孔的毛细血管壁从血液中排出。

活动的膀胱

膀胱持续充盈尿液，然后定期排空。当充满时，膀胱会膨胀以增加容量。当内括约肌的肌肉放松时，膀胱壁的肌肉收缩，尿液通过尿道排出。在成年人中，这种情况是响应神经系统的命令而自主发生的。此外，在婴儿阶段，一旦膀胱被填满，这种排泄就会自发地发生。

填充
- 子宫
- 膀胱
- 尿
- 内括约肌收缩
- 骨盆下肌收缩

排空
- 子宫
- 膀胱
- 尿
- 膀胱壁收缩
- 内括约肌放松
- 骨盆下肌放松

图例

① **血液过滤**
血液通过肾动脉进入肾脏。

② **转移**
动脉将血液输送到肾脏，由肾脏的功能单位——肾单位过滤。

③ **储存**
一定量的尿液从肾单位的滤液中获得，这些尿液被送至肾盂。

④ **排出**
尿液从肾盂进入输尿管，然后到膀胱，在那里积聚，直到通过管状尿道排出。

尿液成分

95%	水
2%	尿素
2%	氯化物盐，硫酸盐，钾、镁磷酸盐
1%	尿酸

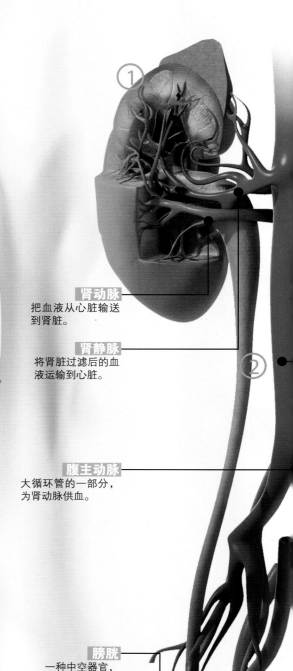

肾动脉
把血液从心脏输送到肾脏。

肾静脉
将肾脏过滤后的血液运输到心脏。

腹主动脉
大循环管的一部分，为肾动脉供血。

膀胱
一种中空器官，有脂肪堆积的肌肉壁，尿液被暂时储存在其中。

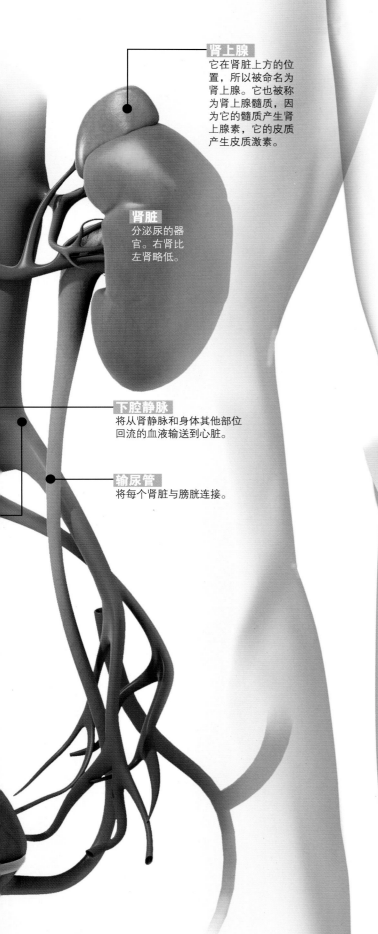

肾上腺
它在肾脏上方的位置，所以被命名为肾上腺。它也被称为肾上腺髓质，因为它的髓质产生肾上腺素，它的皮质产生皮质激素。

肾脏
分泌尿的器官。右肾比左肾略低。

下腔静脉
将从肾静脉和身体其他部位回流的血液输送到心脏。

输尿管
将每个肾脏与膀胱连接。

性别差异

泌尿系统与生殖系统有双重关系。这两个系统因它们紧密的解剖生理上的接近度而相关联，而且它们在功能上也相关联。例如，输尿管是两种系统的腺体产生的分泌物的载体。男性和女性的泌尿系统是不同的。男性的膀胱较大，男性输尿管也比女性的长，因为在男性中，输尿管延伸到阴茎末端，总长度27~30厘米；而在女性中，膀胱位于子宫的前部，输尿管长25~28厘米。

在男性中   **在女性中**

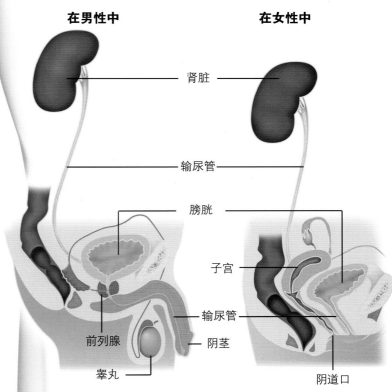

肾脏

输尿管

膀胱

子宫

输尿管

前列腺   阴茎

睾丸   阴道口

液体交换

一个人每天排出的尿液量与其对液体的消耗有关。尿量过多或显著减少都可能表明身体出现了问题。下表详细说明了液体的消耗与人体不同腺体排出液体之间的关系。

水的消耗

饮水	约1500毫升	60%
食物	约750毫升	30%
代谢水	约250毫升	10%
合计	约2500毫升	

水的排泄

尿液	约1500毫升	60%
通过肺和皮肤的损失		
	约700毫升	28%
汗液	约200毫升	8%
粪便	约100毫升	4%
合计	约2500毫升	

肾脏

肾脏位于脊柱的两侧，是泌尿系统的基本器官。它们通过产生尿液来控制血液中水分和矿物质的含量，尿液会带走肾脏排出的废物。肾脏能保持体液成分不变，调节动脉压力，并产生重要物质，如维生素D前体和促红细胞生成素。它们每天处理约1900升的血液，产生1.9升的尿液。肾脏长约13厘米，宽约8厘米。它们的质量仅占人体总重量的1%，但它们消耗的总能量占25%。如果一个肾停止运作，人体能够依靠另外一个肾存活。

肾脏循环

尿液是在每个肾脏的肾单位中产生的；据认为，每个肾脏大约有100万个肾单位。在肾单位中，液体流入近曲小管，其中所有的营养物质，如葡萄糖、氨基酸以及大部分水和盐类，被重新吸收到血液中。当液体继续通过肾单位时，它会被进一步过滤，直到最终以尿液形式到达集合管。

① **血液进入**
血液经肾动脉进入肾脏。

② **过滤**
血液在肾脏的功能单位——肾单位中被过滤。

③ **获取尿液**
一定数量的尿液从肾单位的滤液中被获取，并送至肾盂。过滤后的血液没有废物，被送到肾静脉并重新进入血流。

④ **尿液**
尿液通过肾盂流入输尿管，然后流入膀胱并累积，最后经管状尿道排出体外。

⑤ **干净的血液**
干净的血液通过与腔静脉相连的肾静脉流出肾脏，然后回到心脏。

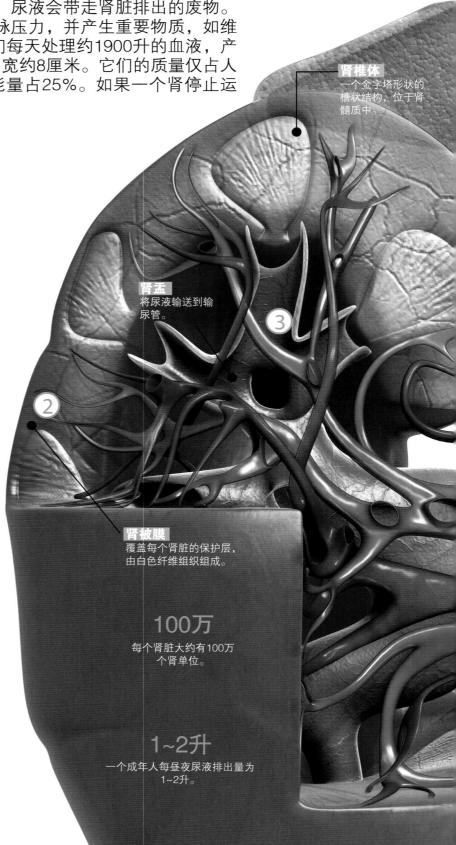

肾椎体
一个金字塔形状的槽状结构，位于肾髓质中。

肾盂
将尿液输送到输尿管。

肾被膜
覆盖每个肾脏的保护层，由白色纤维组织组成。

100万
每个肾脏大约有100万个肾单位。

1~2升
一个成年人每昼夜尿液排出量为1~2升。

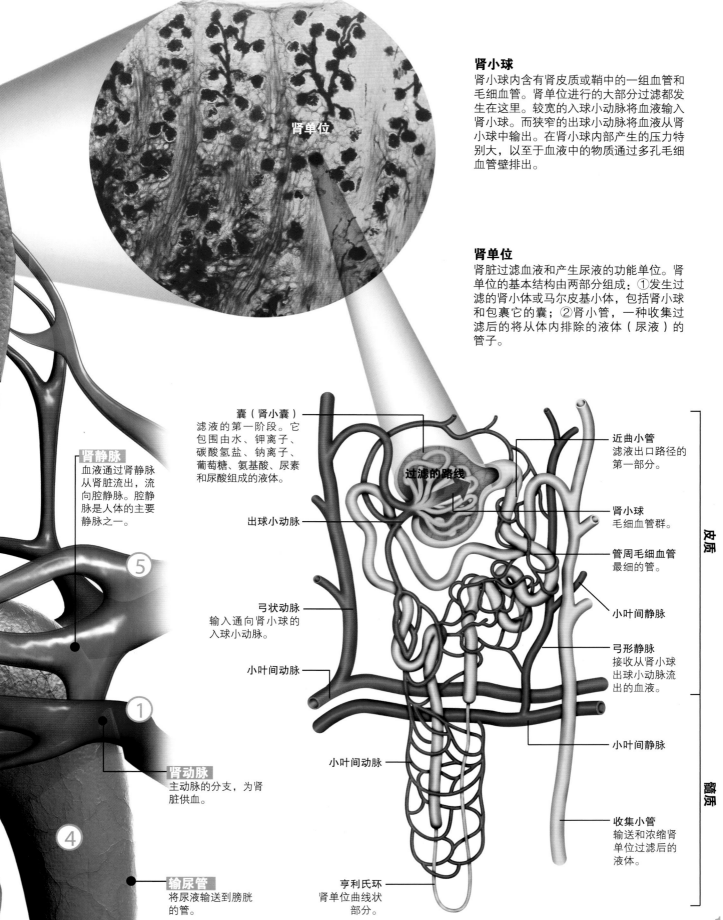

肾小球
肾小球内含有肾皮质或鞘中的一组血管和毛细血管。肾单位进行的大部分过滤都发生在这里。较宽的入球小动脉将血液输入肾小球。而狭窄的出球小动脉将血液从肾小球中输出。在肾小球内部产生的压力特别大，以至于血液中的物质通过多孔毛细血管壁排出。

肾单位

肾单位
肾脏过滤血液和产生尿液的功能单位。肾单位的基本结构由两部分组成：①发生过滤的肾小体或马尔皮基小体，包括肾小球和包裹它的囊；②肾小管，一种收集过滤后的将从体内排除的液体（尿液）的管子。

肾静脉
血液通过肾静脉从肾脏流出，流向腔静脉。腔静脉是人体的主要静脉之一。

⑤

①

肾动脉
主动脉的分支，为肾脏供血。

④

输尿管
将尿液输送到膀胱的管。

囊（肾小囊）
滤液的第一阶段。它包围由水、钾离子、碳酸氢盐、钠离子、葡萄糖、氨基酸、尿素和尿酸组成的液体。

过滤的路线

出球小动脉

弓状动脉
输入通向肾小球的入球小动脉。

小叶间动脉

小叶间动脉

亨利氏环
肾单位曲线状部分。

近曲小管
滤液出口路径的第一部分。

肾小球
毛细血管群。

管周毛细血管
最细的管。

小叶间静脉

弓形静脉
接收从肾小球出球小动脉流出的血液。

小叶间静脉

收集小管
输送和浓缩肾单位过滤后的液体。

皮质

髓质

内分泌系统

由体内的腺体组成，这些腺体向人体分泌大约50种被叫作激素的特殊物质。激素能激活或刺激各种器官，控制生殖、发育和新陈代谢。这些化学物质控制着身体的许多过程，甚至干预我们的爱情生活。

激素信息

内分泌系统由所谓的内分泌腺组成。这个复合体由垂体（脑下垂体）或主腺体控制，包括甲状腺、甲状旁腺、胰腺、卵巢、睾丸、肾上腺、松果体和下丘脑。这些腺体的作用是分泌身体所需的多种激素。"激素（荷尔蒙）"一词来源于希腊语hormon，意思是激发或刺激，这个术语是在1905年，由英国生理学家欧内斯特·斯达林（Ernest Starling）提出的。1902年，斯达林协助分离出第一种刺激肠道活动的激素分泌素。体内的激素控制着诸如生殖、新陈代谢（消化和消除食物）和生长发育等功能。然而，通过控制生物体的能量和营养水平，也会影响其对环境的反应。

主腺体
垂体，因为可以控制其他内分泌腺体，所以也被称为主腺体。它分为前叶和后叶两部分。垂体激素刺激其他腺体产生机体所需的特定激素。

神经分泌细胞
这种细胞在下丘脑产生抗利尿激素（ADH）和催产素。

前叶
产生6种激素。

在皮肤中
促黑素细胞激素（MSH）促进黑色素的产生。

促黑素细胞激素

肾上腺
促肾上腺皮质激素（ACTH）刺激肾上腺产生抗应激激素皮质醇。

促肾上腺皮质激素

在泌尿系统
抑制尿分泌，使体内液体平衡。

抗利尿激素

甲状腺激素
促甲状腺激素（TSH）作用于甲状腺，影响新陈代谢。

促甲状腺激素

生长激素

催产素

在骨骼和肌肉中
生长激素（GH）刺激婴儿的生长，影响成人的健康。

促卵泡激素，促黄体生成激素

在睾丸和卵巢中
促卵泡激素（FSH）刺激精子的产生和卵细胞的释放；促黄体生成激素（LH）也会产生睾丸激素。

静脉

动脉

后叶
下丘脑的激素储存在这里。

在子宫和乳房
刺激分泌母乳和生产时所需的宫缩素。

吻

接吻被认为是一种健康的行为，因为，除了其他方面，接吻会刺激大量激素和化学物质的产生。

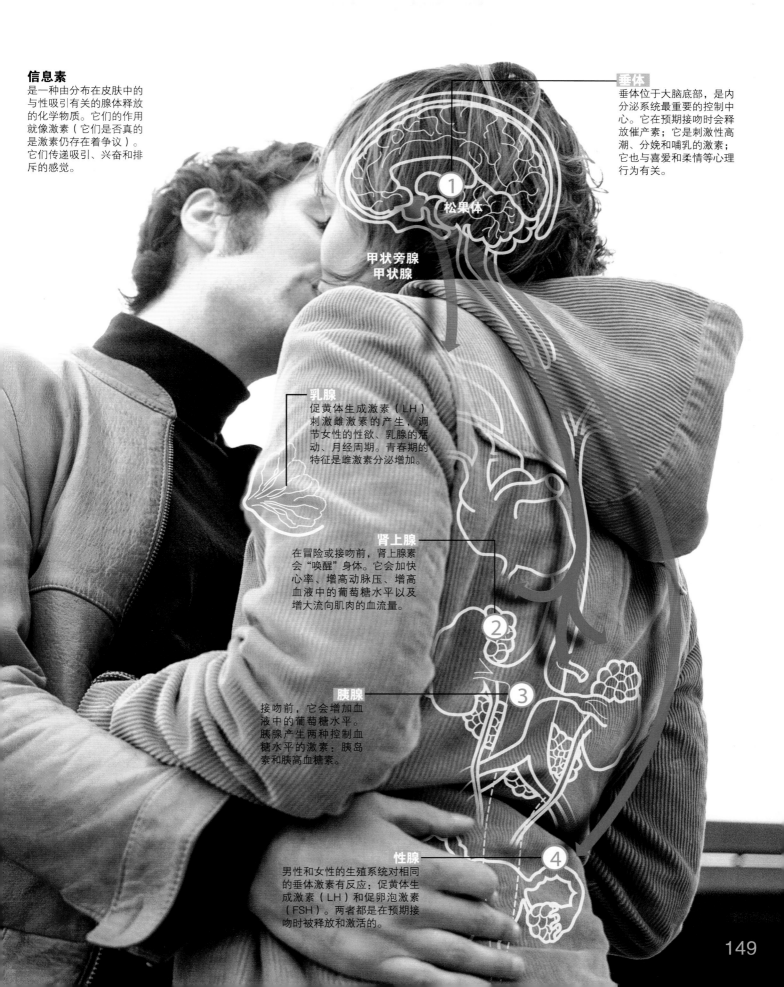

信息素
是一种由分布在皮肤中的与性吸引有关的腺体释放的化学物质。它们的作用就像激素（它们是否真的是激素仍存在着争议）。它们传递吸引、兴奋和排斥的感觉。

垂体
垂体位于大脑底部，是内分泌系统最重要的控制中心。它在预期接吻时会释放催产素；它是刺激性高潮、分娩和哺乳的激素；它也与喜爱和柔情等心理行为有关。

① 松果体

甲状旁腺
甲状腺

乳腺
促黄体生成激素（LH）刺激雌激素的产生，调节女性的性欲、乳腺的活动、月经周期。青春期的特征是雌激素分泌增加。

肾上腺
在冒险或接吻前，肾上腺素会"唤醒"身体。它会加快心率、增高动脉压、增高血液中的葡萄糖水平以及增大流向肌肉的血流量。

②

胰腺
接吻前，它会增加血液中的葡萄糖水平。胰腺产生两种控制血糖水平的激素：胰岛素和胰高血糖素。

③

性腺
男性和女性的生殖系统对相同的垂体激素有反应：促黄体生成激素（LH）和促卵泡激素（FSH）。两者都是在预期接吻时被释放和激活的。

④

男性生殖系统

男性生殖系统是器官的复合体，让男性产生创造新生命所必需的两种细胞中的一种——精子。男性生殖系统的主要器官是睾丸（或称男性生殖腺）和阴茎。睾丸作为一个工厂，生产被称为精子的细胞。精子是怀孕的微小信使，携带着与卵子受精形成受精卵所需的遗传信息。阴茎与泌尿系统相连，但在生殖系统中，它是精液的载体器官，负责将精液运输到目的地。"精液"这个词来源于希腊语，意思是"种子"。

睾丸和精子

睾丸中的生精小管布满生精细胞。通过一种被称为减数分裂的连续细胞分裂过程，生精细胞被转化为精子，也被称为配子或雄性性细胞，它是携带新个体一半遗传信息的载体。精子使卵子受精，卵子也被称为雌配子，包含了另一半的遗传信息。由于精子和卵子都是单倍体细胞（拥有其他细胞一半遗传信息的细胞），当两个单倍体细胞结合时，受精卵（或接合子）就是一个二倍体细胞（共含有46条染色体）。

睾丸
产生精子的性器官。

精索
连接睾丸和身体。

血管
有很多血管与输精管相连。

输精管
连接附睾与精囊。

附睾
精液在其中成熟并进入输精管的管道。

生精小管
精子在这里产生。每个睾丸每天能产生数千亿个精子。

阴茎的内部结构

阴茎是男性身体最具特征的器官，它呈圆柱形，具有泌尿系统和生殖系统的双重功能。在正常或放松的状态下，阴茎在排尿时通过尿道将尿液从体内排出。在勃起状态下，其刚性允许它被引入女性阴道，并通过射精释放精子。阴茎由具有血管的海绵组织组成。在性唤起期间，循环系统向这些血管提供大量的血液，使得海绵组织由于充血而膨胀。这就产生了勃起，使交配成为可能。阴茎的主体围绕着尿道，并与耻骨相连。包皮覆盖了位于阴囊上方的阴茎头（龟头）。

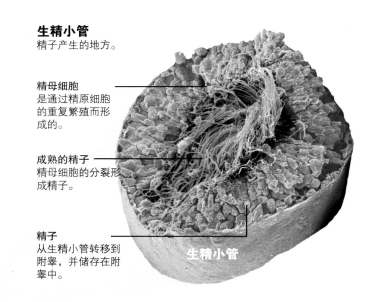

生精小管
精子产生的地方。

精母细胞
是通过精原细胞的重复繁殖而形成的。

成熟的精子
精母细胞的分裂形成精子。

精子
从生精小管转移到附睾，并储存在附睾中。

生精小管

精子
男性生殖细胞。

头部
含有遗传信息（DNA）。

点或顶体
含有能帮助精子穿透卵外膜的酶。

尾部
精子推进力的发动机。

中间部分
含有线粒体，线粒体释放能量使尾巴摆动。

阴茎
将精子注入到女性体内。

外部皮肤
覆盖整个器官。

海绵状主体
像海绵组织一样，它们也充满了血液。

动脉
血流量增加有助于勃起。

尿道
通过海绵组织延伸。

海绵组织
当它充满血液时就会膨胀，维持勃起。

前列腺和附睾

前列腺是位于直肠前方和膀胱下方的腺体。它有胡桃大小，环绕着尿道根部。尿道是一根从膀胱输送尿液的管子。前列腺分泌一种液体，这种液体是精液的组成部分，负责运送精子。在性高潮时，肌肉收缩将该液体从前列腺通过尿道排出。附睾是一根管道，当它完全伸展时，大约长6米。在男性体内，它是弯曲盘绕的，位于睾丸的后面，并在这里与相应的输精管相连。输精管储存精子并为它们提供出口途径。精囊是两个连接输精管两侧并形成射精管的膜性容器。

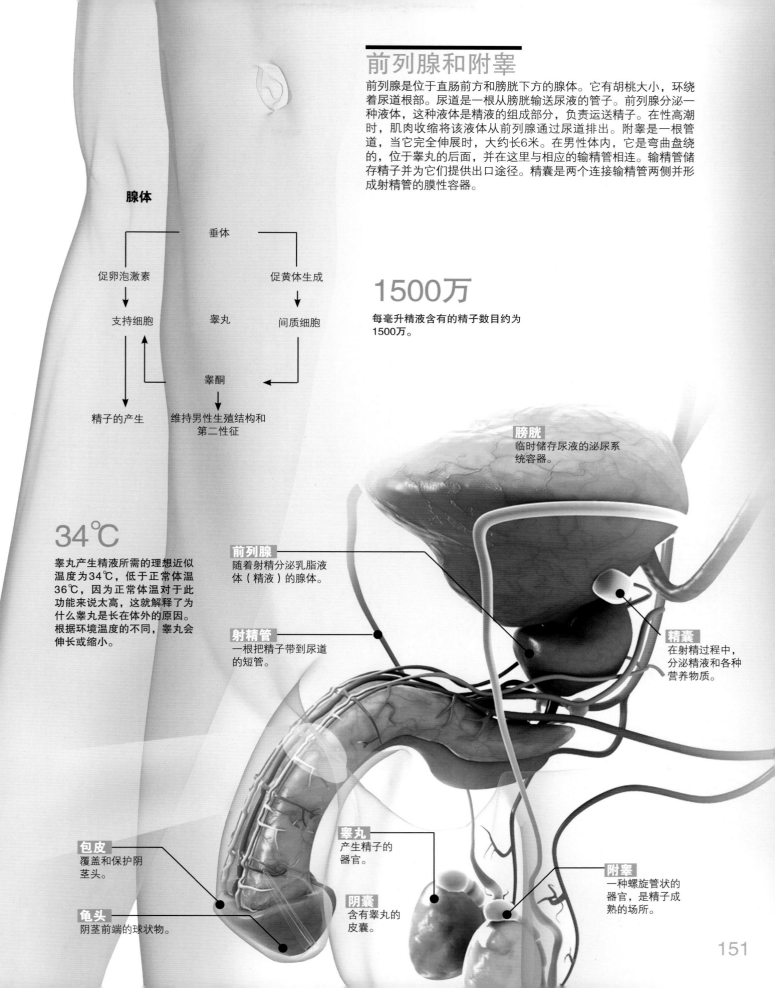

腺体

- 垂体
  - 促卵泡激素 → 支持细胞
  - 睾丸
  - 促黄体生成 → 间质细胞
- 睾酮
- 支持细胞 → 精子的产生
- 睾酮 → 维持男性生殖结构和第二性征

1500万

每毫升精液含有的精子数目约为1500万。

34℃

睾丸产生精液所需的理想近似温度为34℃，低于正常体温36℃，因为正常体温对于此功能来说太高，这就解释了为什么睾丸是长在体外的原因。根据环境温度的不同，睾丸会伸长或缩小。

膀胱
临时储存尿液的泌尿系统容器。

前列腺
随着射精分泌乳脂液体（精液）的腺体。

射精管
一根把精子带到尿道的短管。

精囊
在射精过程中，分泌精液和各种营养物质。

包皮
覆盖和保护阴茎头。

龟头
阴茎前端的球状物。

睾丸
产生精子的器官。

阴囊
含有睾丸的皮囊。

附睾
一种螺旋管状的器官，是精子成熟的场所。

女性生殖系统

它的主要功能是产生卵子，其器官排列允许雄性生殖系统的精子对卵子进行受精，并从那一刻起促进一系列统称为妊娠的过程，以创造一个新生命。女性生殖系统的内部器官是阴道、子宫、卵巢和输卵管。外生殖器，通常被称为外阴，相对隐蔽，包括大阴唇、小阴唇、阴蒂、尿道口、前庭大腺，以及通往阴道的阴道口。月经周期支配着生殖系统的运转。

28天月经周期

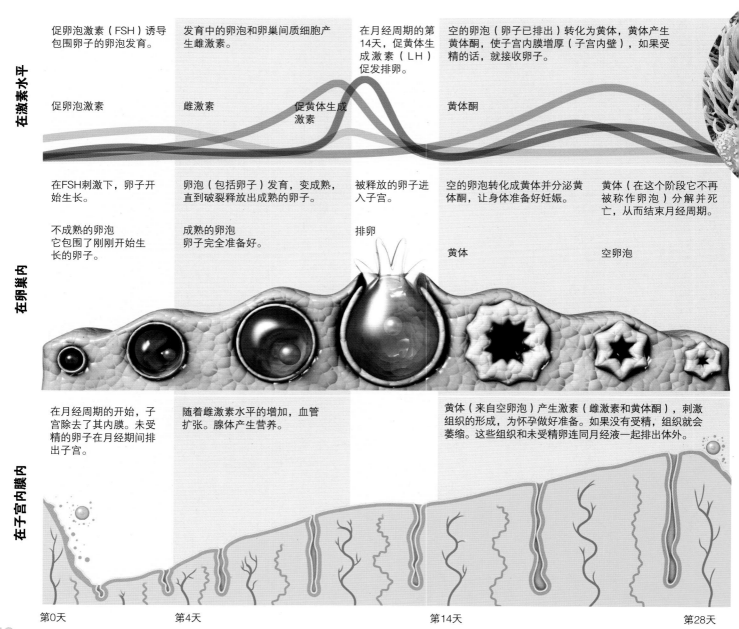

在激素水平

促卵泡激素（FSH）诱导包围卵子的卵泡发育。

发育中的卵泡和卵巢间质细胞产生雌激素。

在月经周期的第14天，促黄体生成激素（LH）促发排卵。

空的卵泡（卵子已排出）转化为黄体，黄体产生黄体酮，使子宫内膜增厚（子宫内壁），如果受精的话，就接收卵子。

促卵泡激素

雌激素

促黄体生成激素

黄体酮

在卵巢内

在FSH刺激下，卵子开始生长。

卵泡（包括卵子）发育，变成熟，直到破裂释放出成熟的卵子。

被释放的卵子进入子宫。

空的卵泡转化成黄体并分泌黄体酮，让身体准备好妊娠。

黄体（在这个阶段它不再被称作卵泡）分解并死亡，从而结束月经周期。

不成熟的卵泡
它包围了刚刚开始生长的卵子。

成熟的卵泡
卵子完全准备好。

排卵

黄体

空卵泡

在子宫内膜内

在月经周期的开始，子宫除去了其内膜。未受精的卵子在月经期间排出子宫。

随着雌激素水平的增加，血管扩张。腺体产生营养。

黄体（来自空卵泡）产生激素（雌激素和黄体酮），刺激组织的形成，为怀孕做好准备。如果没有受精，组织就会萎缩。这些组织和未受精卵连同月经液一起排出体外。

第0天 第4天 第14天 第28天

2亿

女婴出生时体内的卵子数目大约是2亿。在10~14岁之间，剩下30万~40万个卵子，其中只有400个将在她的一生中完全成熟。

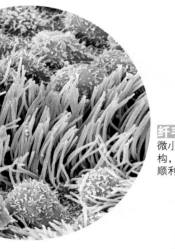

纤毛
微小的毛发似的结构，使卵子能非常顺利地移动。

菌毛
在排卵过程中引导释放的卵子移向输卵管的丝状结构。

月经：女性生殖的关键

女性生殖系统比男性生殖系统受到更多保护，因为骨盆的骨骼结构可以容纳并保护它。女性生殖系统发育开始于10岁左右，从那时起女性雌激素将开始一个3~4年的分泌过程。在此过程中，生殖器官、乳房、阴毛和身体的整体形态都将发生变化。在13岁左右（个别人会稍早或稍晚），第一次月经也就是初潮出现，标志着女性生育能力的开始。正常情况下，一位女性的生育能力可以维持几十年。在绝经期，受精不再可能，但女性的性生活通常不会受到影响，可以正常地继续下去。

输卵管
靠近每个卵巢的管子，接收成熟的卵子并将其运送到子宫。长约10厘米，直径约0.25厘米。

卵巢
含有卵泡，其中一个或两个在每个月经周期中成熟。

子宫
其肌肉壁会伸展以适应胎儿的发育。

宫颈
子宫的颈部，月经液和其他分泌物从此通过。它也允许精子进入。它在分娩时会大大地扩展。

阴道
富有伸展性的肌性管道，在发生性关系和分娩期间会伸展。它内部有一层黏膜组织，提供润滑和酸性介质，以抵御感染。它是子宫通向外部的通道。

阴蒂
对性刺激有反应的敏感组织突起。

腺体

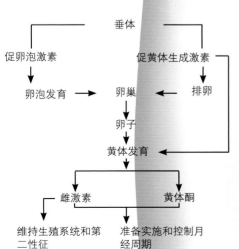

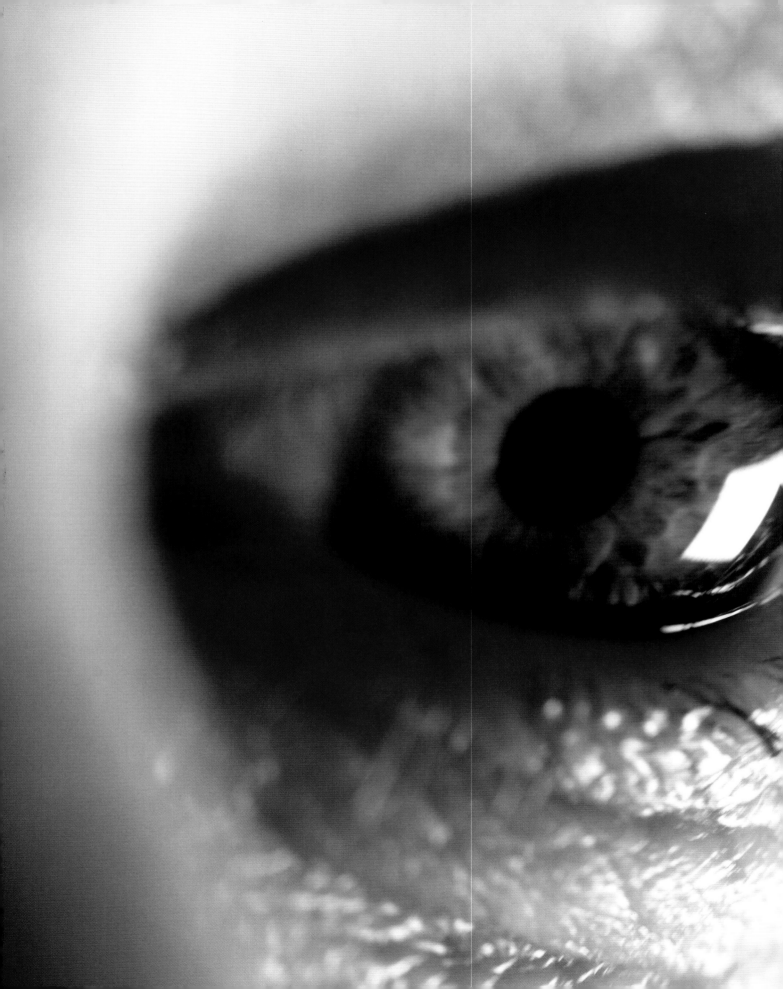

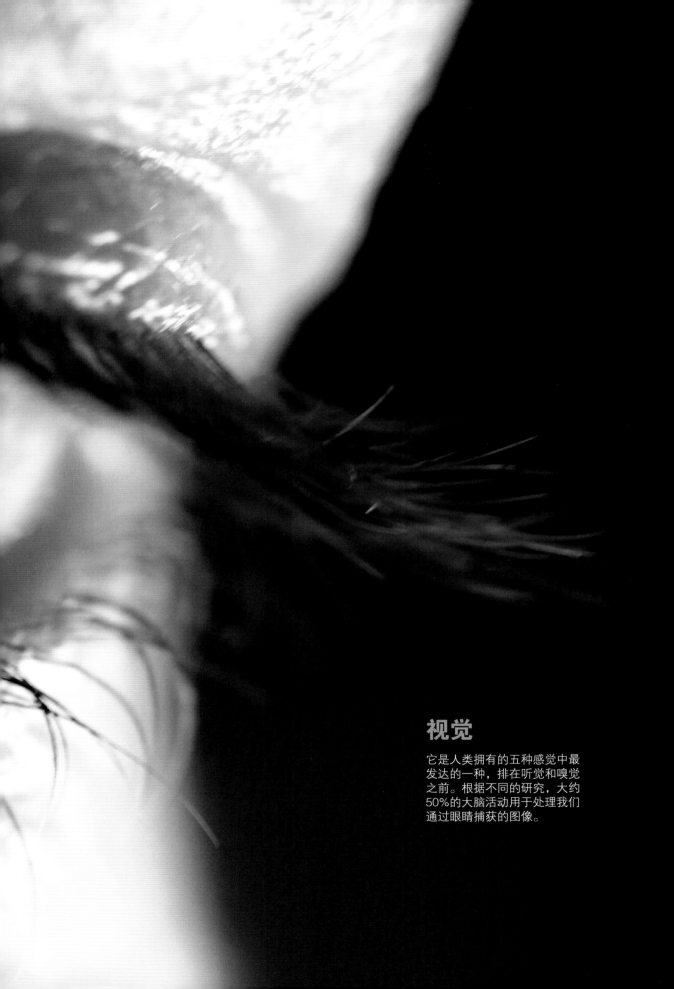

视觉

它是人类拥有的五种感觉中最发达的一种，排在听觉和嗅觉之前。根据不同的研究，大约50%的大脑活动用于处理我们通过眼睛捕获的图像。

嗅觉和味觉

人体的这两种感觉是消化系统的强大盟友。 味觉对到达的已溶解的化学物质（例如以食物的形式）进行感知。味觉系统主要位于舌头的上表面，唾液是溶解和品尝的基本成分。嗅觉包含当这些化学物质以分散的芳香形式出现时对它们的感知。嗅觉的作用距离比味觉的作用距离要远，可以捕捉到漂浮在环境中的物质。据估计，嗅觉比我们其他任何感觉的灵敏度都要高出1万倍。

嗅觉细胞

它们位于鼻腔深处，覆盖延伸在所谓的嗅觉上皮上。据计算，那里大约有2500万个细胞。它们的寿命平均为30天，之后它们将被新细胞取代。每个嗅觉感受器的一端与嗅球相连并传递它所记录的感觉，从而使嗅球能够将含有必要信息的神经脉冲发送到大脑；另一端终止于一组纤毛，这些纤毛能够捕获气味颗粒以供感受器检测。

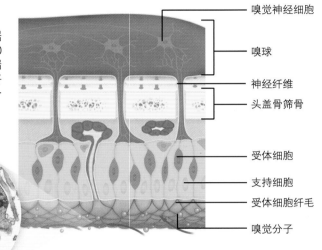

嗅觉神经细胞
嗅球
神经纤维
头盖骨筛骨
受体细胞
支持细胞
受体细胞纤毛
嗅觉分子

10000

嗅觉可以分辨出10000种气味。

味觉乳突

舌头是味觉的主要部位。它在口腔底部具有很大的灵活性，含有5000~12000个味觉乳头。每个乳突有大约50个感觉细胞，平均寿命为10天。唾液腺在食物摄入或摄入前被激活，它们产生一种被称为唾液的碱性液体。唾液是一种化学溶剂，与舌头一起分解组成食物的物质，并可以通过味道区分它们。舌头负责通过菌状乳头来感知这些味道，正是由于这些菌状乳头，舌头表面呈现出粗糙的外观。

4 种味道

舌头表面可以区分甜、咸、酸和苦4种味道。

味觉乳突

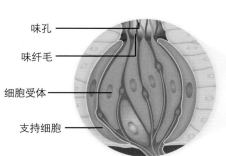

味孔
味纤毛
细胞受体
支持细胞

舌头表面

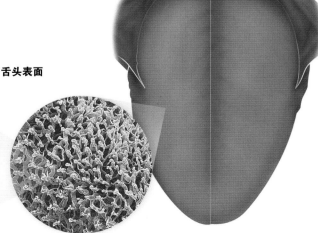

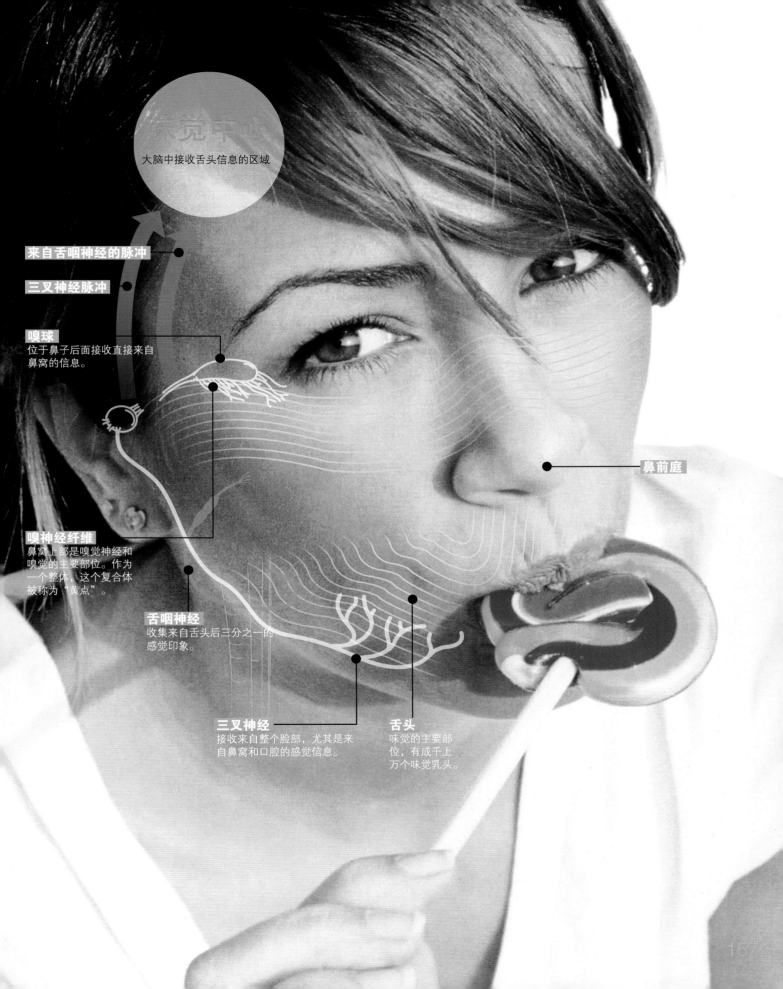

味觉中枢
大脑中接收舌头信息的区域

来自舌咽神经的脉冲

三叉神经脉冲

嗅球
位于鼻子后面接收直接来自
鼻窝的信息。

嗅神经纤维
鼻窝上部是嗅觉神经和
嗅觉的主要部位。作为
一个整体，这个复合体
被称为"黄点"。

舌咽神经
收集来自舌头后三分之一的
感觉印象。

鼻前庭

三叉神经
接收来自整个脸部，尤其是来
自鼻窝和口腔的感觉信息。

舌头
味觉的主要部
位，有成千上
万个味觉乳头。

169

触觉和皮肤

触觉是五种感觉之一。它的功能是感知接触、压力和温度的感觉，并将其发送到大脑。皮肤是一种覆盖全身以保护身体的器官，触觉感受器位于皮肤（外皮）中。皮肤细胞不断更新，当感受到外部变化（例如温度的变化）时，它会激活反射机制来调节基本的生理过程，比如维持体温。以分泌物为例，汗腺通过排汗来调节体温。皮脂腺对它们所在区域的水合作用和卫生都很重要。

最薄和最厚的皮肤

人体最薄的皮肤是眼睑，最厚的是脚底。两者都像身体的所有其他皮肤一样，对肌肉、骨骼、神经、血管和内部器官有着保护作用。人们认为头发和指甲是改良过的皮肤。人体全身都长着毛发（或汗毛），手掌、脚底、眼皮和嘴唇除外。

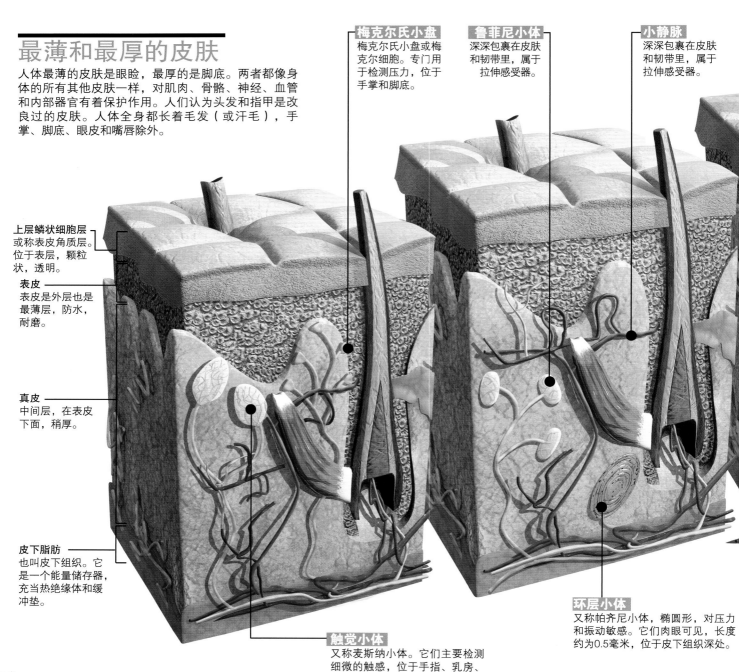

上层鳞状细胞层
或称表皮角质层。位于表层，颗粒状，透明。

表皮
表皮是外层也是最薄层，防水，耐磨。

真皮
中间层，在表皮下面，稍厚。

皮下脂肪
也叫皮下组织。它是一个能量储存器，充当热绝缘体和缓冲垫。

梅克尔氏小盘
梅克尔氏小盘或梅克尔细胞。专门用于检测压力，位于手掌和脚底。

鲁菲尼小体
深深包裹在皮肤和韧带里，属于拉伸感受器。

小静脉
深深包裹在皮肤和韧带里，属于拉伸感受器。

触觉小体
又称麦斯纳小体。它们主要检测细微的触感，位于手指、乳房、生殖器和嘴唇中。

环层小体
又称帕齐尼小体，椭圆形，对压力和振动敏感。它们肉眼可见，长度约为0.5毫米，位于皮下组织深处。

皮肤

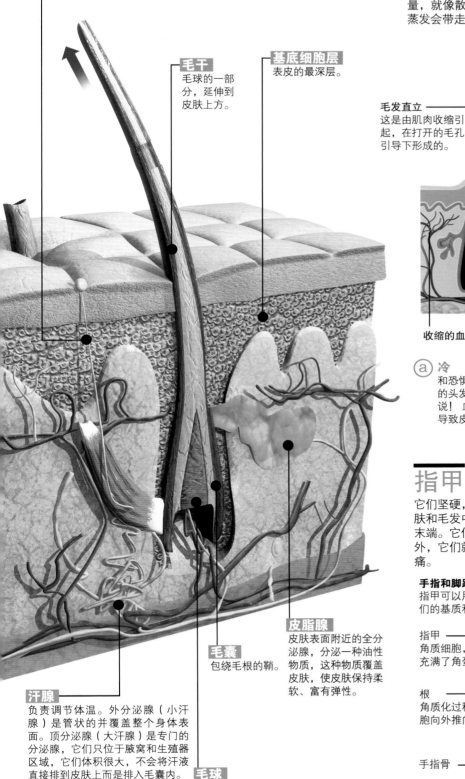

男性皮肤比女性皮肤产生更多的皮脂或油性分泌物，因此，男性皮肤比女性皮肤更坚韧、更油腻。

汗腺导管
汗液是汗腺分泌的液体，由水、盐和毒素组成，汗液通过汗腺导管流动。

毛干
毛球的一部分，延伸到皮肤上方。

基底细胞层
表皮的最深层。

汗腺
负责调节体温。外分泌腺（小汗腺）是管状的并覆盖整个身体表面。顶分泌腺（大汗腺）是专门的分泌腺，它们只位于腋窝和生殖器区域，它们体积很大，不会将汗液直接排到皮肤上而是排入毛囊内。

毛囊
包绕毛根的鞘。

毛球
毛发下端，较粗，包围着神经乳头。

皮脂腺
皮肤表面附近的全分泌腺，分泌一种油性物质，这种物质覆盖皮肤，使皮肤保持柔软、富有弹性。

对温度的反应

当皮肤感知到冷时，血管和肌肉就会收缩，以防止热量散失，头发会因此竖起来，导致通常所说的"鸡皮疙瘩"；当皮肤感知到热时，则发生相反的情况：血管会扩张，因为皮肤从大脑那里得到了散热的指令，而血管会释放热量，就像散热器一样。汗腺分泌汗液到皮肤表面，汗液的蒸发会带走皮肤的热量。

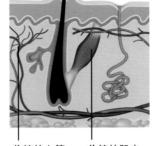

毛发直立
这是由肌肉收缩引起的，在打开的毛孔引导下形成的。

鸡皮疙瘩
毛发直立时，毛发周围的表皮也会形成突起或隆起。

收缩的血管　　收缩的肌肉

ⓐ **冷**
和恐惧一样，冷会使一个人的头发竖起来——不夸张地说！血管和肌肉两者的收缩导致皮肤上的毛发直立。

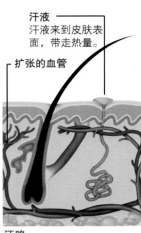

汗液
汗液来到皮肤表面，带走热量。

扩张的血管

汗腺
分泌汗液，并输送汗液上升到表皮表面。

ⓑ **热**
热会引起汗液的分泌，温度越高，汗液分泌越多。汗液蒸发，带走身体的热量，让人体冷却。

指甲

它们坚硬，如角。指甲的主要成分是角蛋白，一种也存在于皮肤和毛发中的蛋白质。指甲的功能是覆盖和保护手指和脚趾的末端。它们的细胞从增生的基质中产生并纵向前进。一旦在体外，它们就会死亡，这就是为什么你剪指甲的时候不会感到疼痛。

手指和脚趾的盾牌
指甲可以用肉眼看到，但手指和脚趾的保护结构也包含它们的基质和骨骼结构。

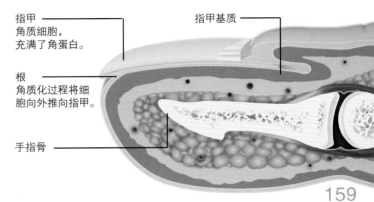

指甲
角质细胞，充满了角蛋白。

根
角质化过程将细胞向外推向指甲。

指甲基质

手指骨

眼睛解剖

从世界进入大脑的大部分信息都依赖于视觉。眼睛是人体最复杂的器官之一，它能让我们在触摸到物体或知道物体离我们有多远之前，就能判断物体的大小和质地。在有光的情况下，超过1亿个细胞瞬间被激活，将感知到的图像转换成神经脉冲并传递到大脑。因此，人体70%的感觉感受器都集中在眼睛里。大脑以正确的形式接收信息是至关重要的，否则，事物就会显得扭曲。

眼睛如何看见东西？

物体向各个方向反射光线。当光线进入眼睛后，部分被角膜聚焦，角膜可以折射进入眼睛的光线；晶状体使光线聚焦，通过改变自身形状，使光线到达所需的焦点；接着，光线穿过眼睛内部，到达视网膜，被感知到的光线会产生物体的倒像，然后视网膜将这些信息发送给大脑；大脑对其进行处理，并构建出物体的正确图像。由于中央凹的作用，眼睛可以感知物体的形状和颜色等细节。

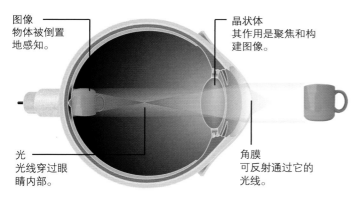

图像
物体被倒置地感知。

晶状体
其作用是聚焦和构建图像。

光
光线穿过眼睛内部。

角膜
可反射通过它的光线。

三维空间内的视觉

当眼睛向前看时，视野是双目的，因为两只眼睛在同时看，而每只眼睛从不同的角度看。因此，眼睛看到的图像是叠加的，这就让立体视觉（来自不同角度的相同物体的两个图像，没有变形）成为可能。大脑在三维空间中感知图像。

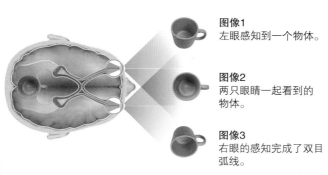

图像1
左眼感知到一个物体。

图像2
两只眼睛一起看到的物体。

图像3
右眼的感知完成了双目弧线。

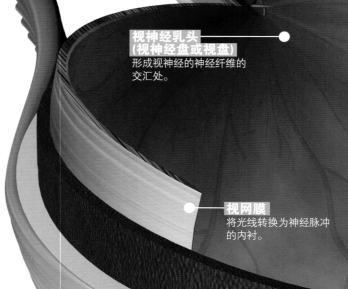

眼肌
眼肌是包围眼睛的6块肌肉之一，使眼睛向四面八方转动。

中央凹
中央凹是视网膜的一部分，可以区分形状和颜色。

视神经
把视网膜的脉冲传送到大脑。

视神经乳头（视神经盘或视盘）
形成视神经的神经纤维的交汇处。

视网膜
将光线转换为神经脉冲的内衬。

虹膜

彩色膜状圆盘，中间有瞳孔。它有两种类型的肌肉纤维：圆形和放射状。在强光下，圆形肌肉纤维会收缩而放射状肌肉纤维会放松，使瞳孔缩小以减少进入的光量。当光线不足时，圆形肌肉纤维放松，放射状肌肉纤维收缩，使瞳孔扩大，以便吸收更多的光线，保证视物清晰。

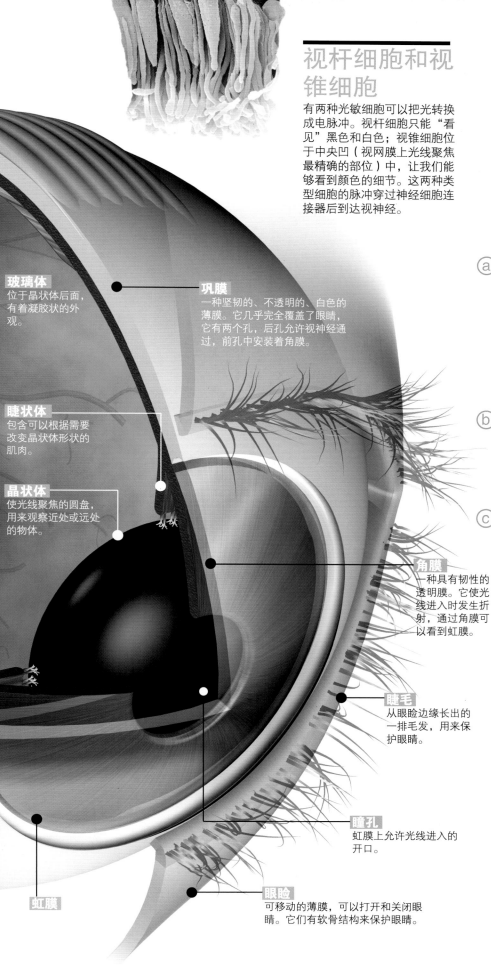

视杆细胞和视锥细胞

有两种光敏细胞可以把光转换成电脉冲。视杆细胞只能"看见"黑色和白色；视锥细胞位于中央凹（视网膜上光线聚焦最精确的部位）中，让我们能够看到颜色的细节。这两种类型细胞的脉冲穿过神经细胞连接器后到达视神经。

视力问题

最常见的问题包括视物失焦，一般是远视和近视。这两种情况都可以通过镜片来矫正。一种称为色盲或道尔顿症（先天性色觉障碍）的遗传性疾病不太常见。

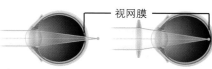

(a) **远视**

远视使我们很难看到离得很近的物体。当图像聚焦在视网膜后面时，就会发生这种情况。可以通过凸（会聚）透镜来矫正，凸透镜可以使光线正确地照射到视网膜上。

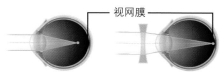

(b) **近视**

这张图像形成在视网膜前面，往往发生在眼球长于正常时。近视的人很难看清远处的物体。近视可以用凹（发散）透镜或激光手术矫正。

(c) **色盲**

色盲的人在区分某些颜色时有困难。这是一种由于缺乏对红色、绿色或蓝色敏感的视锥细胞而引起的遗传性疾病。

玻璃体
位于晶状体后面，有着凝胶状的外观。

巩膜
一种坚韧的、不透明的、白色的薄膜。它几乎完全覆盖了眼睛，它有两个孔，后孔允许视神经通过，前孔中安装着角膜。

睫状体
包含可以根据需要改变晶状体形状的肌肉。

晶状体
使光线聚焦的圆盘，用来观察近处或远处的物体。

角膜
一种具有韧性的透明膜。它使光线进入时发生折射，通过角膜可以看到虹膜。

睫毛
从眼睑边缘长出的一排毛发，用来保护眼睛。

瞳孔
虹膜上允许光线进入的开口。

虹膜

眼睑
可移动的薄膜，可以打开和关闭眼睛。它们有软骨结构来保护眼睛。

保护

眼睑可以保护眼睛并保持眼睛湿润；睫毛能防止灰尘进入眼睛；眉毛能防止汗水进入眼睛；鼻泪管将泪水从鼻腔带到泪管——眼睛末端的小孔——眼泪分泌的地方。

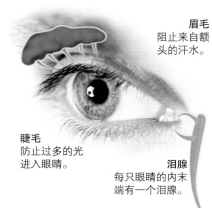

眉毛
阻止来自额头的汗水。

睫毛
防止过多的光进入眼睛。

泪腺
每只眼睛的内末端有一个泪腺。

161

听力机制

耳朵是负责听觉和维持平衡的感官。当耳朵感知到声音时，它会记录其特征——音量、音调和音质——以及声音发出的方向。一组神经末梢接收有关身体运动的信息并将其传递给大脑以维持动态和静态平衡。耳朵对于通过语言或其他方式如音乐进行的沟通很重要。从蚊子的嗡嗡声到飞机的轰鸣声，耳朵能辨别很广的音量范围。耳朵内有人体最小的骨头。

频率

声音频率是指声音使空气振动的速度，其衡量单位是赫兹（Hz）：1赫兹相当于每秒振动1次。高频率对应高声音，低频率对应低声音。人耳可以听到每秒20到20000次振动的声音。

螺旋器

包含收集振动并将机械能转化为神经系统能量的纤毛细胞。脉冲通过耳蜗神经到达大脑。神经细胞没有再生能力，所以如果它们缺失，听力也会随之丧失。

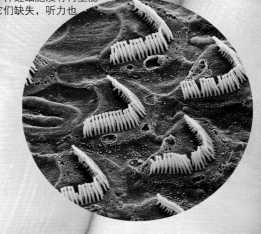

人类和动物可听到的频率

主体	最小	最大
人（10岁）	20 Hz	20000 Hz
人（60岁）	20 Hz	12000 Hz
狗	60 Hz	45000 Hz
青蛙	100 Hz	3000 Hz
蝙蝠	1000 Hz	120000 Hz
猫	60 Hz	65000 Hz

声音的处理

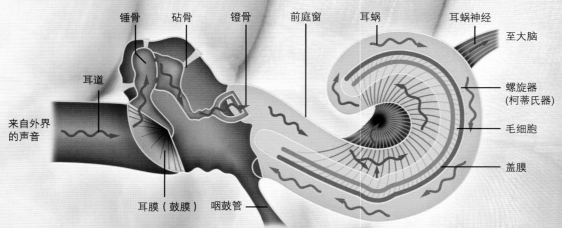

锤骨　砧骨　镫骨　前庭窗　耳蜗　耳蜗神经　至大脑　螺旋器（柯蒂氏器）　毛细胞　盖膜　耳道　来自外界的声音　耳膜（鼓膜）　咽鼓管

① **进入**
声波被耳朵捕捉到，并通过耳道进入。

② **振动**
鼓膜记录声波强度。

③ **传递**
鼓膜的振动传递到锤骨，然后从锤骨到砧骨，从砧骨到镫骨，从镫骨到前庭窗，从前庭窗到耳蜗，最后从耳蜗到耳蜗神经，将耳蜗神经的电脉冲传递给大脑。

平衡

内耳保持动、静平衡。在耳蜗上方有三个半规管，它们是螺旋状的导管。在半规管内部有一层凝胶状的膜和成千上万的纤毛或毛状结构，连接它们和大脑的脑神经从中横穿而过。当头部移动时，这个胶质膜就会移位，微小的纤毛会向大脑发送关于移位速度和方向的信息。在此基础上，身体可以根据需要移动以保持平衡。过度运动会导致恶心，因为即使运动停止，纤毛也会继续移动。

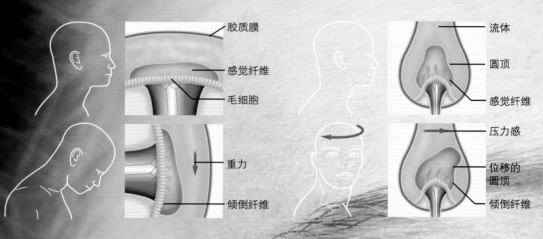

直线运动
由于高度的不同，胶质膜的位移改变了听觉纤毛的结构。

旋转运动
胶质膜呈圆顶状，这样横向的旋转运动也会干扰其平衡。

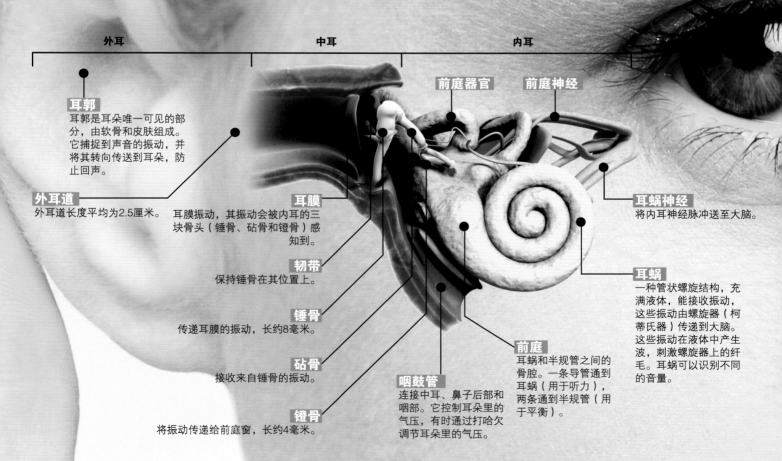

外耳　　　　　　　　　中耳　　　　　　　　　内耳

前庭器官　　**前庭神经**

耳郭
耳郭是耳朵唯一可见的部分，由软骨和皮肤组成。它捕捉到声音的振动，并将其转向传送到耳朵，防止回声。

外耳道
外耳道长度平均为2.5厘米。

耳膜
耳膜振动，其振动会被内耳的三块骨头（锤骨、砧骨和镫骨）感知到。

韧带
保持锤骨在其位置上。

锤骨
传递耳膜的振动，长约8毫米。

砧骨
接收来自锤骨的振动。

咽鼓管
连接中耳、鼻子后部和咽部。它控制耳朵里的气压，有时通过打哈欠调节耳朵里的气压。

镫骨
将振动传递给前庭窗，长约4毫米。

前庭
耳蜗和半规管之间的骨腔。一条导管通到耳蜗（用于听力），两条通到半规管（用于平衡）。

耳蜗神经
将内耳神经脉冲送至大脑。

耳蜗
一种管状螺旋结构，充满液体，能接收振动，这些振动由螺旋器（柯蒂氏器）传递到大脑。这些振动在液体中产生波，刺激螺旋器上的纤毛。耳蜗可以识别不同的音量。

言语语言和非言语语言

口语是一种语言的口头表达，包括发音，这是语言形成的方式。然而，一个人也可以通过说话以外的方式来表达自己的思想，比如通过符号、面部表情或手势，这些都是所谓的非言语沟通的方法，这些方法也可以表达思想。

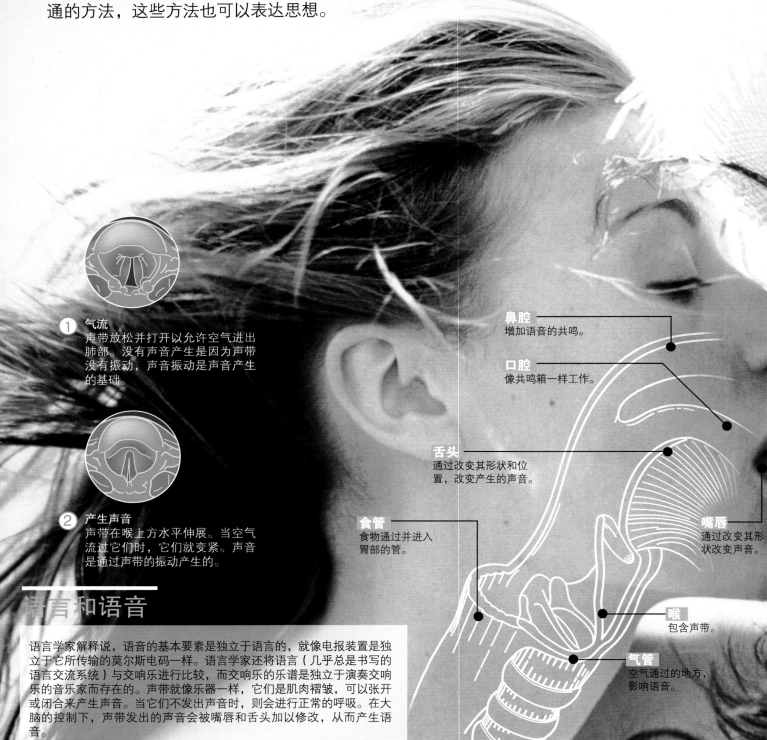

① 气流
声带放松并打开以允许空气进出肺部。没有声音产生是因为声带没有振动，声音振动是声音产生的基础。

② 产生声音
声带在喉上方水平伸展。当空气流过它们时，它们就变紧。声音是通过声带的振动产生的。

鼻腔
增加语音的共鸣。

口腔
像共鸣箱一样工作。

舌头
通过改变其形状和位置，改变产生的声音。

嘴唇
通过改变其形状改变声音。

食管
食物通过并进入胃部的管。

喉
包含声带。

气管
空气通过的地方，影响语音。

语言和语音

语言学家解释说，语音的基本要素是独立于语言的，就像电报装置是独立于它所传输的莫尔斯电码一样。语言学家还将语言（几乎总是书写的语言交流系统）与交响乐进行比较，而交响乐的乐谱是独立于演奏交响乐的音乐家而存在的。声带就像乐器一样，它们是肌肉褶皱，可以张开或闭合来产生声音。当它们不发出声音时，则会进行正常的呼吸。在大脑的控制下，声带发出的声音会被嘴唇和舌头加以修改，从而产生语音。

手语

人类面部的表达力是超过30块肌肉收缩时使不同小区域的皮肤紧张的结果，它们中的大多数都是成对地运作。在大多数情况下，它们的使用都是反射性的，比如手势、面部表情和鬼脸往往是伴随着说话进行的，而在某些情况下则是无声的表达。然而，在其他情况下，比如在表演艺术中，它们的运用和掌握是可以研究和练习的。这方面最常见的例子就是哑剧艺术，哑剧是一种能够演出完整的并可以非常有效地传播的戏剧，不需要借助语言或声音。面部的肌肉也用来交流感情。

面部表情

皱眉
眉毛上皱眉肌的作用。

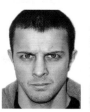 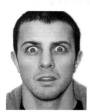

吃惊
前额的肌肉收缩。

布罗卡区
控制语音清晰度。

视觉
接收和分析来自眼睛的神经脉冲。

韦尼克区
控制语言理解。

微笑
微笑肌和颧大肌的作用。

165

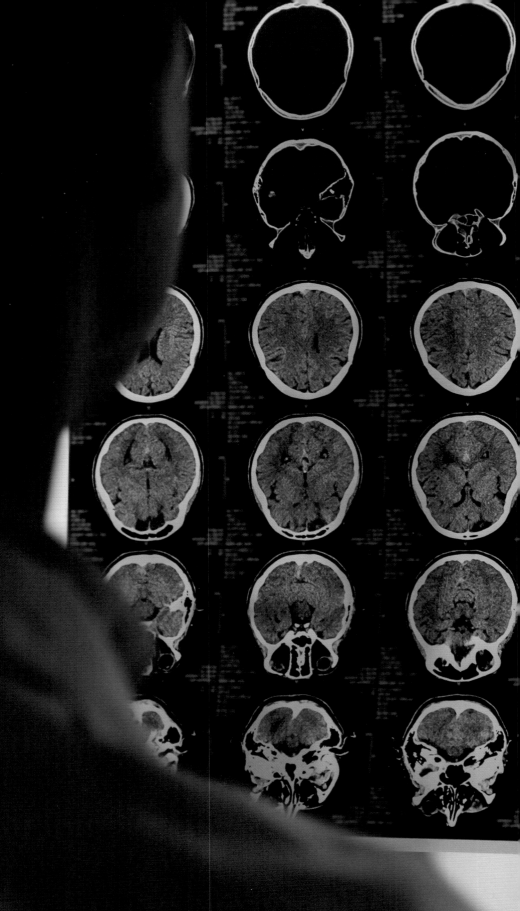

大脑活动

神经科学已经打破了一个普遍的观点，那就是我们仅仅使用了大脑容量的10%。由于有了诸如磁共振之类的技术，已经证明大脑中没有未使用过的区域，即使是当我们睡觉的时候。

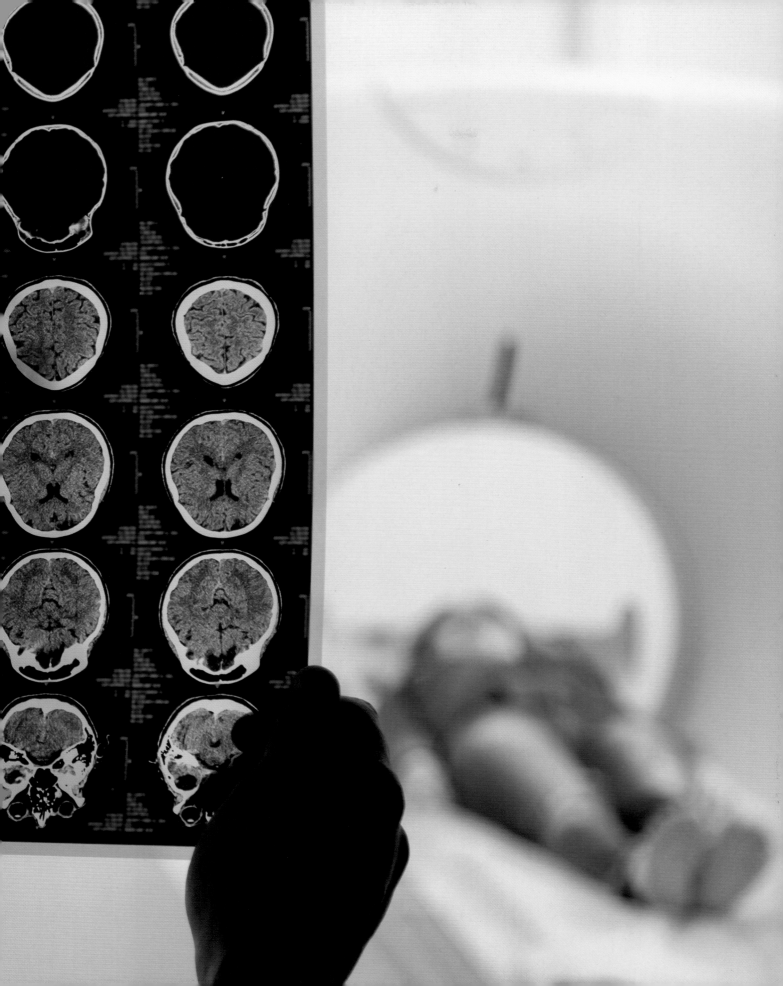

神经系统

神经系统是人体最复杂的系统，其许多特性和潜力仍然未知。与内分泌系统一起，负责控制机体的功能活动。它的具体功能是负责运动活动和智力活动，如记忆、情感和意志。神经系统分为两部分：中枢神经（大脑和脊髓）系统和周围神经（位于中枢部分之外的神经）系统。

伟大的协调员

神经系统是身体所有部位和器官功能的重要协调器。在较简单的生物体中，如单细胞生物，同样简单的细胞接收感觉并对其做出反应，而不需要中介或单个专门协调。然而，在更复杂的生物的，如人体，身体不同部位的细胞也是如此。其中有受体相关的器官或细胞，它们接受刺激（例如与眼睛或肌肉相关的细胞）。还有效应细胞（如肌肉或腺体的细胞），它们主要参与这些功能的反应。神经系统通过将这些功能联系在一起：大脑、脊髓和神经。神经由许多被结合组织所包裹的轴突和树突组成。这些神经元群在大脑和脊髓外时被称为神经，在大脑内部被称为细胞核。

大脑
伟大的活动中心。

面神经
允许面部肌肉运动。

小脑
控制平衡和运动协调。

正中神经
控制覆盖手腕和前臂的肌肉。

拇掌侧总神经
控制手和掌的肌肉。

神经脉冲在有髓鞘的神经中传播的速度：90米/秒。

中枢神经
由大脑（大脑、小脑和脊髓球）和脊柱组成。它从感觉和其他器官、肌肉接收信息并将指令发送给肌肉（例如疼痛）或中枢神经部的神经信号。

迷走神经
伸向各个器官的分支，参与控制心律。

脊髓
始于大脑底部并沿脊椎的三分之二延伸的神经束。

腰丛
控制肩胛的下部、臀部和腿部的一部分。它接收收来自脊柱腰部的神经。

周围神经
它的功能是为中枢神经系统提供信息并协调运动。它分为脑神经和自主神经。感觉神经通知中枢神经系统检测到的外部变化（例如膀胱的充盈）。躯体神经发出有关不同肌肉的指令，例如握手或踢球。自主神经系统自动控制内部器官如心脏的功能。

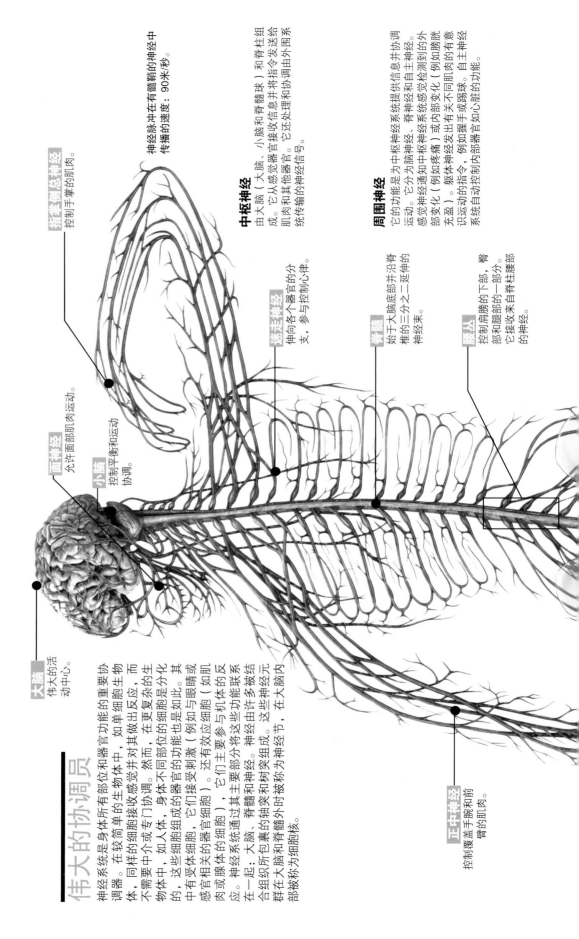

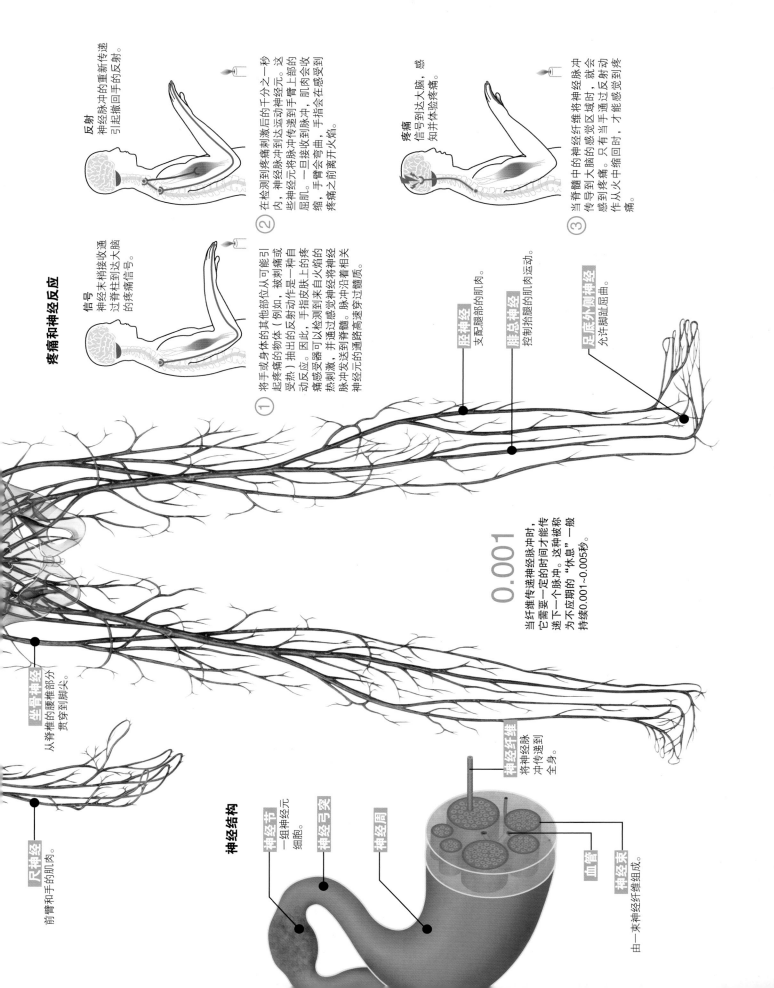

疼痛和神经反应

反射
神经脉冲的重新传递引起撤回手的反射。

信号
神经末梢接收通过脊柱到达大脑的疼痛信号。

① 将手或身体的其他部位从可能引起疼痛的物体（例如，被刺痛或受热）抽出的反射动作是一种自动反应。因此，手指皮肤上的疼痛感受器可以检测到来自火焰的热刺激，并通过脊髓。脉冲发送到脊髓。脉冲沿着神经元的通路高速穿过髓质。

② 在检测到疼痛刺激后的千分之一秒内，神经脉冲到达运动神经元。这些神经脉冲将沿着运动神经到手臂上部的屈肌，一旦接收到脉冲，肌肉会收缩，手臂会弯曲，手指会在感受到疼痛之前离开火焰。

疼痛
信号到达大脑，感知并体验疼痛。

③ 当脊髓中的神经纤维将神经脉冲传导到大脑的感觉区域时，就会反射动作感觉到疼痛。只有当手在中缩回时，才能感觉到疼痛。

胫神经
支配腿部的肌肉。

腓总神经
控制抬腿部的肌肉运动。

足底外侧神经
允许脚趾屈曲。

坐骨神经
从脊椎的腰椎部分贯穿到脚尖。

尺神经
前臂和手的肌肉。

0.001
当纤维传递神经脉冲时，它需要一定的时间才能传递下一个脉冲。这段神经被称为"休息"一般为不应期的0.001~0.005秒。

神经结构

神经节
一组神经元细胞。

神经弓突

神经间

神经纤维
将神经脉冲传递到全身。

血管

神经束
由一束神经纤维组成。

神经元

神经元是构成神经系统的细胞。 它们的功能是以电信号的形式将携带信息的脉冲传送到大脑，并从大脑传递到周围神经。神经元为系统的活动提供了基础，形成了一个高度复杂的通信网络。它们被其他不可兴奋的神经细胞所包围和保护，这些不可兴奋的神经细胞称为神经胶质细胞，占机体所有神经细胞的一半以上。

可塑性

每个神经元基本上是由细胞体、轴突和许多树突组成。神经元之间建立的通信类似于对话，或者持续不断的信息交流。大脑的能力更多的取决于神经元之间建立的电路和连接的功能而不是神经元本身的数量。这些联系被各种各样的因素（如学习、饮食、习惯、锻炼、药物和事故的影响）激活、停用和修改。有些神经元如果受损可以再生。

突触节点
轴突分支的终点，它含有传递神经脉冲的化学物质。

髓鞘
一种脂肪层，隔离一些神经元的轴突，以加速神经脉冲的传递。在周围神经系统中，该鞘由施旺细胞组成。

朗氏结
帮助神经脉冲传导的髓鞘的开口。

线粒体
为细胞提供能量。

轴突
传递脉冲的神经纤维。

细胞核
包含神经元的遗传物质。

施旺细胞
包围轴突的神经胶质细胞。

细胞体
生成神经元细胞的重要过程。

人的大脑重约1.5千克，体积只有立方分米左右，大约由100多亿个经细胞所组成。每个神经细胞周围有1000~10000个突触伸展出去，相邻的神经细胞的突触相交联。总来说，大脑有1000万亿个突触。

树突
从其他神经元捕获信号的突起。一个神经元可以有大约200个树突；树突的数目因细胞而异。

1000亿
人体内相互连接的神经元的数量为1000亿。

传输和突触

突触是神经元之间的通信点。它包括一个突触间隙、一个突触旋钮和一个神经信号指向的目标。为了激活神经元，必须有一种刺激物将细胞膜内的电荷从负向正转换。神经脉冲通过轴突向突触小体传播，并释放出称为神经传导物质的化学物质。这些反过来又能刺激被指向的目标做出反应。

肌肉神经接触点

这是神经元和骨骼肌纤维之间的一种特殊的突触，会导致肌肉的自主收缩。

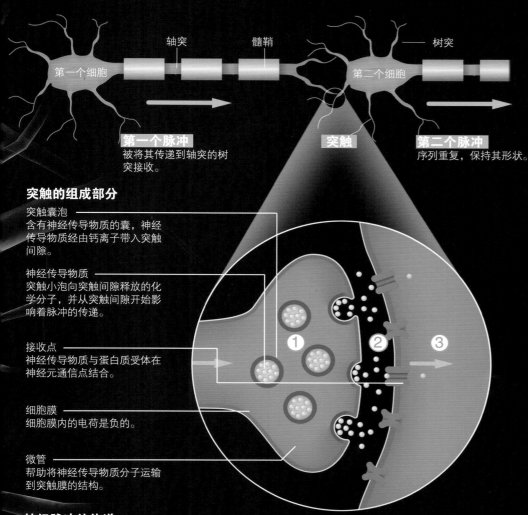

轴突　　　髓鞘　　　　　　　　　　树突

第一个细胞　　　　　　　　　第二个细胞

第一个脉冲
被将其传递到轴突的树突接收。

突触

第二个脉冲
序列重复，保持其形状。

突触的组成部分

突触囊泡
含有神经传导物质的囊，神经传导物质经由钙离子带入突触间隙。

神经传导物质
突触小泡向突触间隙释放的化学分子，并从突触间隙开始影响着脉冲的传递。

接收点
神经传导物质与蛋白质受体在神经元通信点结合。

细胞膜
细胞膜内的电荷是负的。

微管
帮助将神经传导物质分子运输到突触膜的结构。

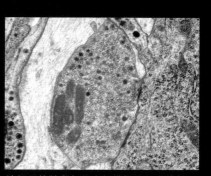

神经元的轴突与肌肉纤维相连。在接触点，在神经元和效应器之间，神经元和具有电兴奋组织的肌肉之间，以及神经元和运动结果之间会产生化学突触。

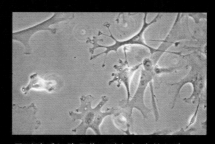

星形胶质细胞是位于脑组织中的细胞，它们在数量上超过神经元。星形胶质细胞有一些微妙的突起，这些突起与血管相连，调节着神经元和血液之间营养和废物的流动。

神经脉冲的传递

① **没有信息**
当神经元处于静止状态时，神经元内部的钠离子均匀分布，因此细胞膜内的电荷永久为负。

② **脉冲到来**
神经传导物质到达树突时，会导致电荷的逆转，电荷在这个区域变为正，使其倾向于向细胞负电荷较多的部分移动。

③ **信息传输**
正电荷向带负电荷的轴突移动，直到它到达突触，从而到达另一个细胞。它留下的区域恢复到稳定（负）状态。

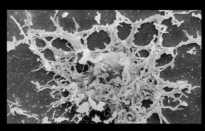

少突胶质细胞是在大脑神经纤维和脊柱周围形成髓鞘的细胞。它们的功能与周围神经系统中的施旺细胞的功能相似。

基于复杂性的神经元的分类

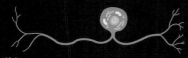

单极
同一个轴突的两个分支从一个细胞体伸出。

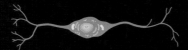

双极
两个独立的轴突分别从一个细胞体的两端伸出。

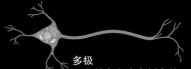

多极
一个轴突和许多树突从一个细胞体伸出。

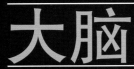

大脑

大脑是身体的控制中心。在它的褶皱下面，超过1000亿个神经元组织和检查传入的信息，并充当机体的向导。尽管大脑质量仅占人体总重的2%，但其需氧量占人体总需氧量的五分之一。它是人体最脆弱的部位之一，因此也是最受保护的部位之一。大脑和脊髓一起形成中枢神经系统，向周围神经系统发出指令。

顶叶
在拉丁语中，顶叶的意思是"墙"。位于两侧，该区域接收感官信息并影响空间方向。

颞叶
能识别声音、音高和音量的地方。颞叶在记忆的存储中起着重要的作用。

丘脑
将神经信号转发到大脑皮质。

枕叶
检测和解释视觉图像。

下丘脑
控制内分泌系统（产生激素）。

小脑
与控制身体的平衡有关。

脑脊膜
覆盖大脑的保护膜。

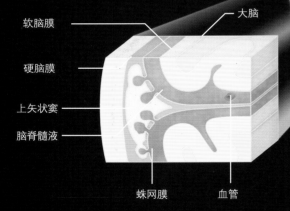

软脑膜

硬脑膜

上矢状窦

脑脊髓液

大脑

蛛网膜　　血管

脑脊膜

大脑有三层膜，称为脑脊膜。最外面的一层覆盖颅骨内面，含有静脉和动脉，这些静脉和动脉为颅骨供血，这一层被称为硬脑膜。中间的膜被称为蛛网膜，由网状弹性结缔组织组成。软脑膜是三种中最薄的，最接近大脑皮质表面，主要起保护作用。一方面，它起着过滤作用，防止有害物质和微生物进入神经系统；另一方面，作为人体最重要器官的覆盖物，它就像一个弹性头盔（记住：当大脑停止运作时就会发生死亡）。脑脊液是一种透明的液体，起着减震器一样的功能，在脑脊膜内循环。

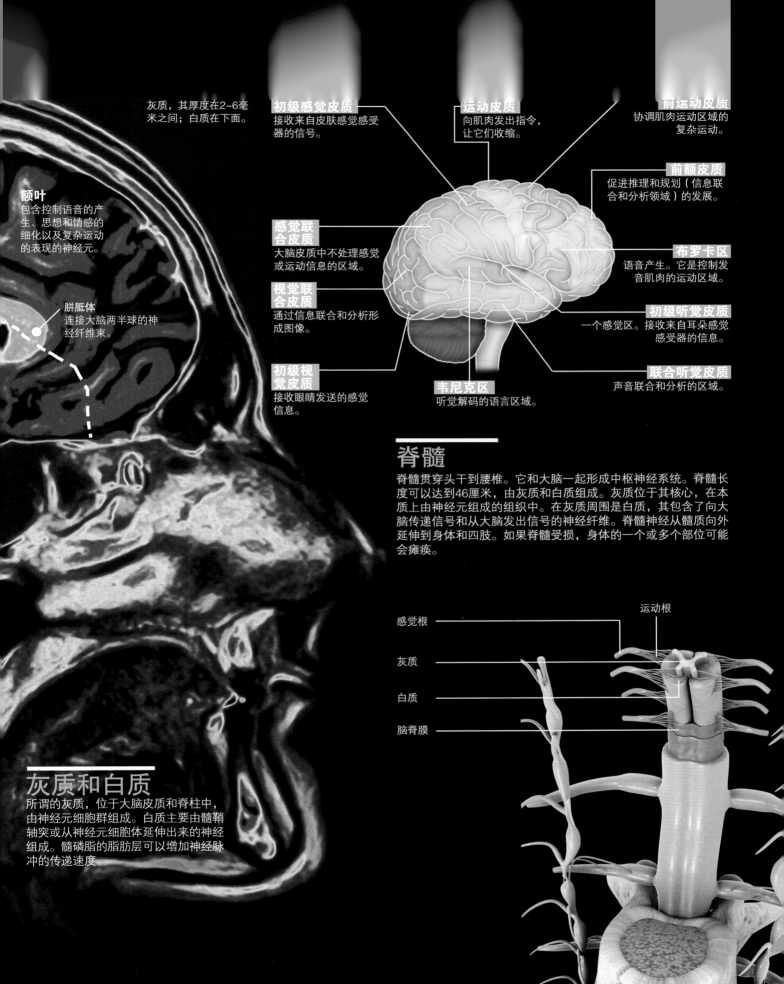

灰质，其厚度在2~6毫米之间；白质在下面。

初级感觉皮质
接收来自皮肤感觉感受器的信号。

运动皮质
向肌肉发出指令，让它们收缩。

前运动皮质
协调肌肉运动区域的复杂运动。

额叶
包含控制语音的产生、思想和情感的细化以及复杂运动的表现的神经元。

前额皮质
促进推理和规划（信息联合和分析领域）的发展。

胼胝体
连接大脑两半球的神经纤维束。

感觉联合皮质
大脑皮质中不处理感觉或运动信息的区域。

布罗卡区
语音产生。它是控制发音肌肉的运动区域。

视觉联合皮质
通过信息联合和分析形成图像。

初级听觉皮质
一个感觉区。接收来自耳朵感觉感受器的信息。

初级视觉皮质
接收眼睛发送的感觉信息。

韦尼克区
听觉解码的语言区域。

联合听觉皮质
声音联合和分析的区域。

脊髓

脊髓贯穿头干到腰椎。它和大脑一起形成中枢神经系统。脊髓长度可以达到46厘米，由灰质和白质组成。灰质位于其核心，在本质上由神经元组成的组织中。在灰质周围是白质，其包含了向大脑传递信号和从大脑发出信号的神经纤维。脊髓神经从髓质向外延伸到身体和四肢。如果脊髓受损，身体的一个或多个部位可能会瘫痪。

感觉根

运动根

灰质

白质

脑脊膜

灰质和白质

所谓的灰质，位于大脑皮质和脊柱中，由神经元细胞群组成。白质主要由髓鞘轴突或从神经元细胞体延伸出来的神经组成。髓磷脂的脂肪层可以增加神经脉冲的传递速度。

周围神经

周围神经的任务是将信息传入或传出大脑和脊柱。根据其所在的位置，它们可能是颅神经或脊髓神经。周围神经的感觉纤维从外界、皮肤和内部器官接收信息并将其传递到中枢神经系统；运动纤维开始收缩骨骼肌，并向相反方向传递来自传感器的信号。神经位于体内深处，但有一些例外，比如肘部的肘神经。

颅神经

12对颅神经从大脑的下部延伸出来，除了迷走神经外，颅神经控制着颈部区域的头部肌肉，或将诸如眼睛等感觉器官的神经脉冲带到大脑。就来自眼睛的神经脉冲而言，正是这对视神经记录了来自眼睛视网膜的感觉。嗅觉神经对鼻子的作用方式与此相同。

脊神经

有31对脊髓神经从脊髓开始延伸，通过椎骨之间的空间。每根神经被分成许多分支。这些神经控制着身体的大部分骨骼肌、平滑肌和腺体。颈神经作用于胸部和肩部的肌肉；腰神经支配腹部和部分腿部；而骶神经控制腿和脚的其余部分。

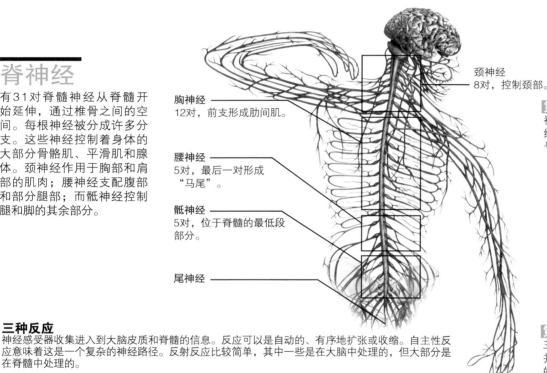

颈神经
8对，控制颈部。

胸神经
12对，前支形成肋间肌。

腰神经
5对，最后一对形成"马尾"。

骶神经
5对，位于脊髓的最低段部分。

尾神经

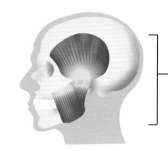

第Ⅱ对
视神经，是视网膜的神经纤维，传递来自光感受器的信号，被感知为视觉。

第Ⅴ对
三叉神经，控制涉及咀嚼的肌肉，并传递来自眼睛、牙齿和脸部侧面的感觉信息。

三种反应
神经感受器收集进入到大脑皮质和脊髓的信息。反应可以是自动的、有序地扩张或收缩。自主性反应意味着这是一个复杂的神经路径。反射反应比较简单，其中一些是在大脑中处理的，但大部分是在脊髓中处理的。

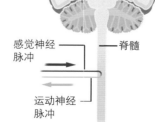

大脑皮质

感觉神经脉冲　　脑干

交感神经脉冲　　副交感神经脉冲

感觉神经脉冲　　小脑

运动神经脉冲　　脊髓

感觉神经脉冲　　脊髓

运动神经脉冲

① **自动反应**
脉冲，或交感神经（扩张）或副交感神经（收缩）反应信号，通过不同的路径传递。

② **自主性反应**
激活大脑不同区域自主性反应的感觉脉冲。该神经路径很复杂。

③ **反射反应**
一些反射反应在大脑中处理，但大部分是在脊髓中处理的。脉冲在脊髓中被处理、发送和回复。

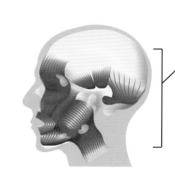

第Ⅶ对
面神经，控制面部表情的肌肉、唾液腺和泪腺，传递来自味蕾的感觉信息。

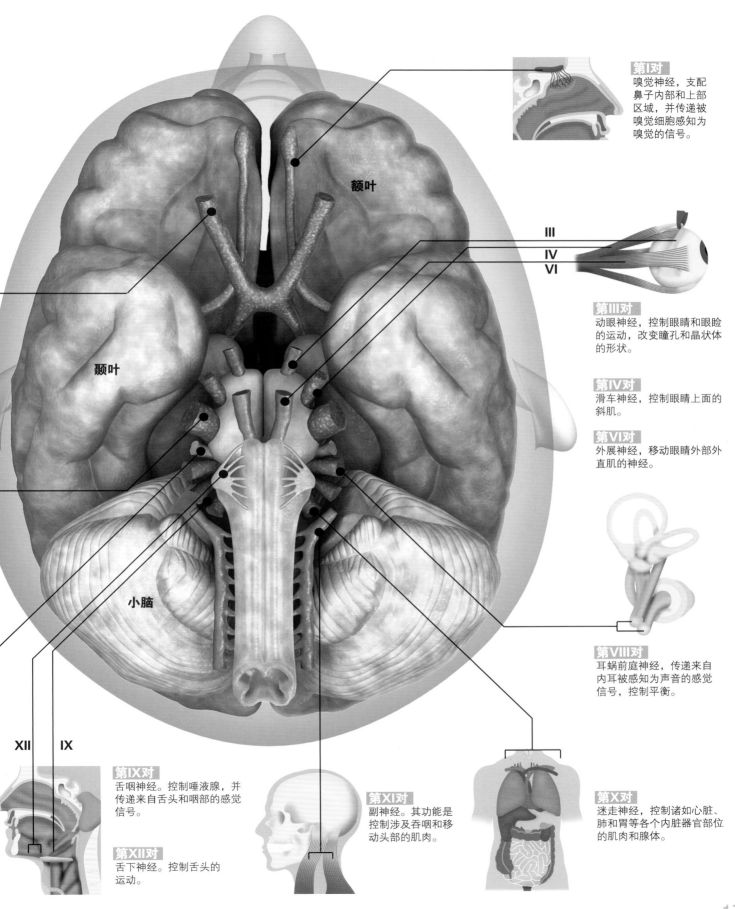

第I对
嗅觉神经，支配鼻子内部和上部区域，并传递被嗅觉细胞感知为嗅觉的信号。

III
IV
VI

额叶

颞叶

第III对
动眼神经，控制眼睛和眼睑的运动，改变瞳孔和晶状体的形状。

第IV对
滑车神经，控制眼睛上面的斜肌。

第VI对
外展神经，移动眼睛外部外直肌的神经。

小脑

第VIII对
耳蜗前庭神经，传递来自内耳被感知为声音的感觉信号，控制平衡。

XII   IX

第IX对
舌咽神经。控制唾液腺，并传递来自舌头和咽部的感觉信号。

第XII对
舌下神经。控制舌头的运动。

第XI对
副神经。其功能是控制涉及吞咽和移动头部的肌肉。

第X对
迷走神经，控制诸如心脏、肺和胃等各个内脏器官部位的肌肉和腺体。

梦和记忆

为了能够处理白天收集到的信息，大脑利用了周期性的梦境状态。 在梦中，大脑活动会减少，且其思维模式与外部世界脱节。从意识到做梦（以及从做梦到意识）的过程被认为是位于脑干的网状激活系统中的神经活动的结果。

扣带回
改变行为和情绪。

海马体
储存短期记忆并把短期记忆转化为长期记忆。

前额皮质
保持短期记忆。

丘脑

嗅球
发送嗅觉相关信息到边缘系统。

杏仁核
储存害怕和恐怖记忆。

颞叶
储存语义记忆。

小脑
控制运动和身体平衡。

记忆的形成

记忆是一组过程，在这组过程中，无意识的联想能够保留和记录各种各样高度变化的信息。这些信息可以被有意识或无意识地感知，范围从想法和概念到之前经历或处理过的感觉。记忆有很多种形式，但最基本的两种是长期记忆和短期记忆。

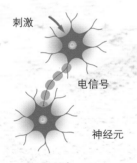

刺激
电信号
神经元

① 连接
一次经历触发一个中子。要形成长期记忆，必须复制早期由短期记忆生成的模板。当接收到刺激时，神经元会做出反应，将脉冲发送到邻近的神经元。

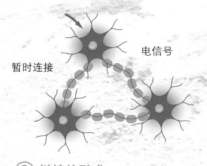

电信号
暂时连接

② 链接的形成
发送到邻近神经元的神经脉冲从发送脉冲的细胞产生更大的反应能力。细胞间形成临时联合，这样在未来，它们更有可能一起触发神经脉冲。一个神经元模板开始被创造。

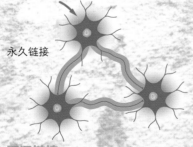

永久链接

③ 更深链接
每次记住一件事，就会触发一个神经脉冲。当回忆时，神经元之间的联系就会变得更加牢固。然后神经元开始发送联合脉冲，无论哪个先被激发。通过重复或显著的或应激的事件，联系的发展得以加强。

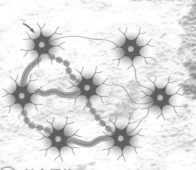

④ 扩大网络
随着连续重复，不同的神经元组开始形成代表长期记忆的神经元网络。网络越复杂，记忆就越容易接近和持久。每一组神经元细胞都代表着一个不同的方面，通过各个方面我们可以获得完整的记忆。

20

短时记忆丢失尚未被使用的信息（如电话号码）的时间为20秒。

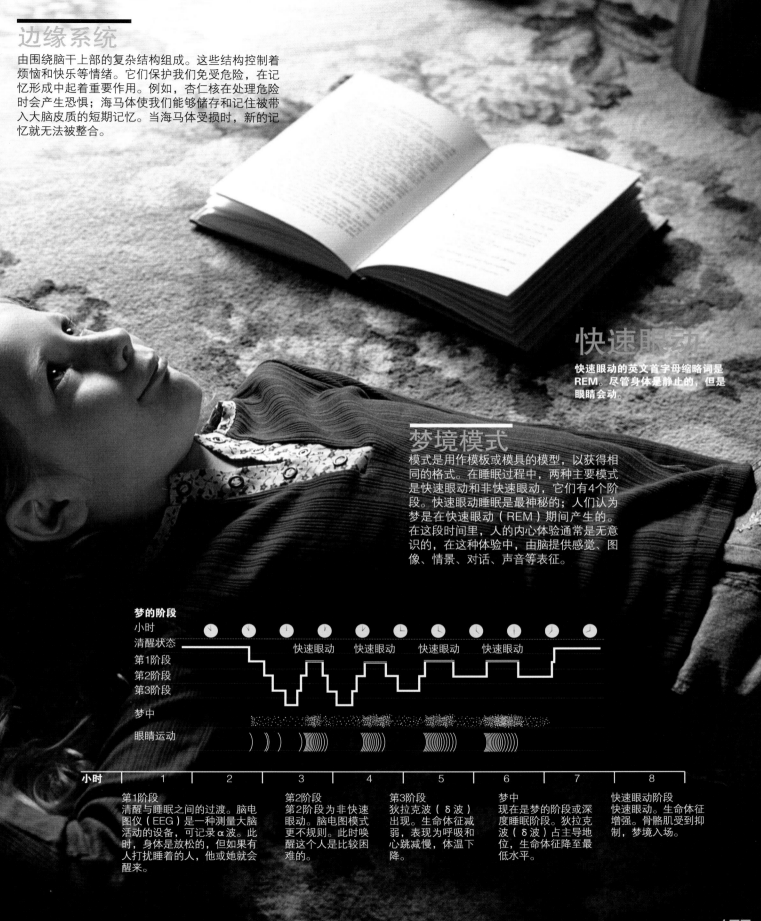

边缘系统

由围绕脑干上部的复杂结构组成。这些结构控制着烦恼和快乐等情绪。它们保护我们免受危险，在记忆形成中起着重要作用。例如，杏仁核在处理危险时会产生恐惧；海马体使我们能够储存和记住被带入大脑皮质的短期记忆。当海马体受损时，新的记忆就无法被整合。

快速眼动

快速眼动的英文首字母缩略词是REM。尽管身体是静止的，但是眼睛会动。

梦境模式

模式是用作模板或模具的模型，以获得相同的格式。在睡眠过程中，两种主要模式是快速眼动和非快速眼动，它们有4个阶段。快速眼动睡眠是最神秘的；人们认为梦是在快速眼动（REM）期间产生的。在这段时间里，人的内心体验通常是无意识的，在这种体验中，由脑提供感觉、图像、情景、对话、声音等表征。

梦的阶段

小时	
清醒状态	
第1阶段	快速眼动　快速眼动　快速眼动　快速眼动
第2阶段	
第3阶段	
梦中	
眼睛运动	

小时	1	2	3	4	5	6	7	8

第1阶段
清醒与睡眠之间的过渡。脑电图仪（EEG）是一种测量大脑活动的设备，可记录α波。此时，身体是放松的，但如果有人打扰睡着的人，他或她就会醒来。

第2阶段
第2阶段为非快速眼动。脑电图模式更不规则。此时唤醒这个人是比较困难的。

第3阶段
狄拉克波（δ波）出现。生命体征减弱，表现为呼吸和心跳减慢，体温下降。

梦中
现在是梦的阶段或深度睡眠阶段。狄拉克波（δ波）占主导地位，生命体征降至最低水平。

快速眼动阶段
快速眼动。生命体征增强。骨骼肌受到抑制，梦境入场。

177

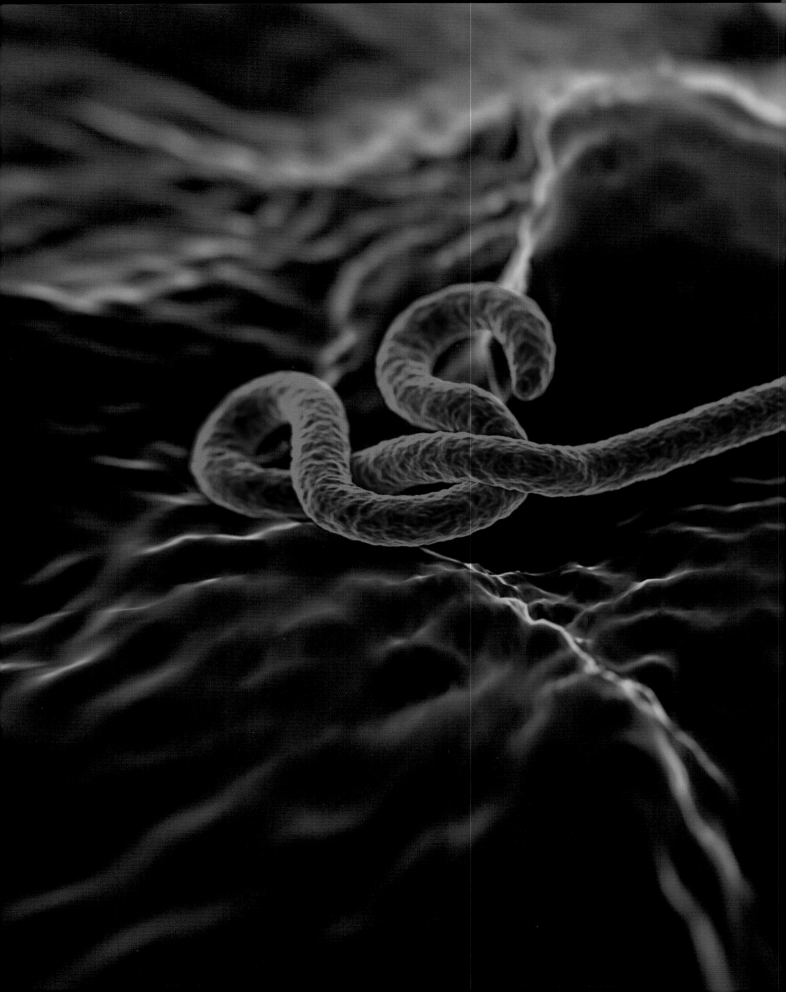

第三章

疾病
与医疗技术

当人体生病时会发生什么？下面概述了人们最常见的疾病和身体失调引发的不适症状，并提供了健康实用指南。此外，本章也对高新技术如何介入不同的医学领域和最新的医疗技术进展进行了介绍。

医疗芯片

斯坦福大学的电气工程师发明了一种方法，可以在人体内部深处无线传输电能，然后利用这种电能来运行微型电子医疗设备，如心脏起搏器、神经刺激器或尚未开发的新型传感器和设备。虽然它仍然只是设计原型，但未来它可能治疗身体内部的疾病。图片展示了芯片与其旁边的1美元硬币在尺寸上的差距。

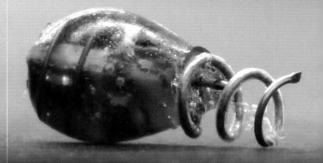

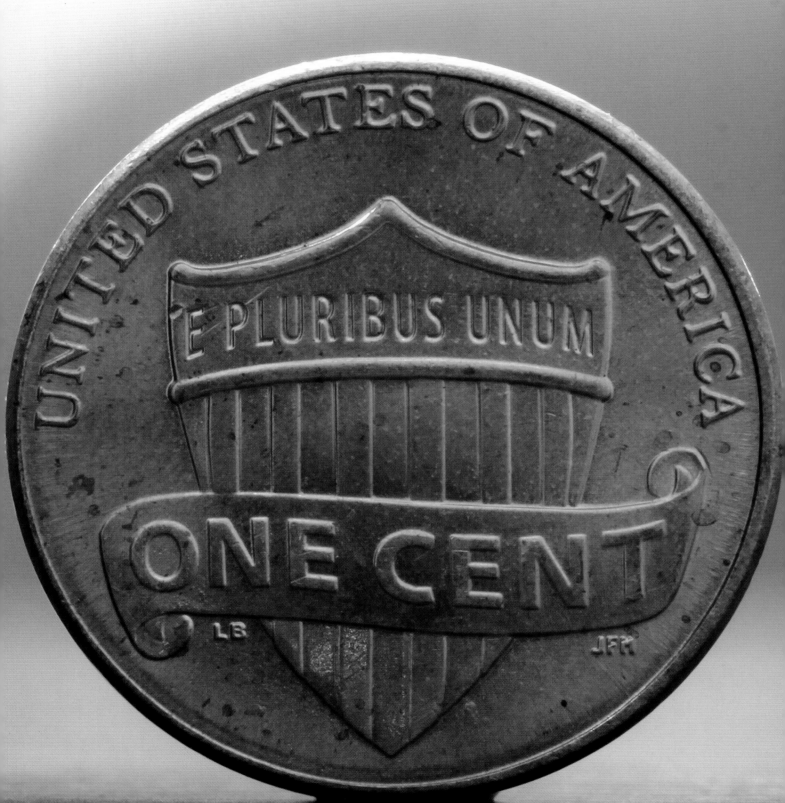

细菌

细菌是地球上最小、最丰富、最顽强的生命形式。它们非常微小，每毫升唾液中可含有多达4000万个细菌细胞。从我们的皮肤到岩石上最小的裂缝，它们无处不在。大多数细菌是良性的，甚至对其他生物的生存至关重要，但有些是病原性的，可以导致疾病，甚至有些是致命的。几乎所有的细菌都是通过吸收周围环境中的物质来滋养自己的，但有些细菌可以利用太阳的能量，而另一些则利用火山喷发释放的化学能。它们都是由一个细胞组成，通常通过分裂来进行繁殖。

70%
70%的抗生素是由细菌发酵产生的。

什么是细菌？

细菌有能力生存在极端恶劣的环境中，即使在温度高达250℃的环境下也能生存。正是由于这个原因，它们是地球上最古老的生物。在一个普通的栖息地，比如人类的口腔，仅在1毫升的唾液中，就可能有多达25种4000万个细菌。如果在少量唾液中就有这么多细菌，那么，想象一下在整个世界——数以百万计的物种中会有多少细菌。然而，只有1%的细菌会导致疾病。同样，70%的抗生素是通过细菌发酵产生的。

细菌的分类

目前已鉴定出约1万种细菌，估计还有许多细菌有待发现。人类把细菌按形状和化学测试进行分类，以帮助人们识别特定种类的细菌。

(a) 球菌
球菌可以孤立生活，其他种类可以分组成对、链或分支。

(b) 杆菌
很多细菌都是这种杆状的。

(c) 弧菌
这些细菌的形状像一个逗号或回旋镖。

(d) 螺旋菌
这类细菌的形状像螺丝锥。

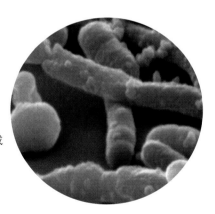

有害细菌
有害细菌具有致病性，存在于所有生物和农产品中。它们可以从食物转移到人，再从人转移到食物，或者在人或食物之间转移。在14世纪，存在于老鼠和跳蚤体内的鼠疫耶尔森氏菌（Yersinia pestis），也就是所谓的鼠疫，曾导致许多人死亡。

良性细菌
对于生物来说，几乎所有的细菌都是良性的，甚至是健康的。以嗜酸乳杆菌为例，它是一种能将乳糖转化为乳酸来生产酸奶的细菌，它也存在于人体阴道和肠道中。此外，根瘤菌可以让豆科植物的根部从土壤中吸收氮。

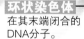
环状染色体
在其末端闭合的DNA分子。

细胞壁
如果细胞吸收太多水，细胞壁可以防止细胞爆炸。鞭毛附着在其上面。

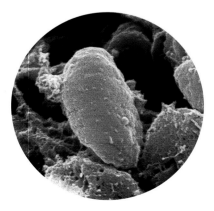
细胞膜
细胞膜参与物质的运输，并含有与其他生物接触时可能引发其中毒的元素。

细菌的组成部分

细菌通常被认为是最原始的细胞类型，因为它们的结构比其他大多数细胞简单。许多细菌是不动的，但也有一些细菌有鞭毛（像鞭子一样推动细菌在液体培养基中前进）。细胞壁通常由糖类组成，包括胞壁质、肽聚糖复合物、脂质和氨基酸。细菌的细胞质中没有发现细胞器或原生质形成物。

菌毛
用来附着在其他细菌或其他生物的细胞上。

细胞质膜
包围细菌等所有细胞细胞质的层状结构。

鞭毛
可以是手指状突起。

核糖体
没有能产生蛋白质的膜的细胞器，它们存在于所有细胞中。它们的功能是基于以信使RNA形式到达的DNA的遗传信息组装蛋白质。

质体

细胞质膜
让某些物质进入细胞，同时阻碍其他物质的进入。

鞭毛
细菌利用鞭毛移动。沿着鞭毛的长度，有一排细小的毛发。毛发为水中的鞭毛提供了更大的支撑。

抗生素的作用

某些微生物——真菌或细菌——会产生对某些特定细菌有毒的化学物质，这些化学物质会导致这些特定细菌死亡，或停止生长繁殖，例如青霉素和链霉素，这些物质叫作抗生素。

① 当细菌突破人体的屏障时，免疫系统会将其识别为抗原并产生对抗它的抗体。

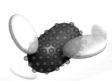
② 白细胞会释放一种吸引更多白细胞的物质——细胞因子，并通过抗体附着在细菌上以摧毁它。

③ 一旦白细胞们附着在细菌上，它们就会将细胞吃掉。

细胞从哪里进入人体

细菌有多种进入人体内部的途径：眼睛和耳朵；呼吸系统，通过鼻子和嘴；消化系统，通过食物和水；生殖器和肛门；皮肤。其中，皮肤是最暴露的通道，尽管细菌只能通过伤口进入。

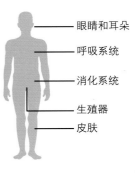
— 眼睛和耳朵
— 呼吸系统
— 消化系统
— 生殖器
— 皮肤

微小生命

从严格意义上来说，病毒不是生命形式。它们不能独立生活，处于惰性物质的极限。它们缺乏获取和储存能量以及合成蛋白质的系统，因此，它们是依附于细胞（包括原核生物和真核生物）的共生体，它们的繁殖都依赖于细胞。它们的结构可能只是一个简单的蛋白质外壳，包裹着核酸（DNA或仅仅RNA）。在噬菌体存在的情况下，它们侵入细菌并将自己的DNA接种到它们体内。新的病毒是由遗传物质的拷贝产生的。

过滤性病毒

1898年，在研究某些植物病害的起源时，荷兰微生物学家马丁努斯·威廉·拜耶林克（Martinus Willem Beijerinck）发现，即使使用了所有已知细菌的过滤器，一些感染仍然存在。他推断出负责工作的"特工"一定比细菌小得多，他称它们为"过滤性病毒"，这个词来自拉丁语，与"毒药"相关。它们太小了，用光学显微镜是看不见的。今天我们知道，它们的结构甚至不算是支持细胞的细胞器：它们只是嵌入蛋白质外壳的化学包装。

噬菌体的解剖

这种非常小的病毒只攻击细菌。它有一个包含DNA链的衣壳，其DNA链通过一个有六根纤维的中空尾巴体注入细菌；这些纤维使它能够附着在细胞壁上。

衣壳
包含一条DNA链，当病毒附着在细菌上时，该DNA链会被卸载到细菌内部。

DNA
包含病毒复制所需的所有信息。

纤维
帮助病毒附着在它攻击的细胞表面。

入侵的细菌

当到达细菌的细胞壁时，噬菌体病毒会突然遗弃它们的惰性外观：它们附着在活细胞的表面并注入它们的DNA，这样病毒就可以复制自己。细菌的生命因接收病毒DNA而改变，这给制造新病毒的不同部分提供了可能。当被攻击的细胞死亡时，它的残骸就会被附近的其他细菌利用。

① 漂浮

病毒没有运动能力。作为一种惰性物体，它由水和空气运输。当它发现活细菌时，就会被激活，并通过其尾巴上的六根纤维附着在细菌的细胞壁上。

30分钟

病毒在常温下摧毁细菌所需的时长是30分钟。

③ DNA被复制

细菌已经被入侵，病毒的DNA会对其进行重新改造。细菌的正常活动停止，它开始构建形成新病毒（主要是病毒DNA）的独立部分。

附着

病毒通过其纤维附着在细菌的细胞壁上。

② 攻击

当病毒到达活细胞壁上时，它会释放一种酶，开始溶解细胞壁，从而在细菌壁上打开一个小洞，通过这个小洞，病毒将其DNA直接注入。

200

一个被噬菌体攻击并摧毁的细胞可以复制出200个病毒。

臭名昭著的家族

这些家族的成员只携带RNA。其遗传物质中没有DNA。

线状病毒
其中一种是埃博拉病毒，它会引起一种出血热。

反转录病毒
最著名的是产生艾滋病的艾滋病毒HIV。此外，HTLV反转录病毒会导致白血病。

冠状病毒
这种病毒会引起从普通感冒到SARS和非典型肺炎等疾病。

黄病毒
其种类非常多，它们会引起肝炎、西尼罗河热、脑炎和登革热。

这些家族的成员只携带DNA。它们进一步细分为单链病毒和双链病毒。

嗜肝病毒
只有乙型和丁型肝炎病毒属于这个家族。

疱疹病毒
这种病毒会引起水痘、带状疱疹等。

痘病毒
这是导致天花的病毒。

乳头瘤病毒
它能产生疣并与子宫颈癌有关。

它与其包膜的化学成分有着密切的关系。构成病毒形状的蛋白质呈几何形状，主要是简单和复杂的多面体。

等距形状：烟草病毒　　二十面体形状：感冒病毒　　复杂形状：噬菌体

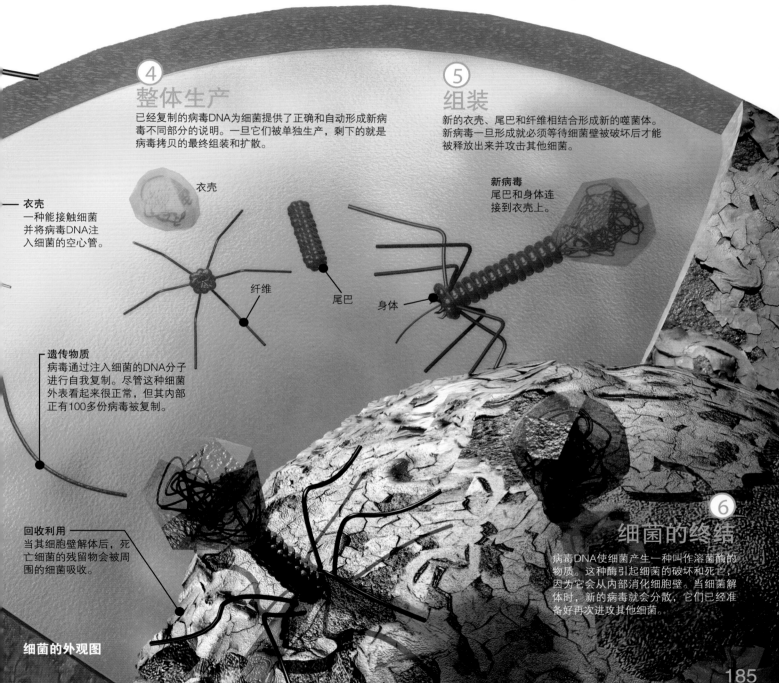

④
整体生产
已经复制的病毒DNA为细菌提供了正确和自动形成新病毒不同部分的说明。一旦它们被单独生产，剩下的就是病毒拷贝的最终组装和扩散。

⑤
组装
新的衣壳、尾巴和纤维相结合形成新的噬菌体。新病毒一旦形成就必须等待细菌壁被破坏后才能被释放出来并攻击其他细菌。

衣壳
一种能接触细菌并将病毒DNA注入细菌的空心管。

衣壳

纤维

尾巴

身体

新病毒
尾巴和身体连接到衣壳上。

遗传物质
病毒通过注入细菌的DNA分子进行自我复制。尽管这种细菌外表看起来很正常，但其内部正有100多份病毒被复制。

回收利用
当其细胞壁解体后，死亡细菌的残留物会被周围的细菌吸收。

⑥
细菌的终结
病毒DNA使细菌产生一种叫作溶菌酶的物质。这种酶引起细菌的破坏和死亡，因为它会从内部消化细胞壁。当细菌解体时，新的病毒就会分散，它们已经准备好再次进攻其他细菌。

细菌的外观图

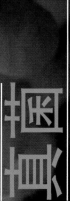

大于这个尺寸的孢子容易引起表面反应，因为它们难以穿透皮肤。这就是为什么交链孢菌、枝孢菌、曲霉菌和青霉菌通常会引起过敏的原因。

真菌

真菌是真菌界的生物，和植物很相似，但它们没有自己合成自己食物的能力，这迫使它们中的许多成为植物或动物当然还有人类的寄生虫。

多细胞真菌往往是由非常容易繁殖的丝状孢子形成，其他真菌则是单细胞的。真菌感染（真菌病）往往是由皮肤真菌引起的浅表感染，如如果真菌感染了血液，则可能引起全身性的反应。

寄生细胞

并非所有真菌都能致病。许多真菌实际上是腐生菌，对生物体都是有益的。它们生长在死亡的有机物上，它们后吸收并通过酶分解的有机物。由于无法进行光合作用，它们获取能量和生物合成的能力取决于它们吸收的有机物质。

青霉菌 这种微小真菌在环境中非常常见，常被用于生产蓝干酪，是人类制造的第一种抗生素——青霉素的基础。它的抗生素特性是偶然间被发现的。

孢子囊 包含生殖细胞（孢子）的球形囊。它们又小又无性，被称为分生孢子。与半知菌类的所有多细胞真菌一样，孢子囊成熟并破裂，同时释放出分生孢子。

分生孢子
位于茎的分支、茎或其一端有分生孢子，它们共同构成真菌的生殖器官。

经常入侵的地方
真菌是非常简单的生物。一些物种会在人体组织中（如在指甲、皮肤或黏膜里）产生表面感染，甚至在一些内脏器官中产生致命的感染。

- 大脑
- 头皮
- 口腔
- 肺
- 心脏
- 皮肤
- 肠
- 膀胱
- 阴茎或阴道
- 脚
- 脚指甲

隐球菌病
其感染可导致某些形式的脑膜炎（覆盖大脑的膜引起的发炎）和肺炎（肺部感染）。它也会影响皮肤和骨骼。

曲霉病
烟曲霉是一种易于通过空调系统传播的真菌。它攻击人的肺部。

皮真菌病
这种真菌感染是最常见的浅表真菌感染，可影响指甲（甲癣）、脚（足癣）和头皮（头癣）。头癣可能导致脱发。

念珠菌病
念珠菌属物种喜欢黏膜，所以它们攻击口腔或阴道等区域。它们在自然菌群的改变会导致这种感染，超过一半的女性感过这种感染。

几乎没有差异
构成真菌不同部分的细胞彼此之间没有很大差异。每个都有一个不含有的多糖壁，渗透性较差。

菌丝
菌丝是构成多细胞真菌体的细丝。它们通常形成网状结构（菌丝体）。菌丝上升到分支茎并形成分生孢子的部分称为菌柄，真菌是所有菌丝的总称，可以有许多条。

清除真菌
真菌感染对各种药物治疗有反应，更多浅表感染，如口腔念珠菌病，对局部应用抗真菌药物有反应，尤其是某些有免疫系统缺陷的患者。有时，他们需要长期（长达数月）口服药物，让整个身体）起作用。这些药物通常具有一定程度的毒性，在评估各种治疗的利弊时必须考虑到这一点。

然而，更深层次或全身感染的治疗更难。真菌细胞的结构与人体本身的结构非常相似，所以用于治疗真菌感染的药物是能够侵袭甚至腐蚀真菌细胞和人体细胞的。

① **细胞**
抗真菌药物的主要作用是破坏真菌的细胞膜。真菌的细胞膜的质量约为真菌总质量的90%，在失去细胞膜后，真菌的细胞质也能轻易地溶解在血液中。

② **药物**

抗真菌药物

细胞膜

20克
以目前的生物技术方法，约1升可获得的产黄青霉菌培养物可获得的温尼西林的数量约为20g。青霉素改变细菌的细胞壁并摧毁它们。

临时 "特工"

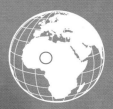

微生物可以成为人体的习惯性伴侣。 有一些细菌生活在消化道中，并以积极的方式与人类相互作用，交换营养。然而，有一群寄生的原生生物以牺牲宿主健康为代价从这种关系中获益，它们被称为体内寄生虫。这种体内寄生虫能产生慢性疾病，在某些情况下，这些疾病可能是致命的。

30微米

微观形状
锥虫是单细胞生物。它们的特征是全身呈细长的形状，两末端有突出的游离鞭毛。它们的细胞质含有细胞核和线粒体以及其他细胞器。

发作性睡病

这种疾病是由锥虫属原生生物的两个亚种引起的：布氏冈比亚锥虫和布氏罗得西亚锥虫。布氏冈比亚锥虫会引起一种通过多年发展的慢性病，多见于中非和西非。由布氏罗得西亚锥虫引起的紊乱也有同样的综合征，但主要发生在非洲南部和东部的国家，往往在数周内发展。人类感染是由舌蝇这种昆虫的叮咬引起的。

鞭毛基体

细胞核

鞭毛

游离鞭毛

布氏锥虫

区域	非洲
大小	30微米
疾病	发作性睡病

分布
在非洲15° N和20° S之间发现了传播锥虫的舌蝇。该地区有6000多万人是发作性睡病的潜在受害者。

舌蝇
舌蝇是舌蝇属的代表。这些双翅目昆虫被分成23种，以人类血液为食，也就是说，它们是嗜血的。舌蝇的叮咬和唾液沉积在人类皮肤上会导致受害者抓挠自己。这为舌蝇唾液中的寄生虫进入人体血液铺平了道路。

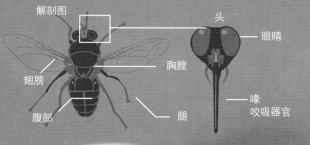

解剖图

头

眼睛

胸膛

翅膀

腿

腹部

喙
咬吸器官

流行病
发作性睡病仅限于非洲大陆流行，这种流行病影响了36个国家。1999年，世界卫生组织（WHO）确认了4万例这种疾病，但估计有30万~50万人感染了这种寄生虫。2005年，在加强监督工作之后，实际病例数目在5万~7万之间。

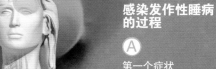

感染发作性睡病的过程

A

第一个症状
通过皮肤上的小伤口，寄生虫进入血液。

B

睡意
通过血液循环，锥虫寄居在人体的不同器官中。

C

严重疾病
体内寄生虫在体液中繁殖，如在血液、淋巴和脑脊液中。

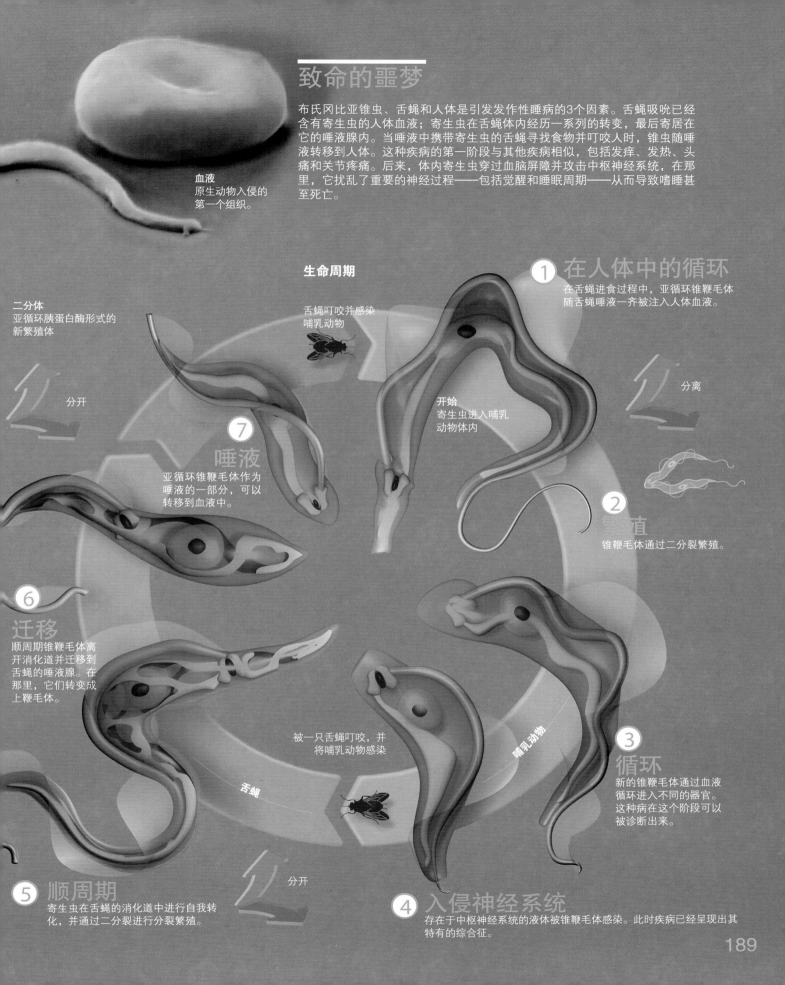

致命的噩梦

布氏冈比亚锥虫、舌蝇和人体是引发发作性睡病的3个因素。舌蝇吸吮已经含有寄生虫的人体血液；寄生虫在舌蝇体内经历一系列的转变，最后寄居在它的唾液腺内。当唾液中携带寄生虫的舌蝇寻找食物并叮咬人时，锥虫随唾液转移到人体。这种疾病的第一阶段与其他疾病相似，包括发痒、发热、头痛和关节疼痛。后来，体内寄生虫穿过血脑屏障并攻击中枢神经系统，在那里，它扰乱了重要的神经过程——包括觉醒和睡眠周期——从而导致嗜睡甚至死亡。

血液
原生动物入侵的
第一个组织。

生命周期

舌蝇叮咬并感染
哺乳动物

二分体
亚循环胰蛋白酶形式的
新繁殖体

分开

7 唾液
亚循环锥鞭毛体作为
唾液的一部分，可以
转移到血液中。

1 在人体中的循环
在舌蝇进食过程中，亚循环锥鞭毛体
随舌蝇唾液一齐被注入人体血液。

开始
寄生虫进入哺乳
动物体内

分离

2 繁殖
锥鞭毛体通过二分裂繁殖。

6 迁移
顺周期锥鞭毛体离
开消化道并迁移到
舌蝇的唾液腺。在
那里，它们转变成
上鞭毛体。

被一只舌蝇叮咬，并
将哺乳动物感染

哺乳动物

舌蝇

3 循环
新的锥鞭毛体通过血液
循环进入不同的器官。
这种病在这个阶段可以
被诊断出来。

分开

5 顺周期
寄生虫在舌蝇的消化道中进行自我转
化，并通过二分裂进行分裂繁殖。

4 入侵神经系统
存在于中枢神经系统的液体被锥鞭毛体感染。此时疾病已经呈现出其
特有的综合征。

生命和保护

白细胞和红细胞是血液的主要细胞成分，在人体内起着重要的作用。 红细胞将氧气从肺部输送到组织中，并在返回时携带二氧化碳。它们能活大约120天，然后死在脾脏里。白细胞的数量比红细胞要少，但它们负责防止感染，它们在体内四处游走以寻找病毒和细菌。

假足
某些原生动物和白细胞的驱动装置。

猎手

白细胞可以检测到对人体有害的生物体并捕获它们。入侵者将被其吞没并摧毁。

白细胞

白细胞主要存在于血液中，并在血液中循环以对抗感染或异物，但它们偶尔也会攻击体内的正常组织，它们是人体免疫防御的一部分。白细胞比红细胞大。与红细胞不一样，白细胞具有细胞核，通过改变形状，它们可以穿过毛细血管壁到达组织并捕获它们的猎物。

白细胞的解剖

在一滴血液中，大约有37.5万个不同形状和功能的白细胞。它们被分为两组：粒细胞（颗粒白细胞），其细胞质中有颗粒；无颗粒白细胞，无细胞质颗粒但含有淋巴细胞和单核细胞。单核细胞会吞噬并消化入侵者。

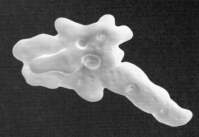

① 白细胞可以从血管中出来并在组织间移动。当发现入侵者时，它们会接近目标并将其捕获。

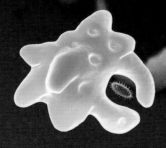

② 细胞伸展，形成假足或假腿。

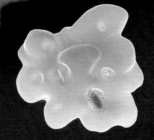

③ 白细胞捕获细菌并摧毁它。在对抗感染的过程中，数以百万计的白细胞可能死亡，并以脓汁的形式出现。

红细胞

红细胞是氧气进入人体细胞和组织的主要载体，它们占血液中细胞的99%。它们具有双凹形状，这样它们就有了更大的表面积，以便在组织中进行氧气交换。此外，它们还有一层柔韧的膜，可以使其通过最小的血管。它们从肺中获得氧气，然后将氧气排放到组织中。红细胞没有细胞核。

红细胞的解剖
红细胞呈扁平圆盘状，中心凹陷。这个形状使它们相对于自身体积有更大的表面积。这样，输送氧气的血红蛋白分子就不会远离细胞膜，从而帮助它们吸收和储存氧气。

血红蛋白
血红蛋白由血红素（含铁，使血液呈现红色）和球蛋白组成。

多肽链 铁

氧合血红蛋白
血红蛋白吸收氧气并使血液变色时形成。

血小板

这些小细胞是止血的关键。它们干预血液凝结并形成血小板栓塞。如果血管被切断且内皮受到影响，血小板就会改变其结构，连接受损组织以形成栓塞。

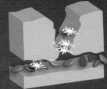

Ⓐ 血小板在伤口处积聚并形成栓塞。

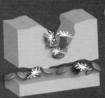

Ⓑ 红细胞靠近。它们与蛋白质网络一起形成血凝块。白细胞对抗感染。

20万
人体每天会产生20万个红细胞。

7~8微米
红细胞的平均直径为7~8微米。红细胞是柔韧的，其形状可以改变。

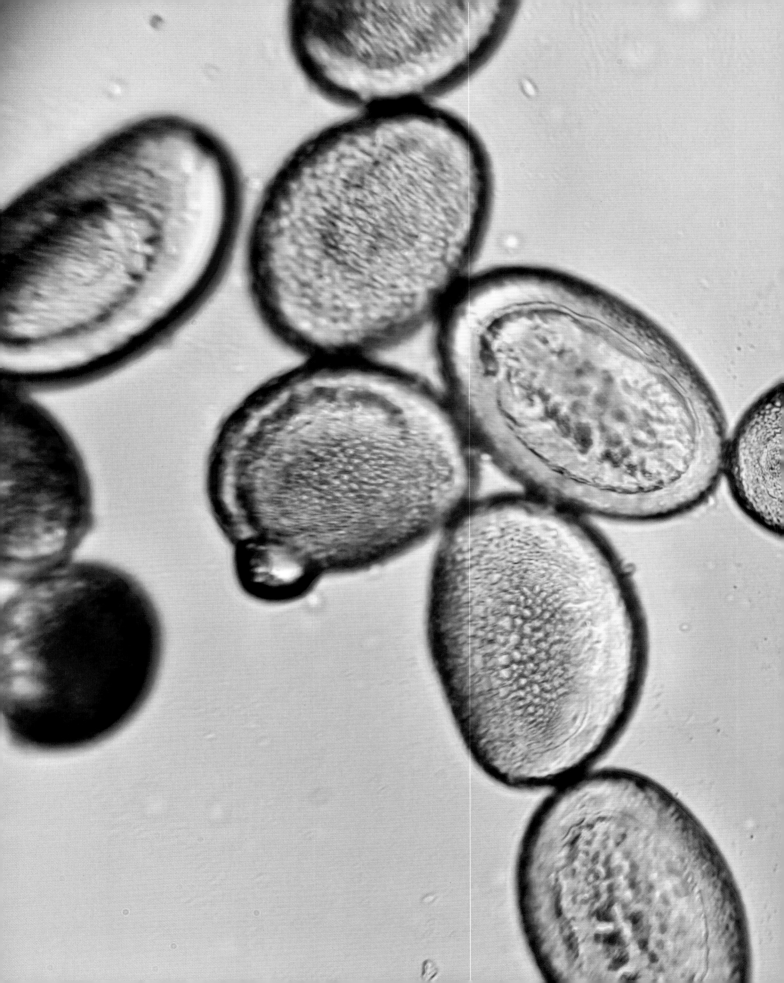

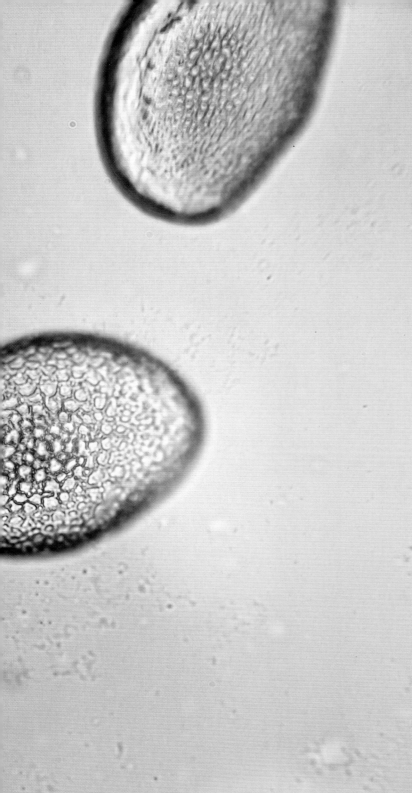

来自花粉的威胁

过敏是免疫系统对抗外来因子如花粉的作用结果，称为变态反应。花粉引起的过敏影响了发达国家大约15%的人口。本图为显微镜下放大的朱顶红花粉颗粒。

癌症

常见症状
虽然它们并不总是癌症的指标，但异常的出血、不明原因的体重变化、消化不良和吞咽困难都可能是肿瘤的征兆。

"癌症"一词描述的是一组200多种由细胞分裂失控引起的疾病。正常细胞的基因发生变化后不发生常规细胞死亡（细胞凋亡）。一些因素，如吸烟和过度暴露于不同类型的辐射，可以显著地增加患癌症的机会。在其他情况下，改变细胞正常功能的基因可以遗传。

它的行为方式

一般来说，癌症由细胞的异常生长构成。当一个组织的细胞经历无序和加速的细胞分裂时，它们可以侵入身体的其他健康组织并摧毁它们。癌细胞不是经历受控制和程序化性细胞死亡（细胞凋亡），而是继续增殖。它们能在肿瘤中形成肿块或隆起。如果肿瘤是由癌细胞形成的，则被称为恶性肿瘤；否则被称为良性肿瘤。

癌症的阶段

在最终形成癌症之前，有两个预先非癌症阶段：增生和发育异常。当细胞进行不受控制的细胞分裂时，细胞体积会增加。增生可以通过显微镜下进行的研究（活检）来检测。

① **增生**
尽管细胞结构保持正常，但组织的大小却在增加。增生是可逆的。

② **发育异常**
组织失去了其正常外观，这一阶段可以通过显微镜来检测。

③ **癌症**
细胞无法控制地生长并在一个地方定居。如果它们迁移并扩散到身体的其他部位，就称为转移。

乳腺癌

乳腺癌是导致女性死亡最多的癌症之一，世界上有九分之一的女性患有这种疾病。乳腺癌的风险随着年龄的增长而增加。最常见的症状是乳房出现小肿块，可以通过手术早期切除。此癌症的其他症状是乳头出血和乳房皮肤出现凹陷。乳房X线检查通常用于检测癌症。如果这项检查的结果是阳性，那么应该尽早开始治疗。

癌细胞
癌细胞聚集表现出蛋白核（绿色）和高尔基体（粉红色）增加。

转移

当癌细胞从最初的增殖部位转移到另一个与它们没有直接接触的部位（例如，从肺部转移到大脑）时，就是发生了转移。为了实现这种迁移，细胞建立自己的循环和喂养系统。这使得它们能够穿透血管（进入血管内渗）并在外溢后存活。每1000个细胞中只有1个能在复杂的中间过程中存活下来，但如果确实发生转移，这几乎是不可逆转的，会造成不可挽回的损害。

混乱分裂
通过有丝分裂的遗传改变，细胞迅速而无限期地分裂。

肿瘤
当癌细胞聚集形成团块时就产生肿瘤。肿瘤有良性和恶性之分。

转移：一步一步

① 血管生成
癌细胞分裂和多样化。它们形成自己的血管来吸收营养和氧气。

② 在通过基底膜后，转移细胞侵入人体血管，并进入血液循环。

③ 细胞在血管中流动。

④ 相互作用
癌细胞与血液中的淋巴细胞相互作用。它们对血小板的黏附导致了肿瘤栓塞的形成。

⑤ 入管
在迁移到新器官并产生继发性肿瘤之前，癌细胞附着在血管的基底膜上。

⑥ 外渗
移动到一个与肿瘤原来所在器官不同的新器官。新的细胞组织的细胞膜被破坏，最终发生癌细胞转移。它们以转移的形式沉积自己，开始生成血管并形成毛细血管系统以为它们提供营养。在那里，它们开始成长。

原发性肿瘤
转化细胞
基底膜
血管
淋巴细胞
细胞外基质
肿瘤转移

迁移
细胞穿透细胞膜后，为开始它们的旅程做好了准备。

最常见的癌症

最常见的癌症是肺癌。由于在世界上吸烟人口众多，这种癌症的发病率很高。近年来，女性肺癌的发病率有所上升，并且女性肺癌的发病率可能会超过乳腺癌。乳腺癌是目前女性最常见的癌症之一。在男性中，随着年龄的增长，前列腺癌变得越来越普遍。

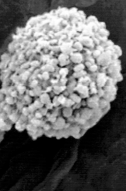

肺
胰腺
膀胱
前列腺
直肠
骨骼

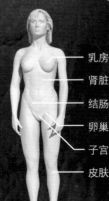

乳房
肾脏
结肠
卵巢
子宫
皮肤

195

神经问题

神经问题是指直接影响大脑的疾病，会导致大脑或脊髓的结构、生化指标或电传导改变。当这类疾病（阿尔茨海默病、帕金森病、多发性硬化）影响身体时，会出现不同的症状，如记忆和推理障碍、震颤、动作僵硬、瘫痪或感觉丧失。科学面临的挑战是找到逆转它们的方法，但到目前为止，医学技术只能实现使症状减轻的作用。

语言

大脑的语言区域退化。患有阿尔茨海默病的人往往难以进行和表达复杂的推理。语言障碍包括缺乏说话的主动性和对听众的反应迟钝。

记忆

记忆逐渐受损。一开始可能认不出近亲，到后期记忆会完全丧失。

阿尔茨海默病（老年性痴呆）

阿尔茨海默病是一种无法治愈的疾病，主要影响60岁以上的人，年龄和老化过程是决定因素。大脑皮质萎缩，这是永久性的，因为神经细胞不能再生。在受阿尔茨海默病影响的大脑中，淀粉样蛋白的异常沉积在脑组织中形成神经炎（老年性）斑块。变形缠结（神经元纤维缠结）形成，逐渐损害大脑功能。阿尔茨海默病的最初表现为语言表达能力的丧失。随着病情的发展，记忆力也会逐渐丧失。在后期，阿尔茨海默病患者会因为运动皮质受损而无法自理。

微管
微管帮助将神经脉冲传递到全身。阿尔茨海默病会导致微管解体。

神经元
阿尔茨海默病会导致老年斑块的出现和神经元的变形缠结。

恶化
随着疾病的发展，大脑失去容量，执行不同命令的皮质部分逐渐受损，皮质区域萎缩。

健康的皮质
大脑皮质是高级神经活动的物质基础。健康的皮质包含神经元，所以很厚实。

受损皮质
神经元的规模减小（萎缩）。大脑皮质的表面减少。

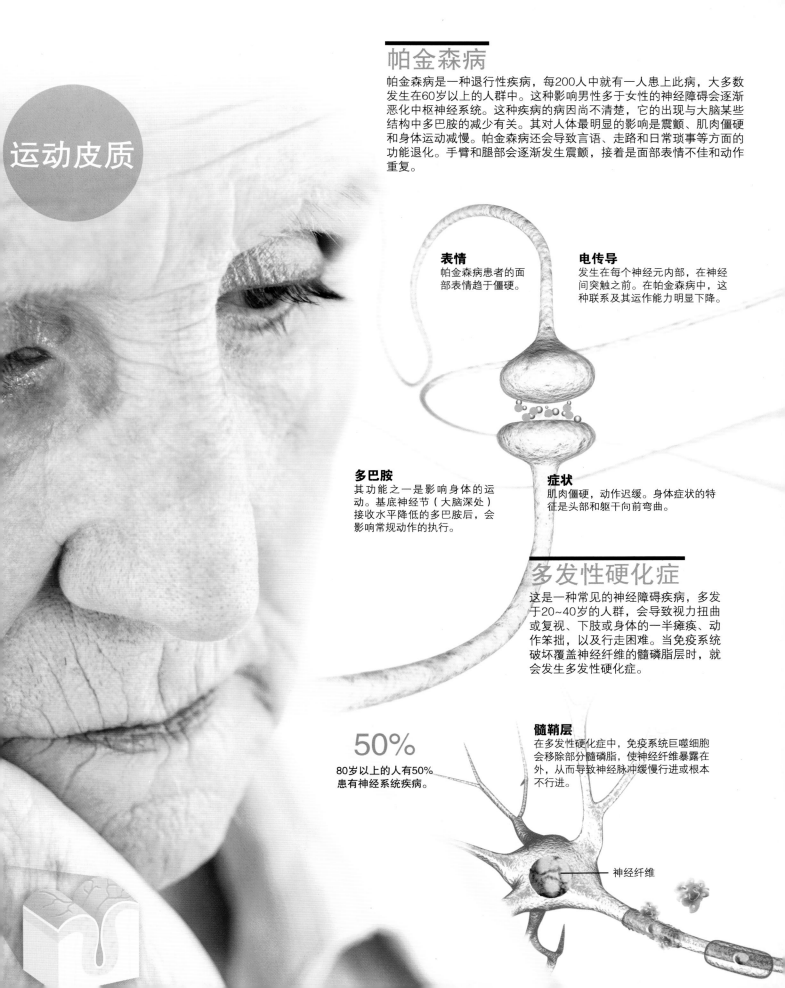

運動皮质

帕金森病

帕金森病是一种退行性疾病，每200人中就有一人患上此病，大多数发生在60岁以上的人群中。这种影响男性多于女性的神经障碍会逐渐恶化中枢神经系统。这种疾病的病因尚不清楚，它的出现与大脑某些结构中多巴胺的减少有关。其对人体最明显的影响是震颤、肌肉僵硬和身体运动减慢。帕金森病还会导致言语、走路和日常琐事等方面的功能退化。手臂和腿部会逐渐发生震颤，接着是面部表情不佳和动作重复。

表情
帕金森病患者的面部表情趋于僵硬。

电传导
发生在每个神经元内部，在神经间突触之前。在帕金森病中，这种联系及其运作能力明显下降。

多巴胺
其功能之一是影响身体的运动。基底神经节（大脑深处）接收水平降低的多巴胺后，会影响常规动作的执行。

症状
肌肉僵硬，动作迟缓。身体症状的特征是头部和躯干向前弯曲。

多发性硬化症

这是一种常见的神经障碍疾病，多发于20~40岁的人群，会导致视力扭曲或复视、下肢或身体的一半瘫痪、动作笨拙，以及行走困难。当免疫系统破坏覆盖神经纤维的髓磷脂层时，就会发生多发性硬化症。

50%

80岁以上的人有50%患有神经系统疾病。

髓鞘层
在多发性硬化症中，免疫系统巨噬细胞会移除部分髓磷脂，使神经纤维暴露在外，从而导致神经脉冲缓慢行进或根本不行进。

神经纤维

关节疾病

因为关节以非常特殊的方式运作，所以任何不正常的运动都会导致其受到伤害。一些损伤可能是由于跌倒或被击中造成的，而另一些可能是由于关节的变性造成的。关节炎症的通称是关节炎。在骨骼中，骨质流失称为骨质疏松症，通常与衰老有关。

骨关节炎

骨关节炎是最常见的关节炎形式，是关节软骨被逐渐侵蚀导致的。骨关节炎不同于类风湿关节炎，后者会影响其他器官，而骨关节炎只影响关节，要么是几个特定的关节，要么是全身关节。骨关节炎的关节退行性病变可能会由于先天性缺陷、感染或肥胖而恶化。由于软骨通常会随着年龄的增长而被侵蚀，所以骨关节炎会影响60岁以上的人群。

骨骼

关节结构
关节一般由软骨组成，软骨由滑膜液润滑，以易于运动。

滑膜　　滑膜液

疾病的阶段

① 恶化
骨关节炎导致软骨的渐进性损伤。当软骨细胞死亡时，骨头表面会出现裂缝。从这一刻起，滑膜液开始泄漏。随后滑膜液进入软骨并使其退化。

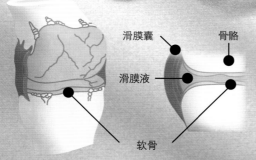

滑膜囊　　骨骼

滑膜液

软骨

30%
由于骨质疏松症的恶化，骨头的矿物质密度丧失了30%以上。

② 侵蚀
软骨磨损到骨骼并破坏其表面。在这种侵蚀中，出现了一个洞，新的血管开始生长。为了填补这个缺口，一个由纤维软骨组成的塞子形成了。

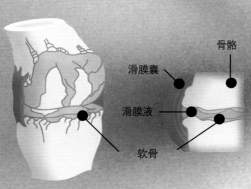

滑膜囊　　骨骼

滑膜液

软骨

③ 暴露的骨头
塞子消失，骨头表面暴露。如果表面骨裂变深，滑膜液就会进入骨髓，形成被弱化骨包围的囊肿，也可能出现骨赘（骨刺）。

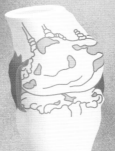
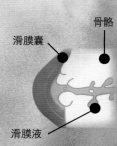

滑膜囊　　骨骼

滑膜液

类风湿关节炎

在这种自身免疫性疾病中，由易感者中的某些抗原触发的免疫系统开始攻击身体组织，导致关节发炎和变形。随着类风湿关节炎的发展，眼睛、皮肤、心脏、神经和肺部的组织可能会受到影响。

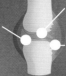

症状
典型的症状是疲劳、厌食以及肌肉和关节痛。

早期阶段　　　晚期阶段

发炎的滑膜液

被侵蚀的关节软骨

膨胀的滑膜液

骨关节炎的症状

关节软骨变性最常见的迹象是关节变形和肿胀，有些病例可能包括麻木和关节活动受限。

骨质疏松症

在生命的第50~60年之间，骨骼逐渐变得更多孔并且更薄。无论男性还是女性，即使身体健康，骨量都会减少。绝经后女性的雌激素水平迅速下降，许多情况下导致骨质疏松症。在男性中，睾丸素的减少是逐渐的，所以患骨质疏松症的可能性较低。

痛风

痛风是由血液中高水平的尿酸引起的。尿酸沉积在关节中，引起炎症。原发性痛风是由于先天性代谢紊乱引起的，而继发性痛风是由任何其他代谢紊乱引起的。

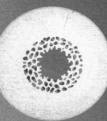
正常骨骼

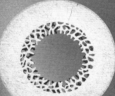
患骨质疏松症的骨骼

健康的骨骼
外膜，即骨膜，包裹着一组坚硬的皮质骨和海绵骨。

脆弱的骨骼
当骨量减少时，骨骼的中央通道就会变宽，骨单位中会出现裂缝。

降低的质量
骨质疏松症导致总骨量减少。因此，孔隙的出现可能会让骨骼变脆。

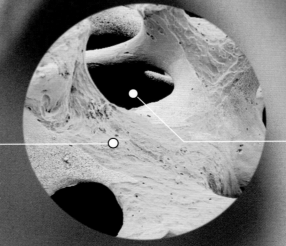

表面
由于骨骼细胞受损导致骨骼失去刚性，所以骨表面更容易发生骨裂。

孔隙
由于组织变性和骨逐渐被侵蚀，在骨表面上出现孔隙。

循环状况

影响循环系统的最常见疾病是由动脉和静脉阻塞引起的疾病。动脉中的脂肪堆积会导致动脉硬化，从而阻碍血液向组织的供应。在许多情况下，如心肌梗死发作，是没有任何警告信号的。这可能导致失去血液供应的组织死亡。某些药物可以用来扩张堵塞的血管。

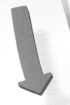

主动脉

人体内最大的血管，内径约为2.5厘米。它把带着新鲜氧气的血液输送到身体的各个部位。

腔静脉

上腔静脉将血液从头部和手臂输送到右心房。下腔静脉让缺氧的血液从下躯干和四肢回流到右心房。

动脉硬化

心脏血管动脉硬化或心脏病是由动脉狭窄引起的，病因是胆固醇和其他物质聚集在这些血管内壁。动脉阻塞是渐进的：它源于血液中富含过量脂肪（包括胆固醇），这些物质渗入动脉内壁，形成微管损伤部位，导致动脉粥样硬化形成，进而发展成斑块性脂肪团。这些斑块的出现使动脉壁增厚，阻碍血液的正常流动，从而减少了血液的流动。

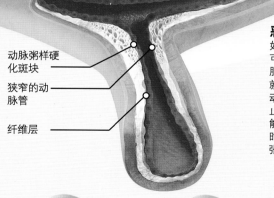

动脉粥样硬化斑块

狭窄的动脉管

纤维层

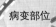
病变部位

恶化

如果不进行治疗，动脉硬化的进展可能造成巨大的危险。当动脉因为胆固醇的存在而发生恶化时，器官就会失去运作所需的血液量。如果动脉完全被堵塞，器官可能完全停止接收血液，因而完全失去其功能。例如，当心脏发生这种情况时，必须进行血管成形术以再次扩张血管并改善组织中的循环。

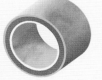
① 正常的血管
没有脂肪斑块的形成，血液正常流动。

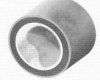
② 有动脉粥样硬化斑块的血管
在这个斑块内，胆固醇和其他物质积累。

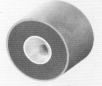
③ 阻塞的血管
动脉壁变厚，动脉被阻塞。

至肺部

自肺部

肺动脉

从右心室伸出的分支。每个分支都将缺氧血输送到肺部。肺动脉是唯一运输缺氧血的动脉。

心绞痛

胸痛可能是一个警告信号，表明心肌没有收到足够的血液来满足它的需求。在胸部心绞痛中，由于动脉硬化阻塞了动脉，患者表现出非常强烈的胸痛。

扩张血管

为了恢复足够的血流，可以使用硝酸甘油等药物进行治疗。

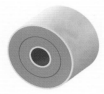

① 用药前
狭窄的血管不能给心脏提供足够的血流。

② 用药后
血管壁变松，变宽。

肺动脉高压

当肺动脉血压升高时，肺动脉壁增厚，心脏供血量减少。

碳 氢
硝酸甘油分子

治疗
硝酸甘油是一种可以扩张血管的药物，可以用来缓解胸痛。

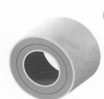

氧
氮

心脏病

梗死通常突然发生，几乎没有任何征兆。胸部的疼痛可能像心绞痛一样，但通常更严重，不会随着休息而消失。遭受心脏病攻击的人会表现出多汗、虚弱，有时甚至失去意识。心脏病发作可能是血量不足的直接后果。如果动脉在血管被斑块部分阻塞后开始充满脂肪，其管壁可能形成病变，从而导致形成可能堵塞血管的血栓，这可能会使一部分心肌缺氧，从而导致心脏病发作。

它是如何发生的
冠状动脉的阻塞阻止了血液到达肌肉。

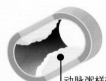

① 动脉粥样硬化
动脉内壁堆积脂肪，产生动脉粥样硬化。

动脉粥样硬化

② 梗死
凝块形成。心肌停止接收血液，该区域心肌死亡。

凝块

检测
当心脏病发作时，肌肉纤维会向血液中释放酶。

病变部位

没有血液循环的区域

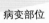

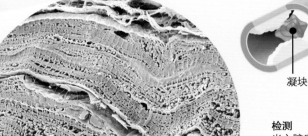

心脏肌肉纤维

缺血性肌肉损伤

当血小板与动脉内壁的胶原蛋白接触时，就会形成动脉血栓。纤维状丝状物出现并与血小板相互作用，凝块开始生长，动脉被堵塞。

酶
通过酶的水平可以估计心脏病的严重程度。如果酶水平很高，说明心脏病很严重。

阻塞动脉的血栓

血栓形成

与防止受伤血管失血的天然凝块不同，在动脉硬化中，血管已经受损。当动脉粥样硬化破裂时，有形成血栓的倾向。与动脉硬化不同的是，在血栓形成过程中，凝块在很多情况下可以通过血流迁移并滞留在远离原发部位的某处。

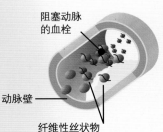

动脉壁

纤维性丝状物

呼吸道感染

在许多情况下，呼吸道阻塞会导致严重的并发症。 虽然支气管炎通常与病毒或细菌感染有关，但慢性支气管炎与吸烟有关。因为吸烟习惯对呼吸系统具有严重后果。细菌或其他空气中传播的微生物通常是呼吸道感染的主要原因。

急性支气管炎

一种突然发展的支气管炎症，可由呼吸道感染，也可由接触毒素、刺激物或大气污染物引起。急性支气管炎通常由病毒引起。常见的症状是咳嗽（这会增加对唾液分泌的需要），有时还会伴有高热。在急性支气管炎中，支气管的组织和膜会发炎，气管会变狭窄，黏液量增加，导致充血。

它是如何发生的
这种疾病通常会影响大中型支气管。在儿童或老年人中，感染可扩大，引起细支气管和肺组织发炎。

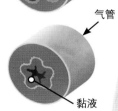

① 健康时
气道的宽度足以容纳足够的空气流动。黏液没有阻塞通道。

气管

② 支气管炎
支气管内壁和组织发炎。气道变窄，黏液堆积。

气管

黏液

慢性支气管炎

慢性支气管炎最常见的病因是化学物质对支气管的刺激。受到含有尼古丁的烟草的影响是慢性支气管炎发展的另一个主要因素。慢性支气管炎典型的症状是咳嗽、有痰、声音嘶哑和呼吸困难。吸烟的影响首先是产生过多的黏液，其次是黏液腺体肿大和纤毛功能紊乱。因此，呼吸道可能受到影响，甚至可以作为一些细菌生长的媒介。在某些情况下，慢性支气管炎可由反复发作的急性支气管炎引起。

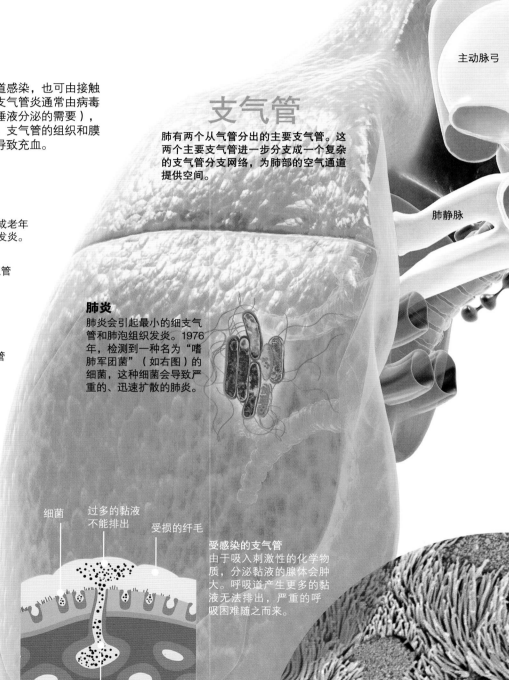

主动脉弓

支气管
肺有两个从气管分出的主要支气管。这两个主要支气管进一步分支成一个复杂的支气管分支网络，为肺部的空气通道提供空间。

肺静脉

肺炎
肺炎会引起最小的细支气管和肺泡组织发炎。1976年，检测到一种名为"嗜肺军团菌"（如右图）的细菌，这种细菌会导致严重的、迅速扩散的肺炎。

细菌

过多的黏液不能排出

受损的纤毛

受感染的支气管
由于吸入刺激性的化学物质，分泌黏液的腺体会肿大。呼吸道产生更多的黏液无法排出，严重的呼吸困难随之而来。

肿大的黏液腺

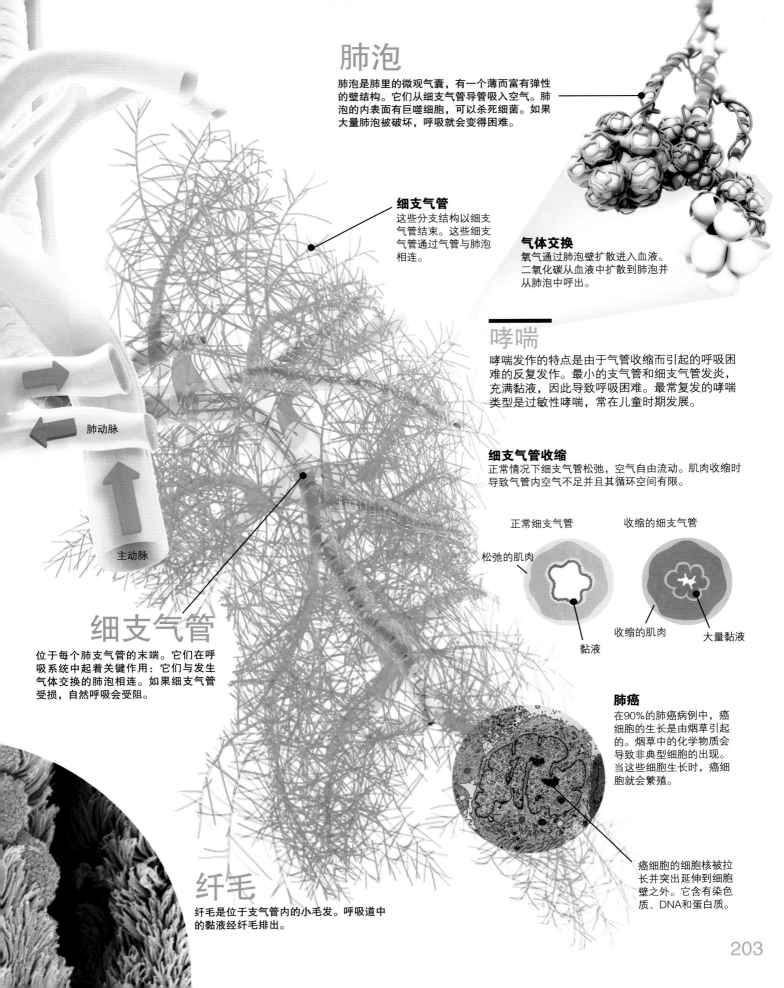

肺泡

肺泡是肺里的微观气囊，有一个薄而富有弹性的壁结构。它们从细支气管导管吸入空气。肺泡的内表面有巨噬细胞，可以杀死细菌。如果大量肺泡被破坏，呼吸就会变得困难。

细支气管

这些分支结构以细支气管结束。这些细支气管通过气管与肺泡相连。

气体交换

氧气通过肺泡壁扩散进入血液。二氧化碳从血液中扩散到肺泡并从肺泡中呼出。

哮喘

哮喘发作的特点是由于气管收缩而引起的呼吸困难的反复发作。最小的支气管和细支气管发炎，充满黏液，因此导致呼吸困难。最常复发的哮喘类型是过敏性哮喘，常在儿童时期发展。

细支气管收缩

正常情况下细支气管松弛，空气自由流动。肌肉收缩时导致气管内空气不足并且其循环空间有限。

正常细支气管　　　　收缩的细支气管

松弛的肌肉

黏液

收缩的肌肉

大量黏液

肺动脉

主动脉

细支气管

位于每个肺支气管的末端。它们在呼吸系统中起着关键作用：它们与发生气体交换的肺泡相连。如果细支气管受损，自然呼吸会受阻。

肺癌

在90%的肺癌病例中，癌细胞的生长是由烟草引起的。烟草中的化学物质会导致非典型细胞的出现。当这些细胞生长时，癌细胞就会繁殖。

癌细胞的细胞核被拉长并突出延伸到细胞壁之外。它含有染色质、DNA和蛋白质。

纤毛

纤毛是位于支气管内的小毛发。呼吸道中的黏液经纤毛排出。

糖尿病

葡萄糖是一种高能量的燃料，对每个细胞的正常运转都是必不可少的。 这种燃料通过血液循环到达身体各处发挥作用。然而，葡萄糖要到达细胞需要胰岛素。胰岛素是葡萄糖穿过细胞壁的"关键"激素。当这种机制失效时发生糖尿病，葡萄糖没有进入细胞而是留在血液中，导致组织毁坏。

2型糖尿病的机制

在一个健康的身体里，葡萄糖从胃进入血液；同时，胰腺开始分泌胰岛素。胰岛素是一种"帮助"葡萄糖进入细胞的激素。

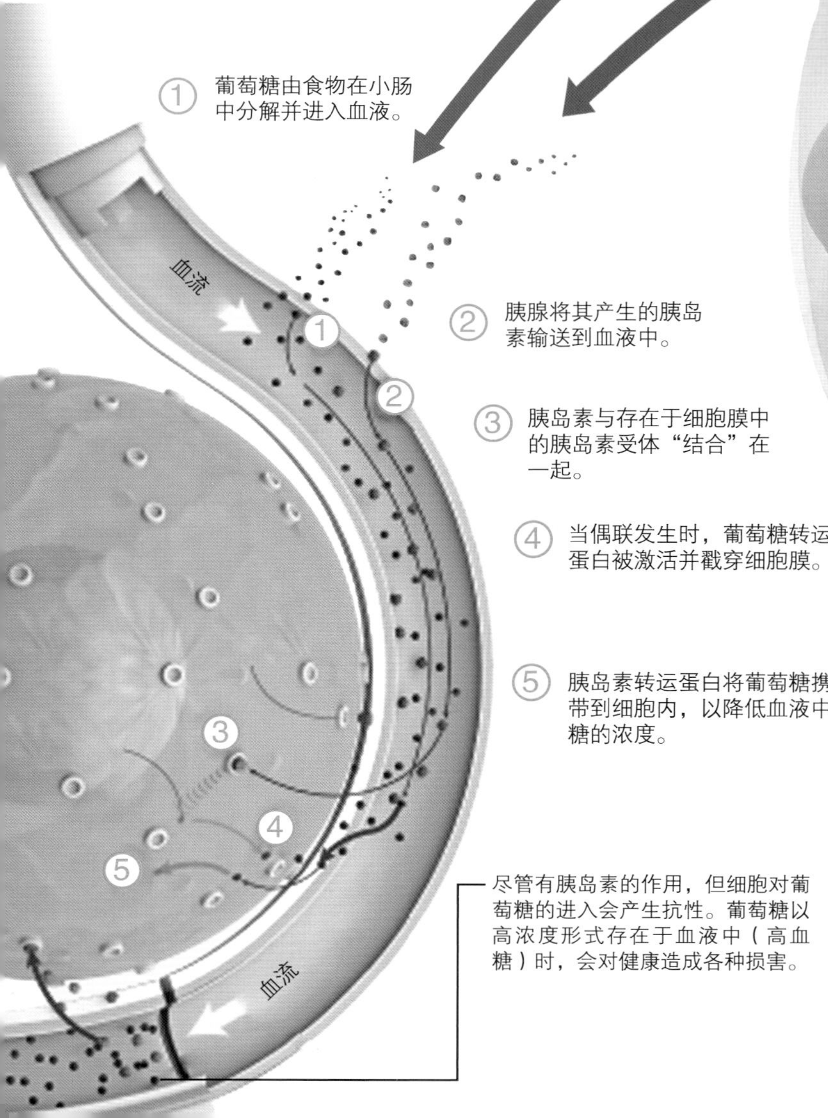

① 葡萄糖由食物在小肠中分解并进入血液。

② 胰腺将其产生的胰岛素输送到血液中。

③ 胰岛素与存在于细胞膜中的胰岛素受体"结合"在一起。

④ 当偶联发生时，葡萄糖转运蛋白被激活并戳穿细胞膜。

⑤ 胰岛素转运蛋白将葡萄糖携带到细胞内，以降低血液中糖的浓度。

尽管有胰岛素的作用，但细胞对葡萄糖的进入会产生抗性。葡萄糖以高浓度形式存在于血液中（高血糖）时，会对健康造成各种损害。

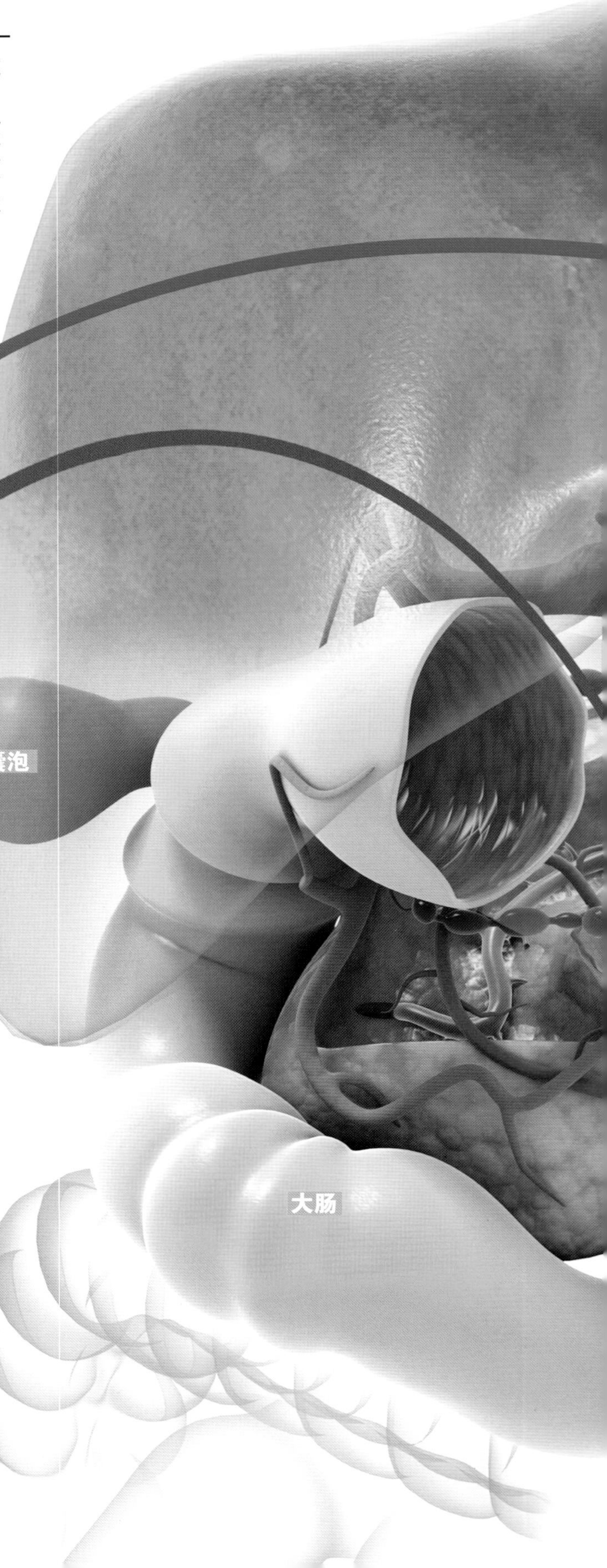

血流

囊泡

大肠

血流

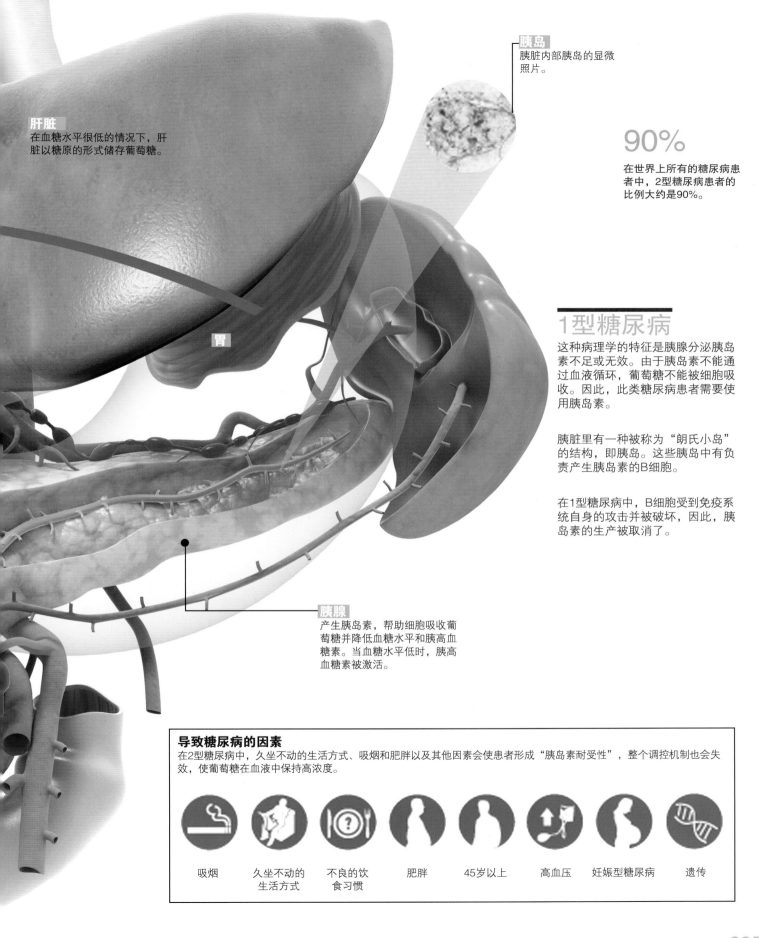

肝脏
在血糖水平很低的情况下，肝脏以糖原的形式储存葡萄糖。

胰岛
胰脏内部胰岛的显微照片。

90%
在世界上所有的糖尿病患者中，2型糖尿病患者的比例大约是90%。

胃

1型糖尿病

这种病理学的特征是胰腺分泌胰岛素不足或无效。由于胰岛素不能通过血液循环，葡萄糖不能被细胞吸收。因此，此类糖尿病患者需要使用胰岛素。

胰脏里有一种被称为"朗氏小岛"的结构，即胰岛。这些胰岛中有负责产生胰岛素的B细胞。

在1型糖尿病中，B细胞受到免疫系统自身的攻击并被破坏，因此，胰岛素的生产被取消了。

胰腺
产生胰岛素，帮助细胞吸收葡萄糖并降低血糖水平和胰高血糖素。当血糖水平低时，胰高血糖素被激活。

导致糖尿病的因素
在2型糖尿病中，久坐不动的生活方式、吸烟和肥胖以及其他因素会使患者形成"胰岛素耐受性"，整个调控机制也会失效，使葡萄糖在血液中保持高浓度。

| 吸烟 | 久坐不动的生活方式 | 不良的饮食习惯 | 肥胖 | 45岁以上 | 高血压 | 妊娠型糖尿病 | 遗传 |

消化系统内的过剩

影响消化系统器官如胃、胰腺和肝脏的疾病起源于酒精性饮料、营养不良或破坏组织层并损害器官的细菌。肝硬化、乙型肝炎、胆结石和溃疡等疾病会对身体不同部位造成不可挽回的损害。

清洁

血液中携带的物质在通过肝脏时会被改性，这可以清洁和净化血液、分解某些化学物质，以及合成其他物质。

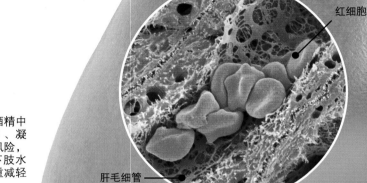

红细胞

肝毛细管

肝硬化

这种肝病会引起肝纤维化和功能障碍。主要原因是慢性酒精中毒和丙型肝炎病毒感染。肝硬化会导致腹部积液（腹水）、凝血障碍、消化道肝静脉血压升高并有血管扩张和破裂的风险，以及意识水平混乱或改变（肝性脑病）。常见症状有下肢水肿、消化道出血、黄疸（黄皮肤）、全身虚弱无力、体重减轻和肾功能紊乱。

Ⓐ 脂肪肝
过度饮酒会导致脂肪肝。肝脏含有脂肪细胞，这些脂肪细胞会浸润、变大，会扩大肝脏体积。

脂肪细胞

受损细胞

Ⓑ 酒精性肝炎
饮酒会诱导酶产生乙醛，乙醛会引起炎症。这些炎症会损害肝细胞，损害正常的肝功能。

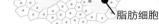

疤痕组织

Ⓒ 肝硬化
受损组织条带将细胞分开，这个阶段的破坏是不可逆转的。肝硬化也可能源于其他原因，如病毒性肝炎。

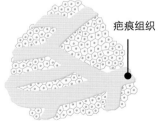

胃炎

胃炎是指胃黏膜发炎，导致胃炎的原因有多种，包括饮酒、服用抗炎药物和吸烟。胃炎与幽门螺杆菌感染有关。

胰腺和胆囊

胰腺是产生消化酶和激素的腺体。胆囊是一个装满胆汁（由肝脏产生的一种物质）的小囊，它储存胆汁并将胆汁释放到十二指肠（小肠的上部）以帮助消化食物。

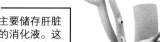

肝硬化组织
受损组织影响肝脏血液循环，从而会增高门静脉血压。在食管下部，静脉扩张，可能会发生消化道出血。

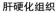
肝硬化组织

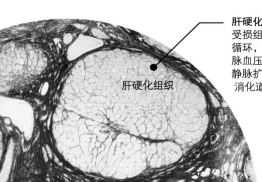

胆囊
胆囊主要储存肝脏产生的消化液。这些消化液有时会凝固并形成胆结石。

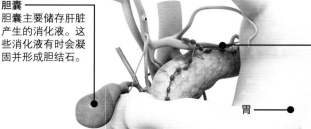

胰腺
胰腺将胰液分泌到十二指肠中；胰液含有消化食物所必需的酶。

胃

十二指肠

肝

来自消化系统器官的血液通过门静脉到达肝脏。肝脏能清除体内的有毒物质，合成和储存营养，并通过产生胆汁促进食物的消化。

乙型肝炎

乙型肝炎是通过血液、血液制品、受污染的针头、无保护的性行为以及分娩过程中母婴交叉传播的。

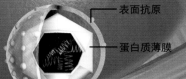

表面抗原

蛋白质薄膜

胃

食物在进入肠道之前会在胃里储存一段时间。

受伤区域

消化性溃疡

消化性溃疡是指胃或十二指肠黏膜溃疡。消化性溃疡是一种常见的消化系统疾病，其主要原因之一是幽门螺杆菌感染。然而，有些是由于长期使用非甾体类抗炎药引起的，如阿司匹林和布洛芬。在某些情况下，胃或胰腺肿瘤会导致溃疡。溃疡和某些食物或压力之间的关系尚未得到明确证实。其主要症状是腹痛，常在夜间胃部空虚时或进食两到三小时后发作。

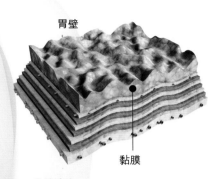

胃壁

黏膜

① **早期阶段**
当保护黏膜的屏障被改变，胃液与黏膜细胞接触时，就会发生侵蚀。

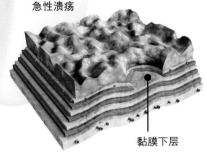

急性溃疡

黏膜下层

② **深化**
胃液完全穿透黏膜，到达黏膜和黏膜下层的肌肉层，溃疡形成。

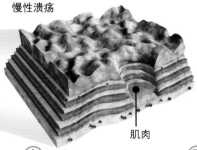

慢性溃疡

肌肉

③ **并发症**
随着胃壁被更深地侵蚀，大动脉可能被损伤甚至引起出血。它也可能导致腹膜炎。

胆结石

胆结石形成于胆囊内。胆囊是储存由肝脏分泌的胆汁的器官。胆汁是水、盐、卵磷脂、胆固醇和其他物质组成的溶液。如果这些成分的浓度发生变化，可能会形成结石。这些结石可以像一粒沙子一样小，也可以长到直径约3厘米，具体大小取决于它们形成的时间。

胆囊管

胆囊

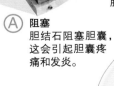

Ⓐ **阻塞**
胆结石阻塞胆囊，这会引起胆囊疼痛和发炎。

Ⓑ **炎症**
炎症通过各种机制进展。胆囊内容物会被感染并形成脓液。

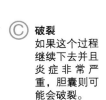

Ⓒ **破裂**
如果这个过程继续下去并且炎症非常严重，胆囊则可能会破裂。

Ⓓ **收缩**
如果该过程重复发生，胆囊会收缩，并失去其形状。

肠和结肠

肠道感染和炎症是消化系统最常见的疾病之一。 在发展中国家，婴儿死亡率较高主要是因为某些肠道疾病较多。许多肠道疾病是细菌性的，可以通过摄入液体或抗生素来治疗，但也有一些肠道疾病是由消化系统问题引起的。

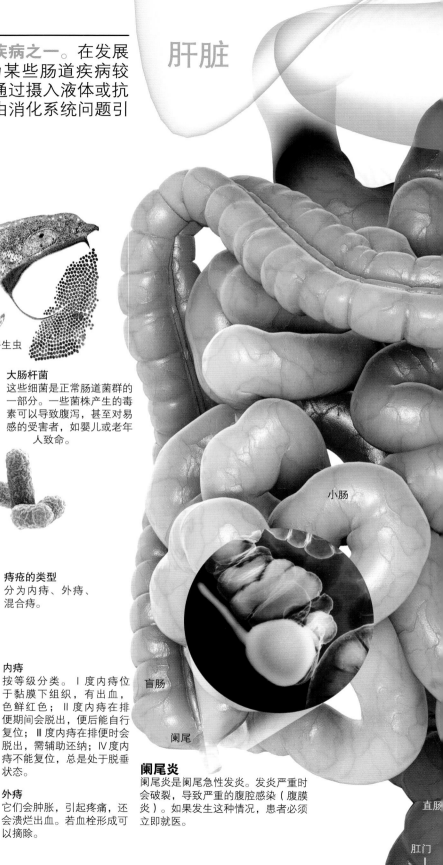

肝脏

小肠

盲肠

阑尾

直肠

肛门

肠道感染

最常见的肠道感染是病毒性肠胃炎，但也可能由细菌或原生动物引起。几乎所有的感染都是通过摄入受污染的水或食物传播的。最常见的症状是呕吐、腹泻和腹痛。病毒性肠胃炎是一种自限性疾病，治疗时只需补充液体以防止脱水，几天内就会自行痊愈，但其他感染必须用抗生素治疗。

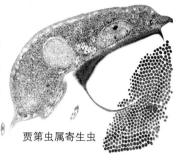

贾第虫属寄生虫

幽门螺杆菌
幽门螺杆菌可引起胃炎，通常见于胃黏膜组织。它还会导致十二指肠溃疡，并可能导致胃癌。

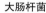

大肠杆菌
这些细菌是正常肠道菌群的一部分。一些菌株产生的毒素可以导致腹泻，甚至对易感的受害者，如婴儿或老年人致命。

痔疮

痔疮是由于肛门皮肤下和直肠下段黏膜的静脉丛发生静脉曲张而形成的。如果受累静脉位于上静脉丛，则被称为内痔。受累下静脉丛位于肛门直肠线下方并被外皮肤覆盖，这个区域的排泄系统没有瓣膜。

痔疮的类型
分为内痔、外痔、混合痔。

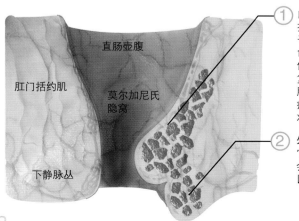

直肠壶腹

肛门括约肌

莫尔加尼氏隐窝

下静脉丛

① **内痔**
按等级分类。Ⅰ度内痔位于黏膜下组织，有出血，色鲜红色；Ⅱ度内痔在排便期间会脱出，便后能自行复位；Ⅲ度内痔在排便时会脱出，需辅助还纳；Ⅳ度内痔不能复位，总是处于脱垂状态。

② **外痔**
它们会肿胀，引起疼痛，还会溃烂出血。若血栓形成可以摘除。

阑尾炎
阑尾炎是阑尾急性发炎。发炎严重时会破裂，导致严重的腹腔感染（腹膜炎）。如果发生这种情况，患者必须立即就医。

胃

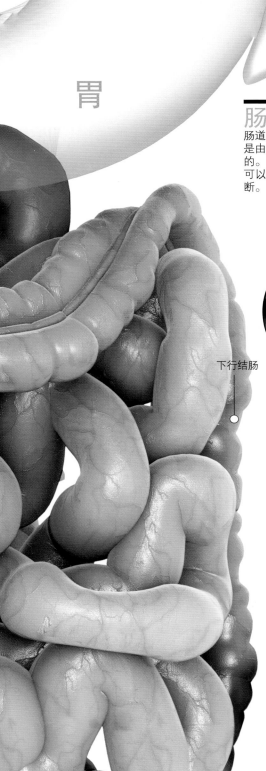

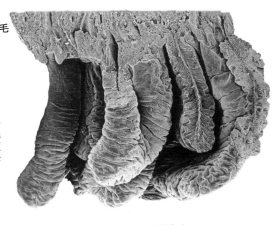

胃绒毛

肠道炎症

肠道炎症包括溃疡性结肠炎和克罗恩病。它们可能是由免疫系统对人体组织的攻击或遗传感染性引起的。症状包括发热、失血、腹痛和腹泻。这些病症可以通过X线检查、结肠镜检查或肠组织活检来诊断。可用消炎药物治疗。

肠道炎症

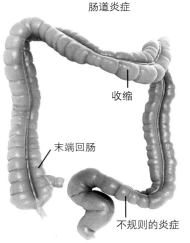

收缩

末端回肠

不规则的炎症

结肠炎

溃疡性结肠炎是一种结肠和直肠的炎症性疾病。其特征是结肠内壁发炎和溃疡。典型的症状包括腹泻（有时是血性腹泻）和频繁的腹痛。

下行结肠

克罗恩病

克罗恩病是一种慢性自身免疫性疾病，患者个体的免疫系统会攻击自身的肠道，从而引发炎症。

溃疡

消化性溃疡是胃壁或十二指肠（小肠的第一部分）的一种溃疡或慢性糜烂病变。消化性溃疡很常见，可由细菌感染，或者在某些情况下可能由长期使用抗炎药物引起。

结肠癌

这种癌症的风险因素包括家族病史、肠道息肉和高龄。症状是大便带血、肠道习惯改变和腹痛。50岁以上的人应该定期接受医生检查，检查大便中是否有血液，如果检查结果为阳性，则应进行结肠镜检查。

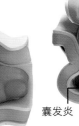

憩室炎

憩室炎是一种形成于大肠（结肠）壁的被称为憩室的囊的发炎或感染。它被认为是由食物通过肠道时的缓慢运动引起的，因为食物通过肠道时的缓慢运动会产生一个恒定的压力，这个压力增加并推向结肠内壁，形成囊。摄入的大便会被困在囊里，导致炎症和感染。

① 硬、干的大便
又大又软的大便很容易通过结肠。但如果大便又硬又干，收缩力就会增加，会对结肠壁施加更大的压力。

结肠壁

硬、干的大便

② 憩室
对肠壁内不断增加的压力会在肌壁的薄弱部位形成囊，然后这些囊会发炎并引起肿胀和疼痛。

肠壁薄弱部分

囊发炎

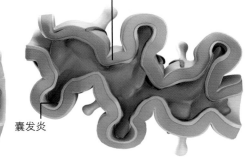

阑尾口阻塞

病因：粪便物质或摄入的异物（骨头等）阻塞阑尾的内开口。阑尾继续分泌肠液，导致内部压力积聚，直至其溃疡，最终感染细菌。

结肠

过敏

打喷嚏、皮疹、肿胀、瘙痒，这些只是最常见的部分过敏症状。过敏的原因是什么？主要是免疫系统不能正常地工作，它反应过度，攻击通常不会造成任何伤害的外来物质。这些入侵者被称为过敏原，包括花粉、霉菌和尘螨等多种物质，由此产生的不良反应称为变态反应。

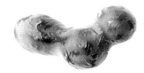

前列腺素

对无辜者的攻击

现在，受过敏影响的人口比例有所增加。导致这种现代流行病的一个原因是人们对清洁的痴迷。也就是说，从婴儿时期开始，身体就没有接触到足够多的污垢来训练自身的免疫系统，使免疫系统对任何外来物质都做出不恰当的反应，无论这些物质有多么无害。当第一次暴露于过敏原时，免疫系统就会变得敏感。在随后的暴露中，接触者会发生变态反应，从皮疹到各种呼吸问题，反应因人而异。

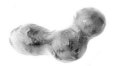

③ **溃决**
当出现过敏原时，帮助人体抵抗感染的细胞就会出现故障，做出不必要的化学防御反应。

② **结合**
抗体是免疫系统的传感器，它们将自身附着在肥大细胞表面，然后与过敏原蛋白结合。当有大量抗体时，它们会通知肥大细胞有入侵者出现。

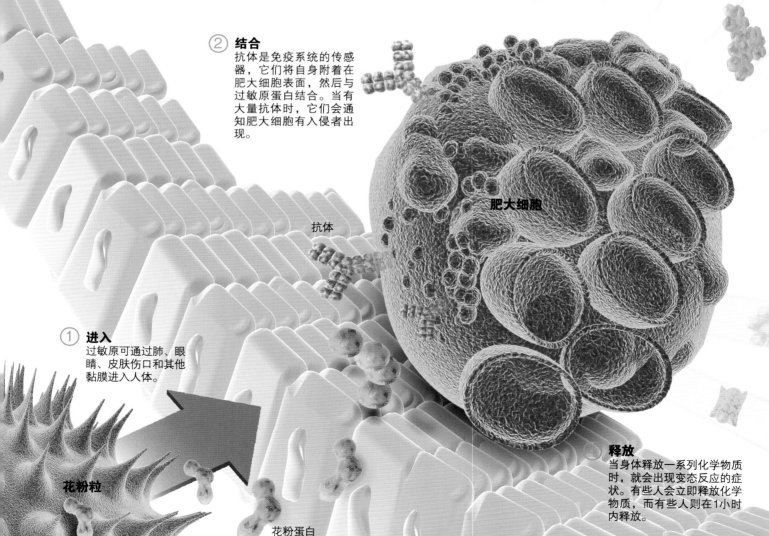

抗体

肥大细胞

① **进入**
过敏原可通过肺、眼睛、皮肤伤口和其他黏膜进入人体。

花粉粒

花粉蛋白

释放
当身体释放一系列化学物质时，就会出现变态反应的症状。有些人会立即释放化学物质，而有些人则在1小时内释放。

从秋天开始，无能为力

与其他呼吸道过敏一样，鼻炎和哮喘患者数量会随着秋天的到来而增加。感冒会刺激患者的呼吸道，使其更容易受到感染，尤其是病毒感染。呼吸道黏膜和免疫系统的变化激活或重新激活过敏。例如，感冒可能引发支气管哮喘发作。此外，天气寒冷、缺少通风环境、室内过敏原（如螨虫和真菌）浓度增加，也会增加并引发这种疾病。

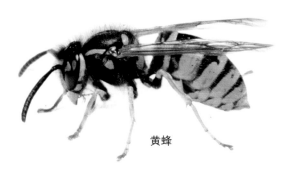

黄蜂

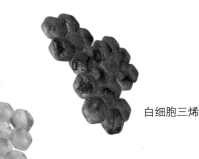

白细胞三烯

测试

识别过敏原最有效的方法是在患者手臂上施一系列点刺，将几滴过敏原溶液刺入患者手臂皮肤。这个测试可以确定过敏的某个原因或多个原因以及治疗方法。

组胺

最知名的过敏原

花粉：植物在繁殖过程中释放出的微小颗粒。它们会引起花粉热和呼吸问题。

尘螨：生活在家中的小昆虫。它们会引起过敏和哮喘。

黄蜂叮咬：有些人对黄蜂或其他昆虫的叮咬会产生过度甚至致命的变态反应。

花生：对这种食物的过敏正在迅速地增加。在少数情况下，它可能是致命的。

豚草：一种杂草，是引发美国人过敏的主要原因之一。它会导致严重的鼻结膜炎，更少见的是哮喘。它的花粉非常容易引起过敏，是变态反应的主要原因之一。

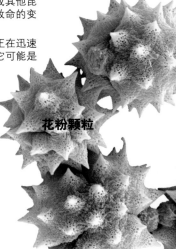

花粉颗粒

⑤ **第一反应**
前列腺素、白细胞三烯和组胺作用于神经末梢产生瘙痒。它们还会影响血压和肌肉收缩，作用于腺体以产生黏液，引起血管舒张，以及后来的充血。

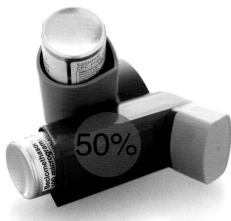

50%

哮喘

这种疾病患者数目在过去十年里增长了50%。目前，估计有1亿至1.5亿人患有这种疾病。尽管这种疾病在幼儿中更为常见，但有3%至7%的成年人也可能受到影响。

按国家发展水平划分的过敏症

发达国家 63.21%

其他国家 36.78%

过敏症和肥胖症一样，都是现代的流行病。一个国家工业化程度越高，受影响的人口就越多。相比之下，在非洲和拉丁美洲等发展中地区，受影响的人数要少得多。在偏远地区，几乎不存在过敏症。

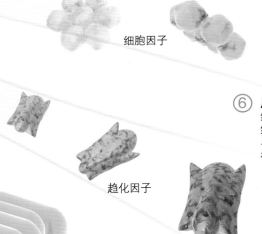

细胞因子

⑥ **后续反应**
细胞因子和趋化因子缓慢损害组织并招募其他细胞，此过程与急性和慢性哮喘的症状密切相关。

趋化因子

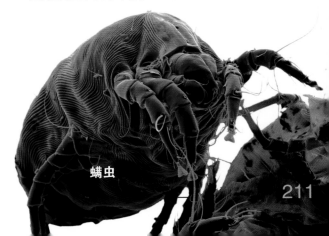

螨虫

211

艾滋病

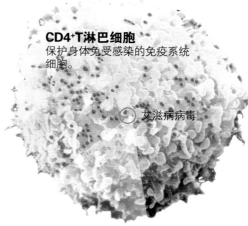

CD4⁺T淋巴细胞
保护身体免受感染的免疫系统细胞。

艾滋病病毒

获得性免疫缺陷综合征（AIDS，音译艾滋病）仍然被认为是21世纪最重要的流行病之一。全世界大约有4000万人感染了人类免疫缺陷病毒（HIV），这种病毒会导致艾滋病；大多数感染这种病毒的人生活在非洲。科学研究的目标是找到一种可以阻止病毒发展的药物，但是到目前为止，他们只开发出减缓病毒活动的疗法。

艾滋病病毒

人类免疫缺陷病毒（HIV）是艾滋病的病因。这种病毒通过病毒DNA和淋巴细胞DNA的相互作用摧毁了一种白细胞CD4⁺T淋巴细胞。这些淋巴细胞对于免疫系统对抗感染至关重要。因此，感染艾滋病病毒的人可能会患上严重的疾病，即使是轻微的疾病，如感冒，也可能难以治愈。然而，并非所有感染艾滋病病毒的人都患有艾滋病。艾滋病是感染艾滋病病毒后发展的最后阶段。艾滋病病毒携带者血清反应是呈阳性的。当CD4⁺T淋巴细胞水平低于每立方毫米血液200个细胞时，病情发展到艾滋病阶段。

历史与进化

"艾滋病的年龄"始于1981年6月5日。美国疾病控制中心发现一名同时患有卡波西肉瘤（一种皮肤恶性肿瘤）和肺炎的患者。值得注意的是，该患者的CD4⁺T淋巴细胞明显减少。无保护的性行为和使用感染血液的针头是当时致病的典型原因。如今，母婴传播、输血以及血液制品的应用是艾滋病感染的重要途径。

疾病症状

许多感染这种病毒的人在数年内都没有症状出现。在早期，他们可能会出现体重减轻、持续不规则发热，而在后期会经常腹泻。那些严重的人更易患其他感染性疾病和癌症。

艾滋病病毒是如何工作的

这种病毒利用它的蛋白质层附着在庇护它的细胞上。特定蛋白质（gp120）与CD4⁺T淋巴细胞上的受体融合。当免疫系统失去许多细胞后，身体就容易感染许多疾病。从感染到发展成全面的艾滋病可能需要十年的时间。

扩大的病毒结构图

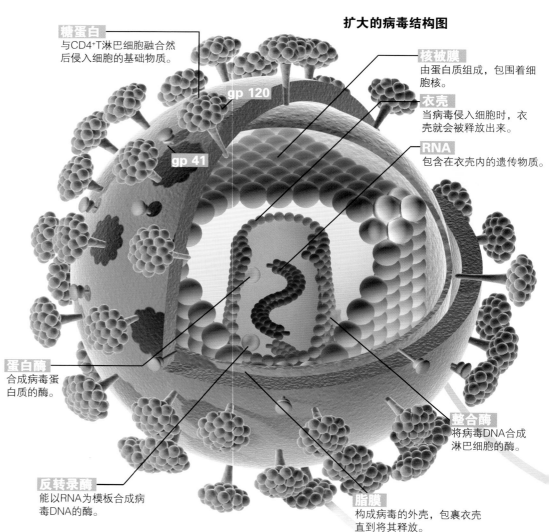

糖蛋白
与CD4⁺T淋巴细胞融合然后侵入细胞的基础物质。

gp 120

gp 41

核被膜
由蛋白质组成，包围着细胞核。

衣壳
当病毒侵入细胞时，衣壳就会被释放出来。

RNA
包含在衣壳内的遗传物质。

蛋白酶
合成病毒蛋白质的酶。

整合酶
将病毒DNA合成淋巴细胞的酶。

反转录酶
能以RNA为模板合成病毒DNA的酶。

脂膜
构成病毒的外壳，包裹衣壳直到将其释放。

① **病毒结构**
在附着之前，病毒的包膜含有携带遗传物质的衣壳。有了这种含有RNA的物质，病毒就会开始作用于淋巴细胞的DNA。覆盖衣壳的包膜是由蛋白质构成的。

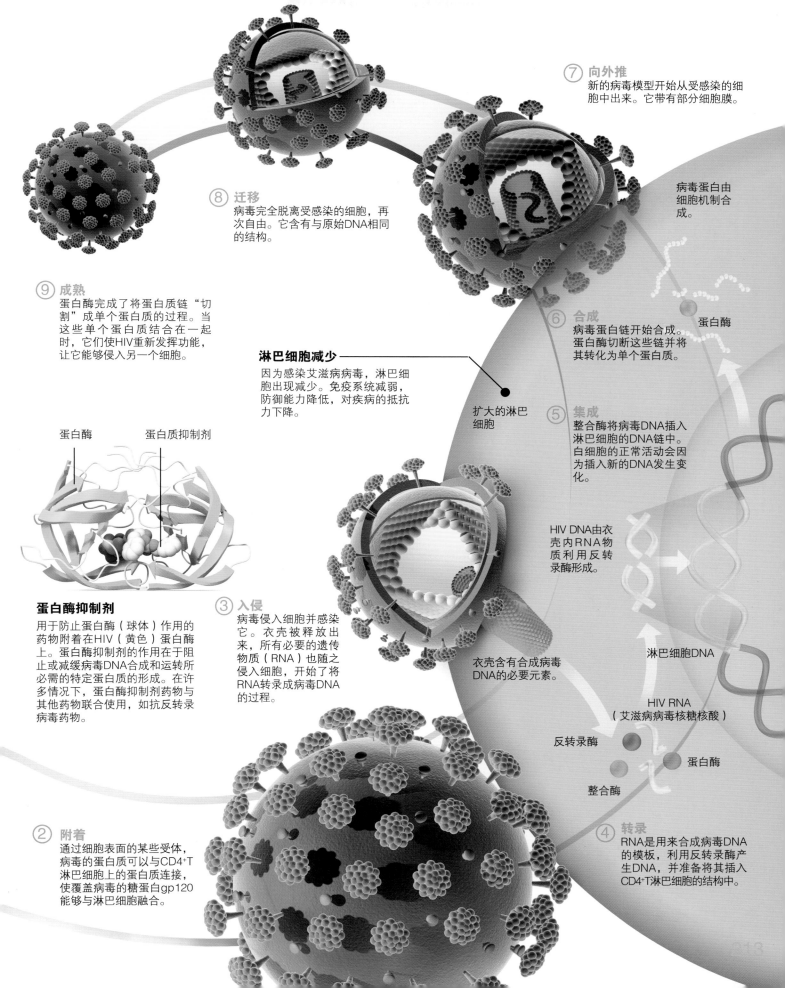

⑦ 向外推
新的病毒模型开始从受感染的细胞中出来。它带有部分细胞膜。

病毒蛋白由细胞机制合成。

⑧ 迁移
病毒完全脱离受感染的细胞，再次自由。它含有与原始DNA相同的结构。

⑥ 合成
病毒蛋白链开始合成。蛋白酶切断这些链并将其转化为单个蛋白质。

蛋白酶

⑨ 成熟
蛋白酶完成了将蛋白质链"切割"成单个蛋白质的过程。当这些单个蛋白质结合在一起时，它们使HIV重新发挥功能，让它能够侵入另一个细胞。

淋巴细胞减少
因为感染艾滋病病毒，淋巴细胞出现减少。免疫系统减弱，防御能力降低，对疾病的抵抗力下降。

扩大的淋巴细胞

⑤ 集成
整合酶将病毒DNA插入淋巴细胞的DNA链中。白细胞的正常活动会因为插入新的DNA发生变化。

HIV DNA由衣壳内RNA物质利用反转录酶形成。

蛋白酶   蛋白质抑制剂

蛋白酶抑制剂
用于防止蛋白酶（球体）作用的药物附着在HIV（黄色）蛋白酶上。蛋白酶抑制剂的作用在于阻止或减缓病毒DNA合成和运转所必需的特定蛋白质的形成。在许多情况下，蛋白酶抑制剂药物与其他药物联合使用，如抗反转录病毒药物。

③ 入侵
病毒侵入细胞并感染它。衣壳被释放出来，所有必要的遗传物质（RNA）也随之侵入细胞，开始了将RNA转录成病毒DNA的过程。

衣壳含有合成病毒DNA的必要元素。

淋巴细胞DNA

HIV RNA
（艾滋病病毒核糖核酸）

反转录酶

蛋白酶

整合酶

② 附着
通过细胞表面的某些受体，病毒的蛋白质可以与CD4+T淋巴细胞上的蛋白质连接，使覆盖病毒的糖蛋白gp120能够与淋巴细胞融合。

④ 转录
RNA是用来合成病毒DNA的模板，利用反转录酶产生DNA，并准备将其插入CD4+T淋巴细胞的结构中。

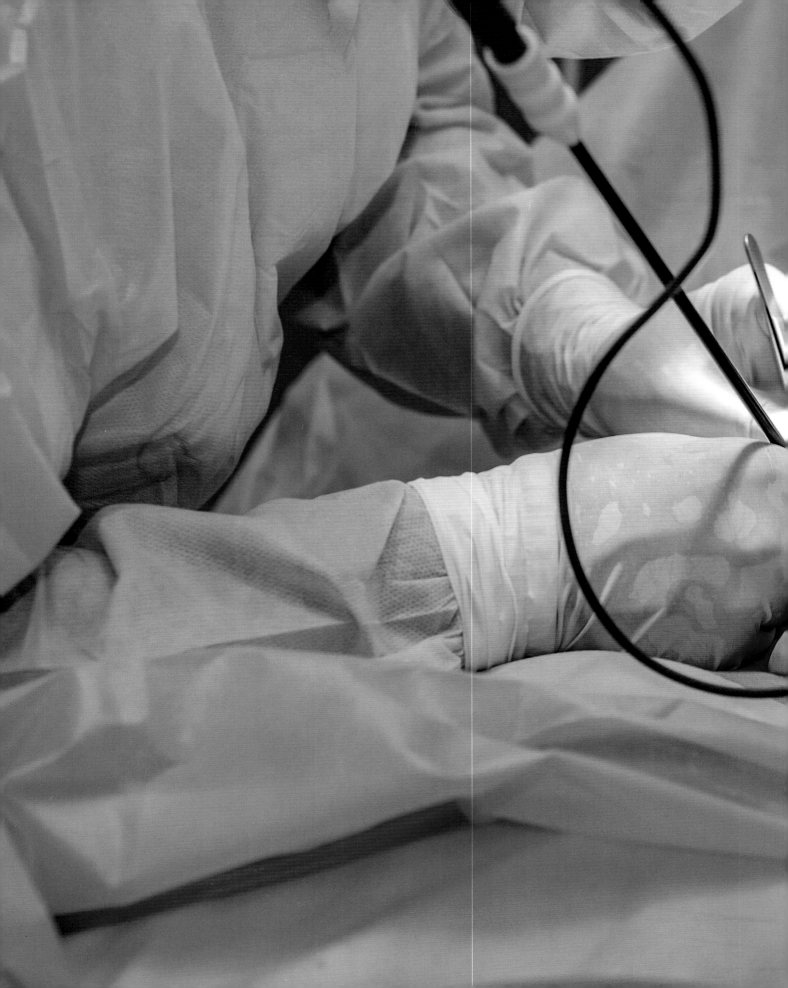

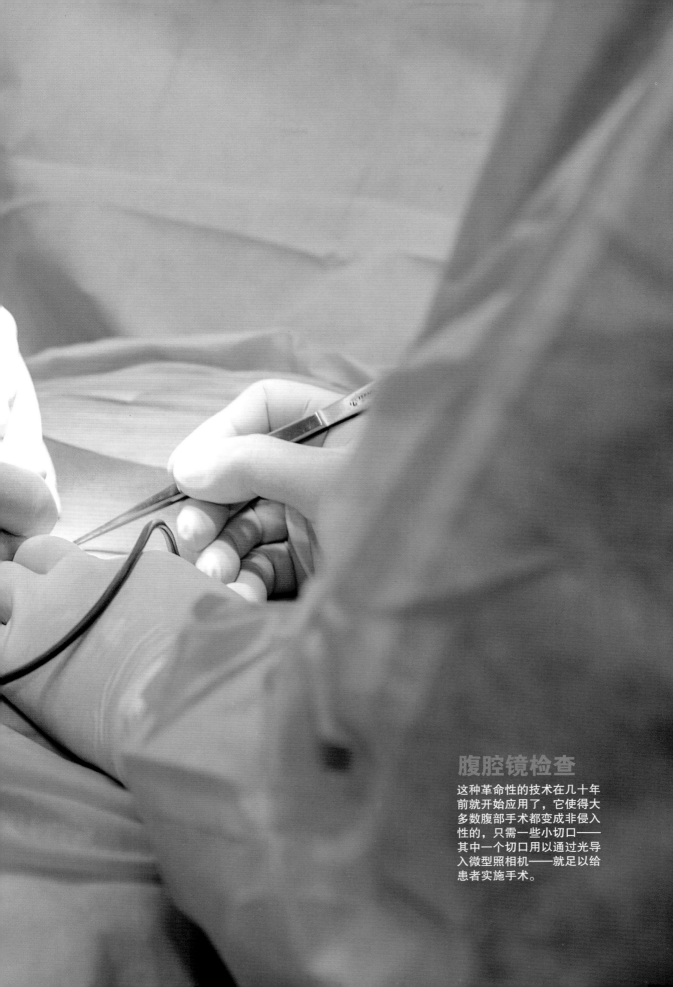

腹腔镜检查

这种革命性的技术在几十年前就开始应用了，它使得大多数腹部手术都变成非侵入性的，只需一些小切口——其中一个切口用以通过光导入微型照相机——就足以给患者实施手术。

早期诊断

目前有各种体检方法来筛查可能的疾病。最新颖的方法之一是正电子发射断层成像（PET），该方法能够在通过其他方法发现之前检测到恶性肿瘤。另外，它还可用于评估一个人对特定治疗的反应以及测量心脏和大脑功能。

X射线

X射线发出短波电磁波，穿过人体后，到达摄影胶片，并形成阴影图像。较密集的结构，如骨头，会吸收更多的X射线，形成的图像呈白色，而较软组织的成像呈现灰色。在其他情况下，必须使用流体填充空心结构以生成有用的图像。例如，为了检查消化道，必须摄入硫酸钡混合物。

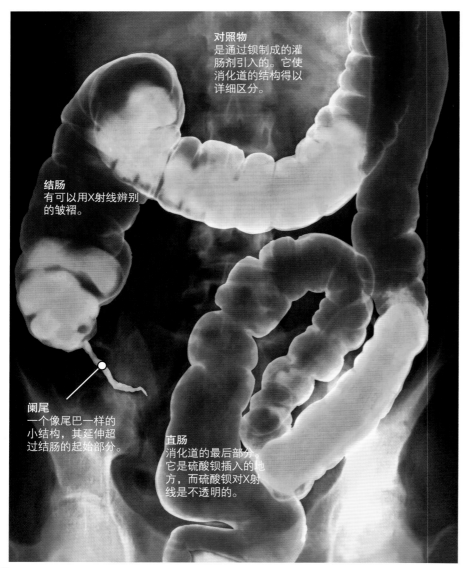

对照物
是通过钡制成的灌肠剂引入的。它使消化道的结构得以详细区分。

结肠
有可以用X射线辨别的皱褶。

阑尾
一个像尾巴一样的小结构，其延伸超过结肠的起始部分。

直肠
消化道的最后部分。它是硫酸钡插入的地方，而硫酸钡对X射线是不透明的。

扫描方法

扫描身体的不同技术旨在检测器官和组织中可能存在的异常。最新的发展，如磁共振成像和正电子发射断层成像，已经超越了传统的X射线法。现在的技术可以获取组织和肿瘤细胞代谢活动的详细图像。

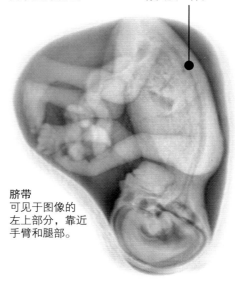

3D磁共振成像实现了更详细的成像，主要用于监测胎儿。

脊髓
可见，黄绿色，像大脑一样。

脐带
可见于图像的左上部分，靠近手臂和腿部。

超声波

一种被称为换能器的装置，能发出极高频率的声波。换能器在被检查的身体部位来回传递。声波以回波的形式返回到换能器，并由计算机进行分析。

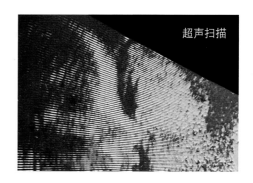

超声扫描

封装摄像机

微型摄像机通过胶囊进入人体，对消化道进行详细的拍摄。

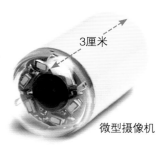

3厘米

微型摄像机

正电子发射断层成像

这项技术让医生能够获得关于代谢问题的详细信息，例如肿瘤的细胞活动。当与计算机断层扫描相结合时，它能提供高质量的图像和关于疾病（如癌症）的先进认识。这样，就有可能在疾病传播之前检测到。

代谢活动

这项扫描可以显示阿尔茨海默病（老年痴呆症）患者的大脑活动。右图中显示高活性区很少（红色）；大多数为低活性区（蓝绿色）。

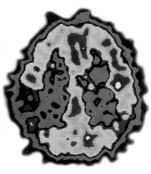

计算机断层扫描

计算机断层扫描（CT）提供了比通常由X射线穿透的区域更密集的信息。断层扫描覆盖了身体轮廓的每一毫米，提供了许多身体横截面图像。通过结合这些图像，可以得到某个特定器官的三维灰度图像。

内出血

在该CT扫描中，可以看到一处血肿（橙色），它是在大脑周围的膜损伤后由血凝块形成的。

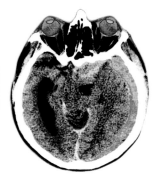

磁共振成像

一种利用圆柱形腔室产生比地球强4万倍的磁场来进行检测的技术。与X射线不同的是，磁共振成像可以从各个角度对软组织（如脂肪）进行成像。它能提供最详细的图像，最常用于检查大脑。

大脑

传递电信号的神经细胞纤维以彩色线条显示。

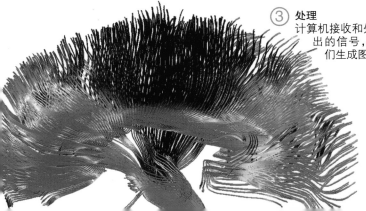

它是如何工作的

1. **注射**
   患者接受一剂放射性脱氧葡萄糖（FDG），由受影响的器官吸收。

2. **正电子**
   活动性肿瘤会吸收大量的葡萄糖。当FDG（脱氧葡萄糖）衰变时，它会发射正电子。

3. **伽马射线**
   当正电子与电子碰撞并湮灭时，会发射伽马射线。

4. **图像**
   计算机接收射线并将其转换成图像，提供关于可能为肿瘤的详细信息。

它是如何工作的

1. **扫描**
   患者通过将身体轮廓分成多个部分的开口进入断层扫描仪。

2. **X射线管**
   X射线管与探测器同步旋转，对患者进行全面X射线检查。

3. **接收**
   当射线通过身体的每个点时，探测器就能探测到射线的强度。

4. **图像**
   探测信息由计算机处理，计算机将数据整合成图像。

它是如何工作的

1. **磁场**
   当患者进入磁化室时，磁场作用于人体的氢原子。

2. **无线电波**
   无线电波被施加到氢原子。在接收到这些无线电波时，它们发出相应的无线电波。

3. **处理**
   计算机接收和处理原子发出的信号，然后用它们生成图像。

它什么时候适用

用于对冠状动脉或脑部疾病患者进行癌症检测。

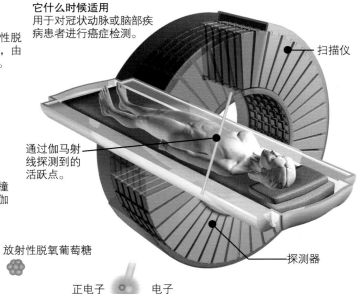

扫描仪

通过伽马射线探测到的活跃点。

探测器

放射性脱氧葡萄糖

正电子　电子

伽马射线

探测器

它什么时候适用

应在需要对身体内部器官摄像时使用。

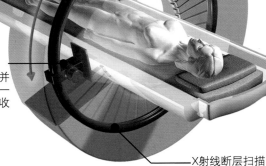

X射线管发射X射线并与探测器一起旋转接收信号。

X射线断层扫描

它什么时候适用

当需要检查X射线无法显示的最软组织的解剖结构时，应该使用它。

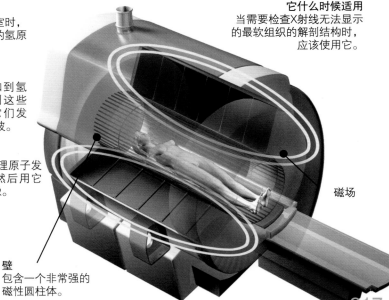

磁场

壁
包含一个非常强的磁性圆柱体。

激光手术

使用激光技术进行手术比传统手术简单得多。激光常用于眼科手术，它们可以关闭视网膜中的血管。激光还可以灼伤乳头状瘤（良性上皮肿瘤），切除口腔癌前病变而不留下疤痕。目前，激光也常被用来分解肾结石和打开堵塞的动脉。

瞳孔收缩

瞳孔在调节进入眼睛的光线方面起着重要的作用。在正常工作的眼睛中，光线从瞳孔进入，穿过角膜和晶状体，最后到达视网膜。当环境光线强烈时，瞳孔会收缩，让眼睛接收的光线变少，并防止眩光。瞳孔收缩是一种反射动作。

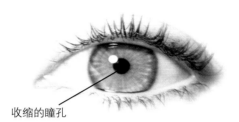

收缩的瞳孔

激光血管成形术

当脂肪沉积在动脉中时，斑块（动脉粥样硬化瘤）形成，内部血流通道变窄。激光血管成形术可用于清除斑块。在这种手术中，使用具有小气囊的导管。气囊被引入动脉并充气以暂时切断血液循环。位于导管顶端的激光发射器可以很容易地清除空斑。激光血管成形术操作快，患者的恢复期通常较短。当只有一条动脉被阻塞时，建议采用激光血管成形术。

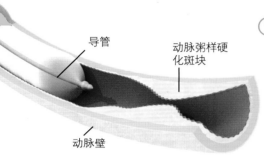

导管

动脉粥样硬化斑块

动脉壁

② **位置**
导管指向堵塞的位置。气囊充气后，紧贴动脉壁。血液循环被暂时切断，以便清除斑块。

① **切口**
在胳膊、腿的动脉上做一个切口，引入导管。在X射线或超声波的引导下，导管指向阻塞动脉的位置。

冠状动脉

导管

臂动脉

手术前
在患者手臂或腿部做一个切口。

气囊

激光发生器

③ **破坏**
从导管的顶端，激光发射器将一束光束直接射向动脉粥样硬化斑块。通过真空机制清除斑块碎片。

斑块

拓宽的动脉通道

④ **控制**
一旦破坏斑块的过程完成，检查动脉壁两侧的血压以确保其相等，然后取出带气囊的导管。该手术恢复期短，患者术后只需要短暂休息。

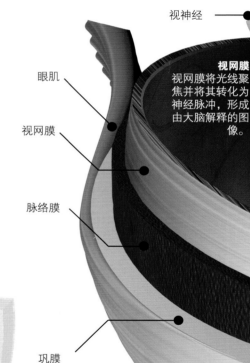

视神经

眼肌

视网膜
视网膜将光线聚焦并将其转化为神经脉冲，形成由大脑解释的图像。

视网膜

脉络膜

巩膜

瞳孔扩张

瞳孔扩张发生在环境黑暗或光线不足时。反射性扩张运动让眼睛通过瞳孔接受更多光。

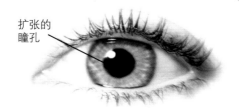

扩张的瞳孔

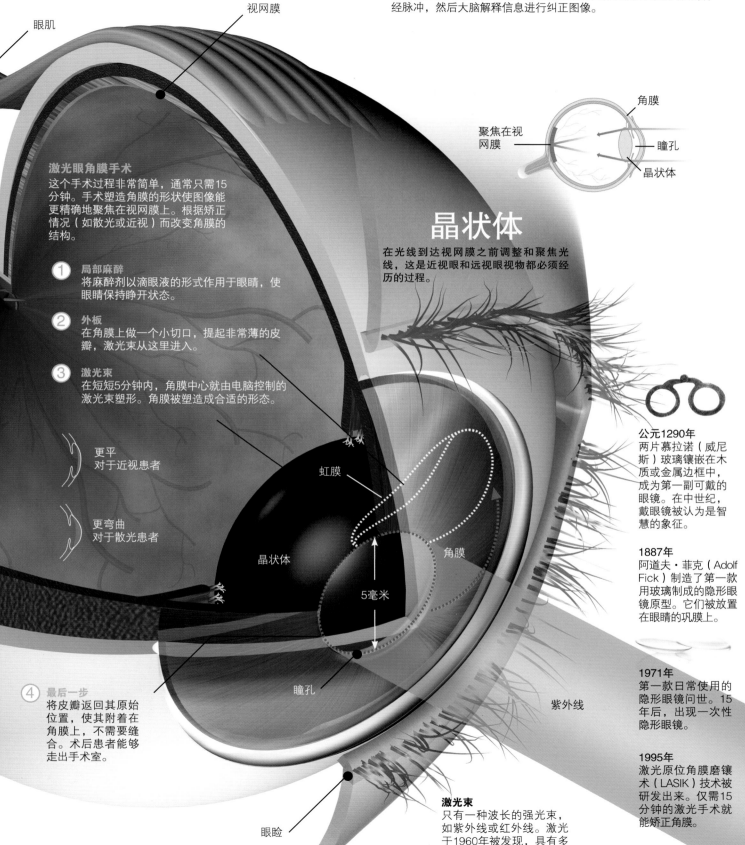

眼肌

视网膜

正常视觉
眼睛的工作原理和照相机的一样。光线到达瞳孔，被角膜折射。在其后面，晶状体自动调整其结构，使光线聚焦到视网膜上，形成被观察物体的倒像。视网膜中的神经细胞将图像转换成到达大脑的神经脉冲，然后大脑解释信息进行纠正图像。

角膜

聚焦在视网膜

瞳孔

晶状体

激光眼角膜手术
这个手术过程非常简单，通常只需15分钟。手术塑造角膜的形状使图像能更精确地聚焦在视网膜上。根据矫正情况（如散光或近视）而改变角膜的结构。

① **局部麻醉**
将麻醉剂以滴眼液的形式作用于眼睛，使眼睛保持睁开状态。

② **外板**
在角膜上做一个小切口，提起非常薄的皮瓣，激光束从这里进入。

③ **激光束**
在短短5分钟内，角膜中心就由电脑控制的激光束塑形。角膜被塑造成合适的形态。

更平
对于近视患者

更弯曲
对于散光患者

晶状体
在光线到达视网膜之前调整和聚焦光线，这是近视眼和远视眼视物都必须经历的过程。

虹膜

晶状体

瞳孔

角膜

5毫米

公元1290年
两片慕拉诺（威尼斯）玻璃镶嵌在木质或金属边框中，成为第一副可戴的眼镜。在中世纪，戴眼镜被认为是智慧的象征。

1887年
阿道夫·菲克（Adolf Fick）制造了第一款用玻璃制成的隐形眼镜原型。它们被放置在眼睛的巩膜上。

1971年
第一款日常使用的隐形眼镜问世。15年后，出现一次性隐形眼镜。

1995年
激光原位角膜磨镶术（LASIK）技术被研发出来。仅需15分钟的激光手术就能矫正角膜。

④ **最后一步**
将皮瓣返回其原始位置，使其附着在角膜上，不需要缝合。术后患者能够走出手术室。

紫外线

眼睑

激光束
只有一种波长的强光束，如紫外线或红外线。激光于1960年被发现，具有多种用途。

移植

当某些器官的疾病没有治愈的可能性时，剩下的唯一选择就是通过移植器官来替代患病器官。 器官可以来自活人（只要它不会对捐赠者造成伤害，如肾脏捐赠），也可以来自捐赠者尸体。今天，最新颖的移植手术是面部移植，它涉及许多神经方面的处理，而且非常复杂。

另一个人的嘴巴和鼻子

修复受损面部（一般是烧伤）的手术仍处于发展阶段。第一个有记载的成功移植病例患者是伊莎贝尔·迪诺尔（Isabelle Dinoire）。2005年，法国妇女伊莎贝尔·迪诺尔被她的狗残忍地袭击，失去了鼻子、下巴和嘴唇。手术是局部的，但是恢复了她面部连皮一起失去的部分，这些部分是由一位患有脑昏迷症的女患者捐赠的。

器官移植

在两种移植手术（器官和组织）中，器官移植到目前为止是更加困难的。它们需要通过复杂的外科手术来实现。相比之下，组织移植则相对简单。

移植的类型

同种异体移植：同种中具有不同遗传基因型的不同个体间的移植。

自体移植：供体和受体来源于同一个人的移植。典型病例为从健康部位到受伤部位的皮肤移植。

同系移植：在遗传基因型上完全相同或基本相同的个体间的移植。

异种移植：供体和受体是不同物种（例如，从猴子到人类）的移植。这种类型的移植，受体身体会产生强烈的排斥反应。

神经
只能通过显微外科手术连接。手术非常复杂，因为面部布满了神经末梢。

皮下脂肪

颞肌

眼轮匝肌

颧大肌

皮肤

咬肌

口轮匝肌

笑肌

颏肌

修复
皮肤缝合。这些区域应该在14天内恢复正常。手术后，患者通常需要接受心理治疗，以更好地应对他或她现在拥有一张"混合"面部的概念，他或她拥有着自己的骨骼结构，却拥有着别人的皮肤和脂肪组织。

降口角肌

去除
患者面部皮肤被去除。这种手术可以治疗多种损伤，可以进行部分移植，也可以进行全部移植。在法国，一名被狗袭击的妇女失去了鼻子、嘴唇和下巴，她接受了面部部分移植，从而修复了这些部位。

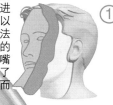 ①

准备
由于面部是由血管、神经组成的复杂结构，因此在插入新面孔时必须小心。原始的肌肉和神经依然保留在患者身上，血管在手术前被切断，之后，它们将与捐赠的皮肤结合。

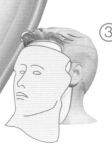 ②

对准
外科医生将捐赠的皮肤定位，并将其准确地对准患者的面部。通过显微外科手术，血管和神经与新组织相连。随着血液开始循环，面部逐渐呈现出粉红色，这是具有正常血液供应的组织的特征。

③

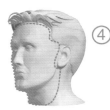 ④

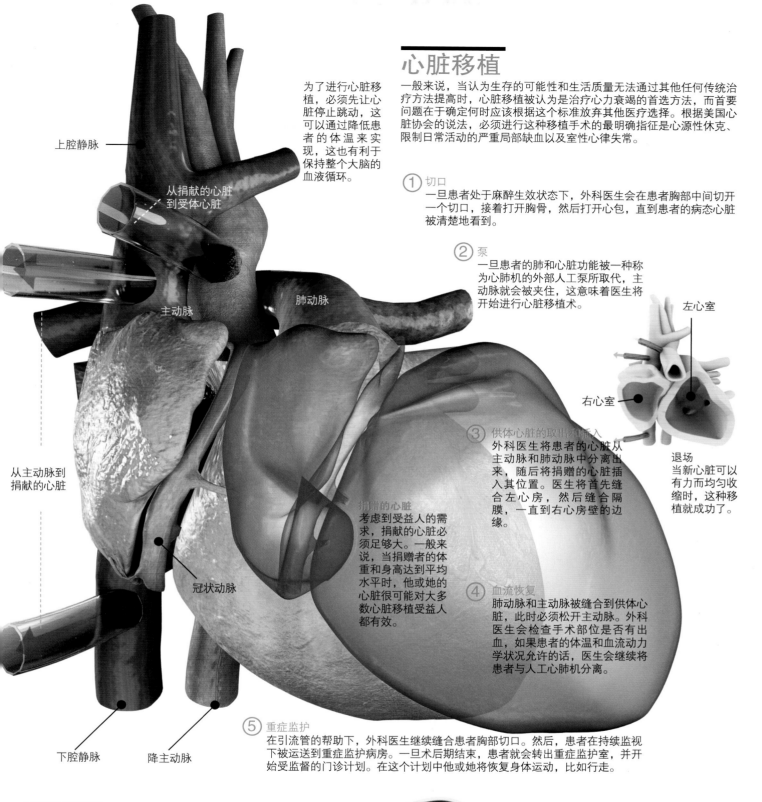

心脏移植

一般来说，当认为生存的可能性和生活质量无法通过其他任何传统治疗方法提高时，心脏移植被认为是治疗心力衰竭的首选方法，而首要问题在于确定何时应该根据这个标准放弃其他医疗选择。根据美国心脏协会的说法，必须进行这种移植手术的最明确指征是心源性休克、限制日常活动的严重局部缺血以及室性心律失常。

为了进行心脏移植，必须先让心脏停止跳动，这可以通过降低患者的体温来实现，这也有利于保持整个大脑的血液循环。

上腔静脉

从捐献的心脏到受体心脏

从主动脉到捐献的心脏

主动脉

肺动脉

左心室

右心室

① 切口
一旦患者处于麻醉生效状态下，外科医生会在患者胸部中间切开一个切口，接着打开胸骨，然后打开心包，直到患者的病态心脏被清楚地看到。

② 泵
一旦患者的肺和心脏功能被一种称为心肺机的外部人工泵所取代，主动脉就会被夹住，这意味着医生将开始进行心脏移植术。

③ 供体心脏的取出和插入
外科医生将患者的心脏从主动脉和肺动脉中分离出来，随后将捐赠的心脏插入其位置。医生将首先缝合左心房，然后缝合隔膜，一直到右心房壁的边缘。

退场
当新心脏可以有力而均匀收缩时，这种移植就成功了。

捐赠的心脏
考虑到受益人的需求，捐献的心脏必须足够大。一般来说，当捐赠者的体重和身高达到平均水平时，他或她的心脏很可能对大多数心脏移植受益人都有效。

冠状动脉

④ 血流恢复
肺动脉和主动脉被缝合到供体心脏，此时必须松开主动脉。外科医生会检查手术部位是否有出血，如果患者的体温和血流动力学状况允许的话，医生会继续将患者与人工心肺机分离。

⑤ 重症监护
在引流管的帮助下，外科医生继续缝合患者胸部切口。然后，患者在持续监视下被送到重症监护病房。一旦术后期结束，患者就会转出重症监护室，并开始受监督的门诊计划。在这个计划中他或她将恢复身体运动，比如行走。

下腔静脉

降主动脉

肝移植

患有晚期、不可逆转、危及生命的肝脏疾病的人现在有了尝试肝移植的可能。最典型的肝移植病例来自一位慢性肝炎或原发性胆汁性肝硬化（一种自身免疫性疾病）的患者。移植的前提是患者当时不得有任何感染并且也不能同时患有任何心脏或肺部疾病。

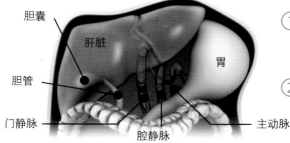

胆囊

肝脏

胆管

门静脉

腔静脉

胃

主动脉

① 捐赠的肝脏
器官及其所有的血管和胆管在捐献者死后被立即移除。

② 新肝脏
新肝脏与腔静脉和其他血管融合，缝合胆管的相对两端，将探针插入重建的胆管内，以排出血液和胆汁。

机器人手术

使用机器人做手术不再是科幻小说里的幻想，而变成现实。在无辅助机器人手术期间，外科医生通过计算机控制台工作，控制具有特殊手臂的机器人直接在患者身上操作。这种类型的手术使外科医生能够通过使用高带宽连接远程操作给位于世界各地的患者治疗。机器人手术有许多优点，如切口要求的极端精确度（手部运动被缩小和消除手颤）或切口较小，从而可以缩短患者的恢复时间并允许给定的医生对特定患者进行手术而无须在同一个物理位置。

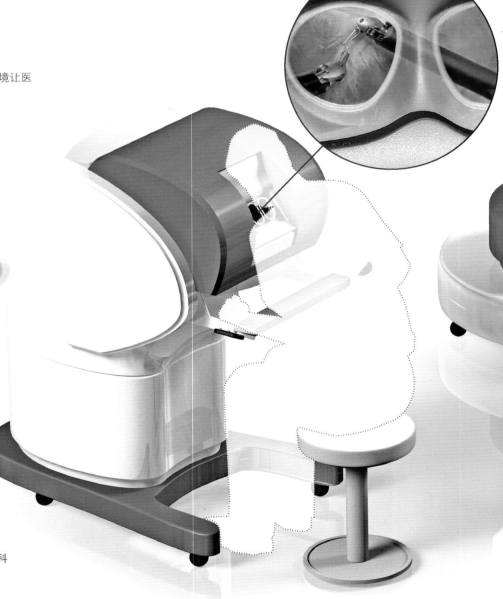

控制台

外科医生控制手术操作的地方。虚拟现实环境让医生能够观察放大20倍的切口和器官。

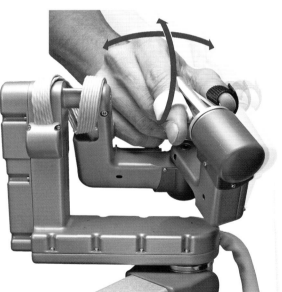

尽管不直接对患者进行操作，但控制台让医生能够"感觉到"操作，因为机器人能够传输关于灵活性、压力和阻力的数据以及其他信息。

50万

自该技术首次被开发以来，所进行的机器人外科手术的数量已超过50万例。

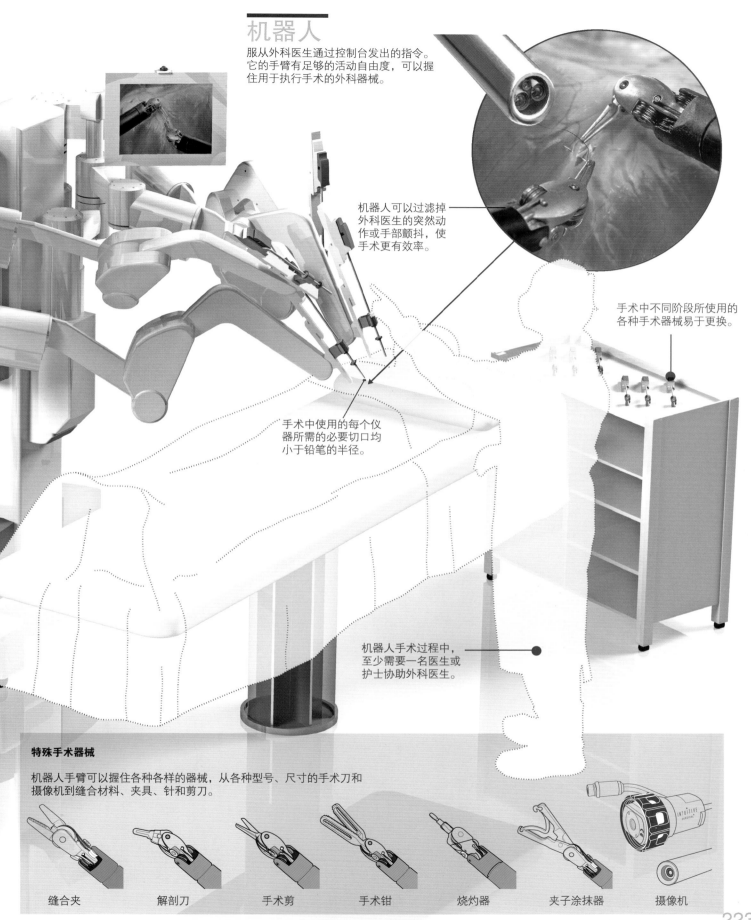

机器人

服从外科医生通过控制台发出的指令。它的手臂有足够的活动自由度，可以握住用于执行手术的外科器械。

机器人可以过滤掉外科医生的突然动作或手部颤抖，使手术更有效率。

手术中不同阶段所使用的各种手术器械易于更换。

手术中使用的每个仪器所需的必要切口均小于铅笔的半径。

机器人手术过程中，至少需要一名医生或护士协助外科医生。

特殊手术器械

机器人手臂可以握住各种各样的器械，从各种型号、尺寸的手术刀和摄像机到缝合材料、夹具、针和剪刀。

缝合夹　　解剖刀　　手术剪　　手术钳　　烧灼器　　夹子涂抹器　　摄像机

223

人造器官

到目前为止，随着人造器官的建造，拯救人类生命的替代方案已经达到了发展的最高形式。 人工心脏正被逐步完善。类似地，仿生学使得盲人能够通过脉冲信号来感知图像，这种脉冲信号通过来自充当视网膜的摄像机的视频片段传送到大脑。

仿生学的发展

仿生学的进步已经开始实现近年来一直在寻求实现的愿望——人造器官与自然器官的完全一致，也就是说，器官不会像其他电子设备一样仅有有限的使用寿命。第一个仿生人杰西·沙利文（Jesse Sullivan）能够用他的大脑控制他的人工手臂：其失去的手臂的神经被嵌入在他的胸部，当他想要握住拳头时，其胸部的一部分肌肉收缩，检测肌肉活动的电极会"告知"仿生手臂握住拳头。

仿生眼

将微芯片放置在人眼的后部。它与微型摄像机相连，随后微型摄像机捕捉微芯片后期处理的图像信息。然后，这些信息以脉冲的形式发送到大脑，大脑会对这些信息进行解释。

手臂

如今，义肢手术很普遍。早在2001年，在杰西·沙利文（Jesse Sullivan）的案例中，已实现通过大脑控制植入关节。

人造肾

改善透析的研究仍然十分活跃。患者被连接到一台机器上，该机器在肾衰竭的情况下可以清除血液中的杂质和有毒元素。

生命的机器

目前有一些机器可以替代受损的身体功能。仿生学的科学发展和进步已经创造出了能够在功能上有效地取代器官的装置。这些机器的成功开发使原本永远失去某些器官的患者恢复了其器官活动。然而，这些装置的明显缺点是，患者必须永久地连接到机器上以避免任何风险。为了克服这种限制，人们越来越多地寻求器官移植。最新的医学进步导致人造器官的产生，例如人工肺和人工心脏，它们可以在不需要将患者连接至笨重的机器上的情况下，执行患者身体的基本功能。

人工肺

它由一个允许呼吸的静脉内装置组成。该装置被插入腿部的静脉中，随后被定位在腔静脉内。腔静脉是血液回流到心脏的最大静脉。纤维膜将氧气引入体内，并去除人体内的二氧化碳。虽然不是为了长期使用，但它有助于提供指导未来研究的信息。

AbioCor心脏专门用于支持患者的循环系统，延长那些原本会因心血管衰竭而死亡的人的生命。由美国Abiomed公司开发的人工心脏完全可以植入人体。

人工心脏

AbioCor是人工心脏发展的里程碑。与其前身贾维克–7（Jarvik-7）不同，AbioCor是第一颗可以完全自我包含在患者体内的机械心脏。它的功能与自然心脏几乎完全相同，它有两个心室和两个调节血液循环的瓣膜。AbioCor心脏无须穿过患者身体的电缆或管道即可供电。

移植

AbioCor瓣膜一侧连接在主动脉，另一侧连接到肺动脉。它能根据患者的需要改变其抽吸节律。

主动脉

肺动脉

至肺动脉

至主动脉

瓣膜

人工心脏

人工心脏的历史

① **Jarvik–7**
罗伯特·贾维克（Robert Jarvik）设计了第一颗人造心脏，于1982年植入患者体内。Jarvik–7与外部空气压缩机配合使用，提供动力。

Jarvik-7

② **AbioCor**
与其前身不同，AbioCor不需要外部电源。这是第一颗完全植入患者体内的人工心脏。它已经被授权在美国使用。

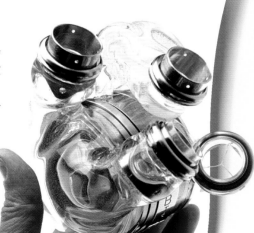

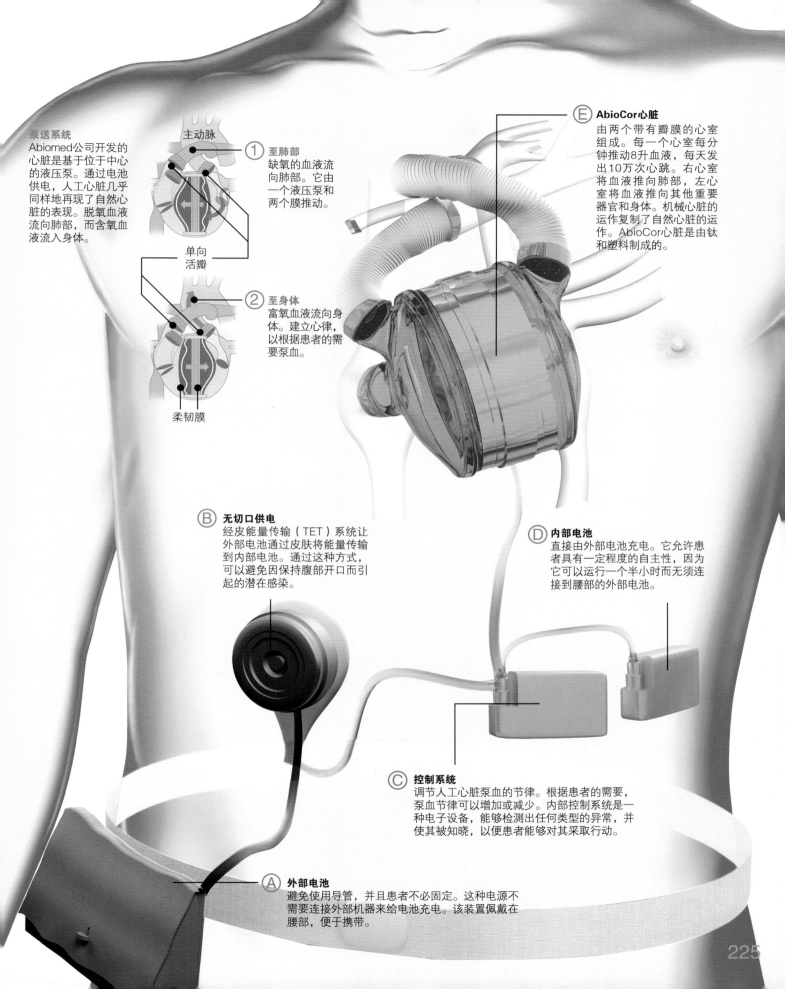

泵送系统
Abiomed公司开发的心脏是基于位于中心的液压泵。通过电池供电，人工心脏几乎同样地再现了自然心脏的表现。脱氧血液流向肺部，而含氧血液流入身体。

主动脉

① 至肺部
缺氧的血液流向肺部。它由一个液压泵和两个膜推动。

单向活瓣

② 至身体
富氧血液流向身体。建立心律，以根据患者的需要泵血。

柔韧膜

Ⓔ **AbioCor心脏**
由两个带有瓣膜的心室组成。每一个心室每分钟推动8升血液，每天发出10万次心跳。右心室将血液推向肺部，左心室将血液推向其他重要器官和身体。机械心脏的运作复制了自然心脏的运作。AbioCor心脏是由钛和塑料制成的。

Ⓑ **无切口供电**
经皮能量传输（TET）系统让外部电池通过皮肤将能量传输到内部电池。通过这种方式，可以避免因保持腹部开口而引起的潜在感染。

Ⓓ **内部电池**
直接由外部电池充电。它允许患者具有一定程度的自主性，因为它可以运行一个半小时而无须连接到腰部的外部电池。

Ⓒ **控制系统**
调节人工心脏泵血的节律。根据患者的需要，泵血节律可以增加或减少。内部控制系统是一种电子设备，能够检测出任何类型的异常，并使其被知晓，以便患者能够对其采取行动。

Ⓐ **外部电池**
避免使用导管，并且患者不必固定。这种电源不需要连接外部机器来给电池充电。该装置佩戴在腰部，便于携带。

225

仿生移植

直到几十年前，截肢者唯一的选择就是使用坚硬而不舒服的木质假肢。在21世纪初的今天，能够做出反应的假想已经成为现实。在这些方面已经有了非常先进的直接指令模型，而且已经有了具有惊人功能的商业化义肢，在某些情况下，这些义肢甚至优于人类肢体。的直接指令模型，而且已经有了具有惊人功能的商业化义肢，在某些情况下，这些义肢甚至优于人类肢体。

半人半机器

除了仿生手臂和腿之外，在未来几年即将取得的众多进展包括：源于人造静脉、动脉、器官和肌肉发展的产品，盲人的眼睛和聋人的耳朵，使四肢瘫痪者能够恢复回肢功能的微处理器，甚至是消除慢性疼痛动作和步态的设备。

三角肌

胸部肌肉

臂仰角角轴

手臂电机

计算机

肘部电机

肘关节

柔性腕

腕部电机

科幻变现实

由芝加哥康复研究所开发的实验仿生手臂是迄今为止最先进的模型之一。它能解释大脑的指令，就能重新获得其失去的肢体的功能。

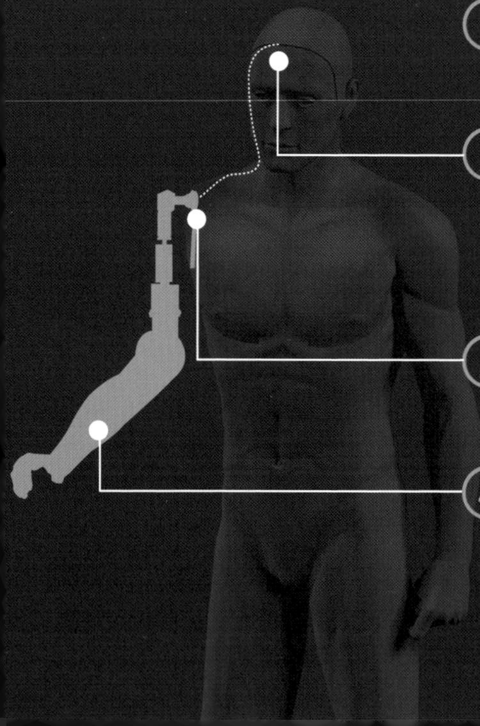

① 外科医生将原本连接到手臂上的神经转移到胸部的肌肉内。

② 当佩戴该装置的人想要做动作时，比如举起双手臂或手臂时，这个指令就会通过神经传送，让胸腔肌肉产生微小而精确的收缩。

③ 这些收缩由一系列传感器检测，这些器将电信号传输到仿生手臂中的计算机。

④ 计算机控制手臂执行所需的运动。

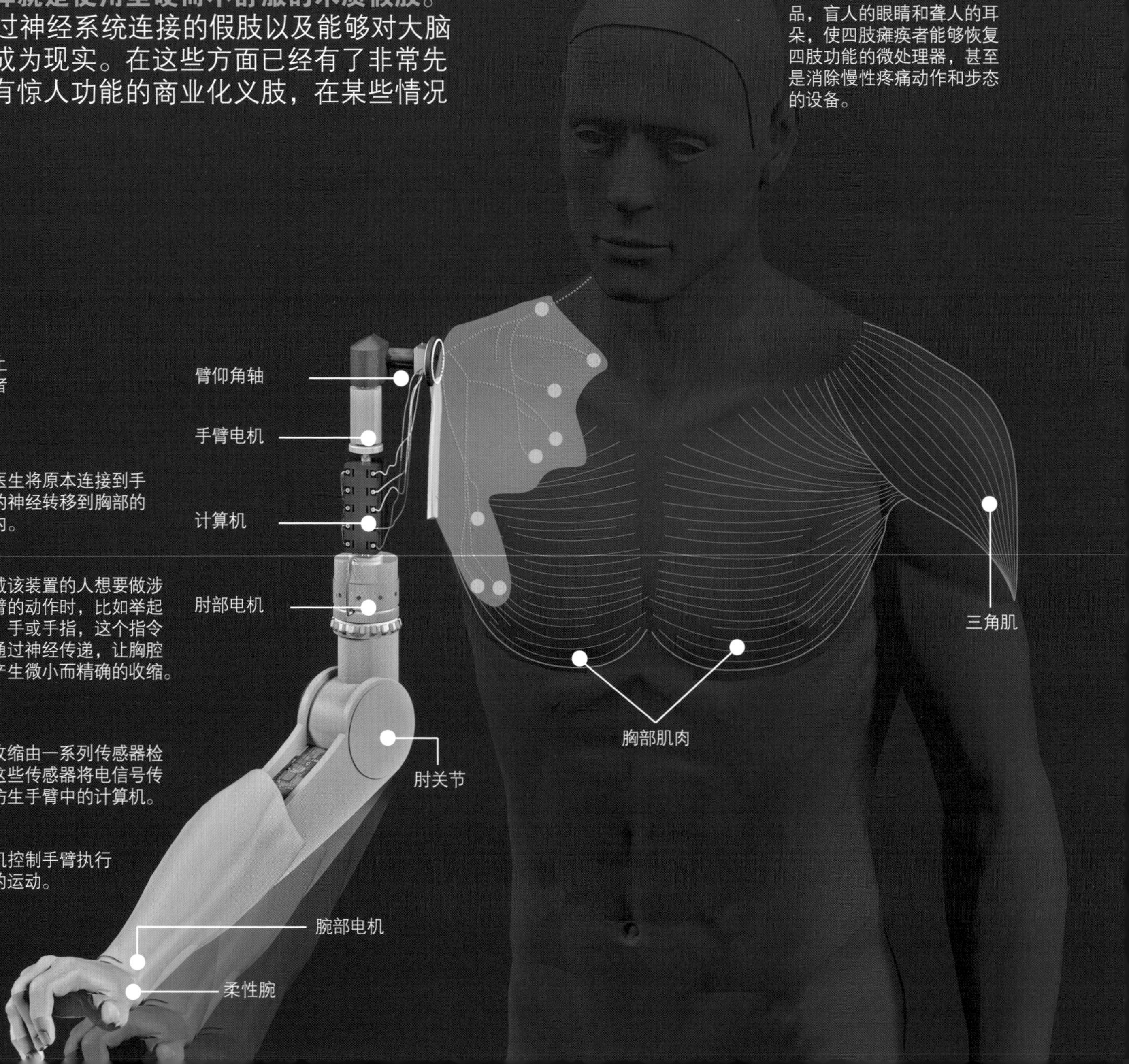

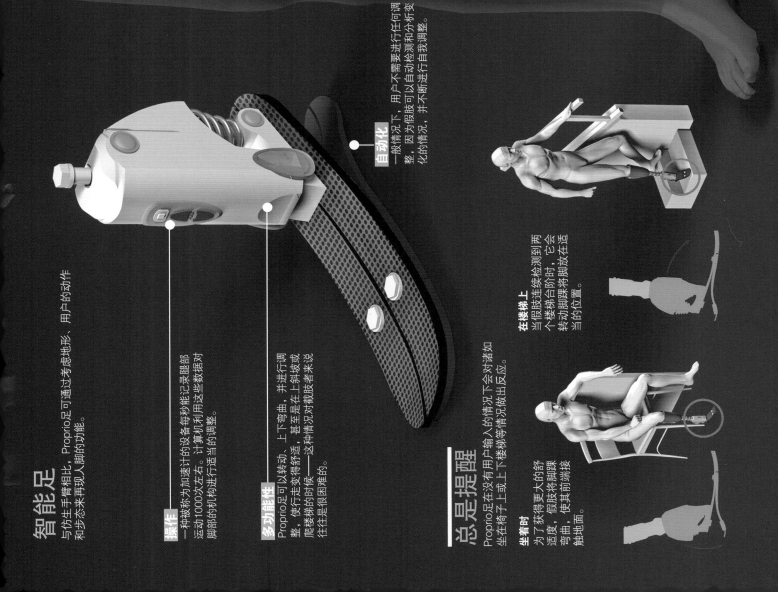

智能足

与仿生手臂相比，Proprio 足可通过考虑地形、用户的动作和步态来再现人脚的功能。

操作

一种被称为加速计的设备每秒能记录腿部运动1000次左右。计算机利用这些数据对脚部的机构进行适当的调整。

多功能性

Proprio 足可以转动、上下弯曲，并进行调整，使行走变得舒适，甚至是在上斜坡或爬楼梯的时候——这种情况对载肢者来说往往是很困难的。

自动化

一般情况下，用户不需要进行任何调整，因为假肢可以自动检测和分析变化的情况，并不断进行自我调整。

总足提醒

Proprio 足在没有用户输入的情况下会对诸如坐在椅子上或上下楼梯等情况做出反应。

坐着时

为了获得更大的舒适度，假肢将脚踝弯曲，使其前端接触地面。

在楼梯上

当假肢连续检测到两个楼梯台阶时，它会转动脚踝将脚放在适当的位置。

生物芯片的应用

使用含有生物材料的小而平坦的芯片的装置通常被称为生物芯片，用于获取遗传信息。生物芯片是一种微型化设备，其集成了数万个具有已知序列的遗传物质组成的探针。当探针与生物样本（例如来自患者的样本或实验样本）接触时，只有与芯片核苷酸链互补的核苷酸链发生杂交。该动作产生一种特征图案光，可由扫描仪读取并由计算机解释。

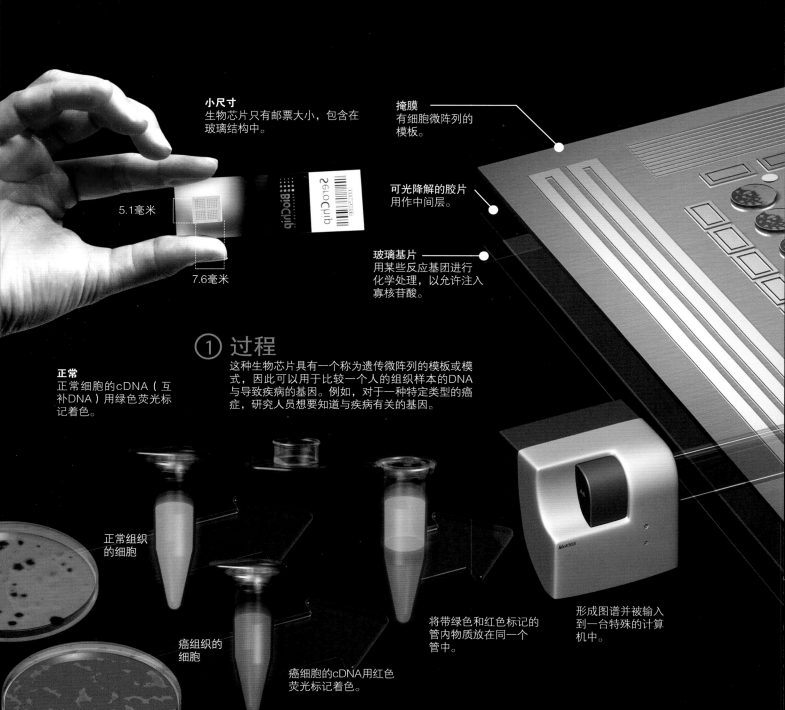

小尺寸
生物芯片只有邮票大小，包含在玻璃结构中。

5.1毫米

7.6毫米

BioClub

掩膜
有细胞微阵列的模板。

可光降解的胶片
用作中间层。

玻璃基片
用某些反应基团进行化学处理，以允许注入寡核苷酸。

① 过程
这种生物芯片具有一个称为遗传微阵列的模板或模式，因此可以用于比较一个人的组织样本的DNA与导致疾病的基因。例如，对于一种特定类型的癌症，研究人员想要知道与疾病有关的基因。

正常
正常细胞的cDNA（互补DNA）用绿色荧光标记着色。

正常组织的细胞

癌组织的细胞

癌细胞的cDNA用红色荧光标记着色。

将带绿色和红色标记的管内物质放在同一个管中。

形成图谱并被输入到一台特殊的计算机中。

Mx4000i

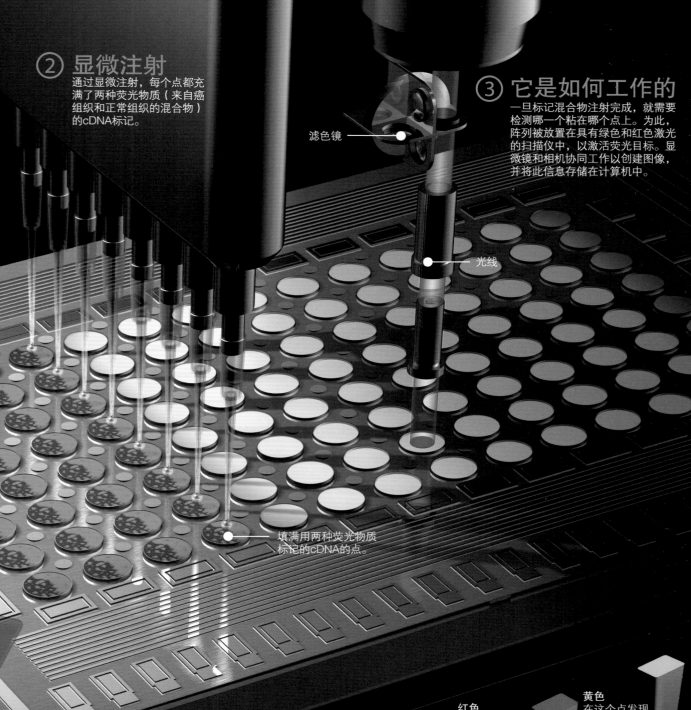

② **显微注射**
通过显微注射，每个点都充满了两种荧光物质（来自癌组织和正常组织的混合物）的cDNA标记。

滤色镜

③ **它是如何工作的**
一旦标记混合物注射完成，就需要检测哪一个粘在哪个点上。为此，阵列被放置在具有绿色和红色激光的扫描仪中，以激活荧光目标。显微镜和相机协同工作以创建图像，并将此信息存储在计算机中。

光线

填满用两种荧光物质标记的cDNA的点。

绿色
在这个点发现的基因表示正常状况。

红色
在这个点发现的基因表示存在癌症状况。

黄色
在这个点发现的基因表示正常与癌症并存的状况。

④ **结果**
标记生物芯片上的所有点都具有小的DNA序列，可与样本的序列进行比较。通过计算机检测到的荧光信号表明芯片上的哪些DNA序列在样本中具有互补序列。可用一种特殊的程序计算图像中红色和绿色荧光信号的比例。

纳米医学

前缀"纳米"表明了最新科学发展的尺度水平：十亿分之一米。从纳米技术看，所谓的纳米医学已经取得了进展。这种纳米技术的主要目标是在细胞或分子水平上获得治疗疾病的方法。人类甚至已经开发出比人类头发直径还小的医疗器械。

纳米技术

通过在纳米（10^{-9}米）尺度上的研发，纳米技术目前已经可以应用于电子、光学和生物医学的许多领域。今天，最重要和最安全的进展是用于检测早期癌症的纳米器件。纳米粒子的大小类似于较大的生物分子，如酶。小于50纳米的纳米粒子可以很容易地进入任何细胞，而小于20纳米的纳米粒子可以在血管外移动并在全身循环。

用于再生器官的纳米支架

从可生物降解的纳米模型开始，可以创造出不同的器官。在1999年人类已经能够生产再生膀胱。如今，再生膀胱已被成功地植入了多个患者体内。目前，肾脏中分泌类似尿液物质的部分已经被制造出来；然而，仍需要数以百万计的肾单位的再生才能实现功能齐全的肾脏。

(A) 微型电机
微型电机的直径比一根头发的直径还小，是一张纸厚度的1/100。微型电机是微型机器的基础，这种微型机器可以穿过身体，并在其路径上摧毁肿瘤或细菌。

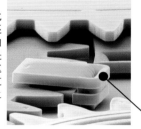

肾脏

① 细胞培养
从患者自身肾脏取出细胞，准备植入用于重建器官的模具中。

可生物降解包膜

② 模具
根据肾脏的形状，制作一种可生物降解的模具，其中细胞将被植入并开始生长。然后，供给器官的血管将开始发育。

(B) 纳米管
纳米管是一种直径为纳米级且长度达1毫米的结构。它们是已知最坚韧的纤维，强度是钢的10~100倍。

③ 功能肾
当血管系统完全发育好，器官也接收足够多的血液时，可生物降解模型将消失。

基本形式
与石墨和钻石一样，纳米管也是一种基本形式的碳。它们被用于重工业。

碳纳米管

重新连接神经元

一个科学家团队已经研发出一种让神经细胞再生的技术。该技术采用了红细胞的千分之一大小的氨基酸链。在注入大脑后，这些纳米粒子形成一个网络，轴突可以在上面伸展，神经元连接可以恢复。

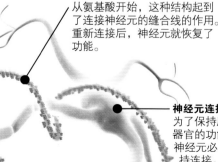

再生网
从氨基酸开始，这种结构起到了连接神经元的缝合线的作用。重新连接后，神经元就恢复了功能。

神经元连接
为了保持所有器官的功能，神经元必须保持连接。

氨基酸
从纳米纤维中分解出来并重建受损的脑组织。

(C) 纳米技术分子
分子的每个球体代表一个原子：碳为黄色，氢为绿色，硫为橙色。

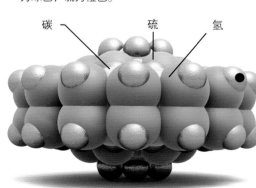

碳　　　硫　　　氢

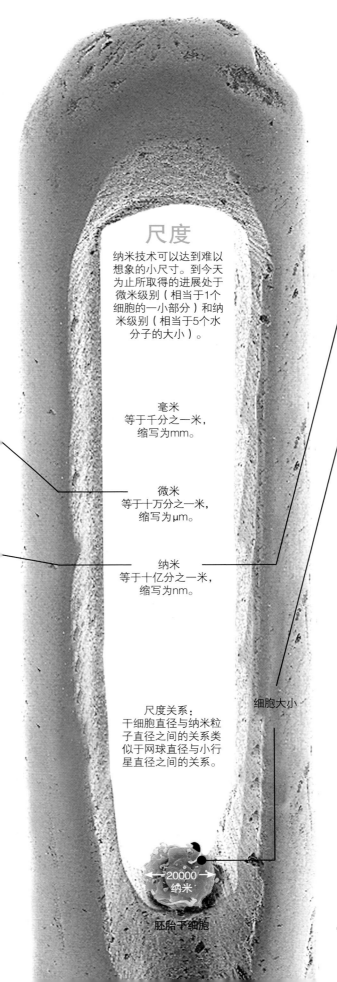

纳米粒子

科学家罗伯特·兰格（Robert Langer）和奥米德·法罗赫扎德（Omid Farokhzad）在大鼠身上成功地应用了纳米粒子来对抗癌症等疾病。纳米粒子的大小是这句话末尾句点的千分之一。它们由碳聚合物组成，可直接攻击癌细胞并破坏它们，而不会伤害周围的健康细胞，就像导弹一样。这种方法将有可能战胜化疗的并发症。

尺度

纳米技术可以达到难以想象的小尺寸。到今天为止所取得的进展处于微米级别（相当于1个细胞的一小部分）和纳米级别（相当于5个水分子的大小）。

毫米
等于千分之一米，缩写为mm。

微米
等于十万分之一米，缩写为μm。

纳米
等于十亿分之一米，缩写为nm。

尺度关系：
干细胞直径与纳米粒子直径之间的关系类似于网球直径与小行星直径之间的关系。

细胞大小

← 20000 →
纳米

胚胎干细胞

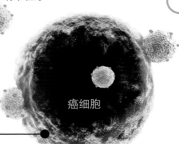

纳米粒子

癌细胞

① 纳米盾

小碳"炸弹"可以探测到癌细胞并直接进入癌细胞。它们附着在肿瘤上并为第二阶段——卸载做准备。

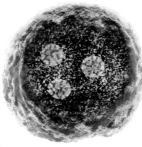

② 卸载

一旦纳米粒子进入癌细胞，它们就会释放出含有破坏细胞指令的碳负荷。

③ 爆炸

受到攻击的癌细胞被破坏，然后死亡。与化疗不同的是，周围的健康细胞不会受到伤害。

垂死细胞

纳米粒子和细胞
为了了解纳米显微镜工作的尺度，我们可以比较所涉及的粒子：纳米粒子相对于细胞就像一粒沙子相对于一个足球场。

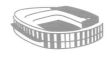

纳米束

纳米束是采用光刻技术用半导体制造的微型柔性光束。这些光束覆盖着能够黏附特定DNA的分子。如果癌细胞分泌其分子产物，放置在柔性束上的抗体将与分泌的蛋白质结合。这使得这些光束的物理性质发生了变化，研究人员可以实时地读取和解释这些信息。

Ⓐ **攻击**
癌细胞分泌蛋白质以感染有机体。

癌细胞

蛋白质　抗体

Ⓑ **防御**
抗体吸引蛋白质。纳米束变化并提供有关癌症存在的信息。

癌细胞

纳米束

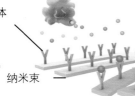

体外受精

自从1978年英国首次成功进行体外受精以来，这种技术已经成为最受欢迎和最广泛使用的辅助生殖技术方法。它涉及取出女性的卵子，在女性的子宫外用精子使其受精。事实上，这个过程是在实验室里完成的，以避免可能会妨碍自然怀孕的各种问题。受精后，胚胎被植入子宫继续妊娠。随着时间的推移，体外受精技术变得更加有效。如今，体外受精可以与其他技术结合，以增加受孕机会。

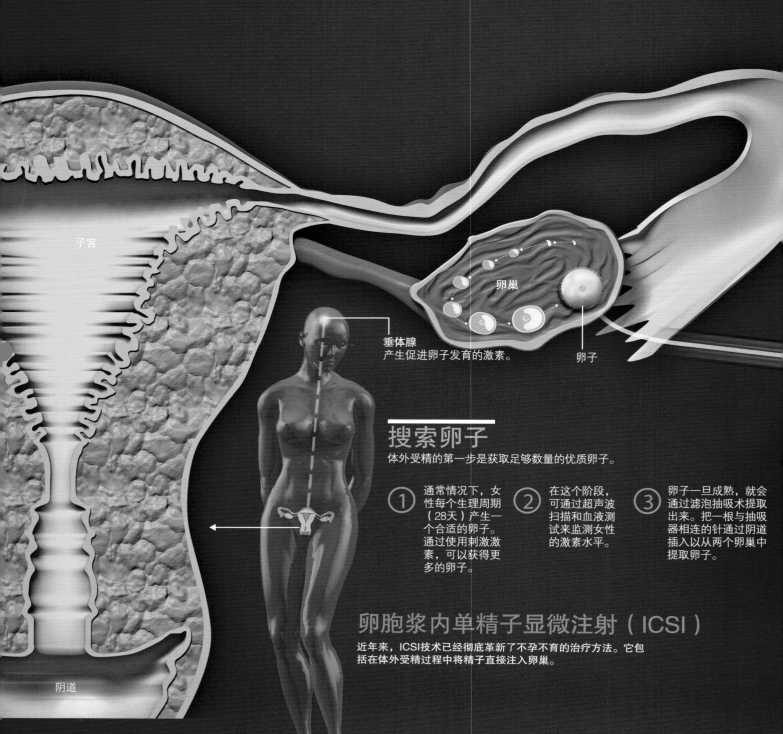

子宫

垂体腺
产生促进卵子发育的激素。

卵巢

卵子

阴道

搜索卵子

体外受精的第一步是获取足够数量的优质卵子。

① 通常情况下，女性每个生理周期（28天）产生一个合适的卵子。通过使用刺激激素，可以获得更多的卵子。

② 在这个阶段，可通过超声波扫描和血液测试来监测女性的激素水平。

③ 卵子一旦成熟，就会通过滤泡抽吸术提取出来。把一根与抽吸器相连的针通过阴道插入以从两个卵巢中提取卵子。

卵胞浆内单精子显微注射（ICSI）

近年来，ICSI技术已经彻底革新了不孕不育的治疗方法。它包括在体外受精过程中将精子直接注入卵巢。

婴儿工厂

一旦选择了最合适的卵子，就可以在实验室中用未来父亲的精子进行受精，然后将其植入母亲的子宫或者冷冻起来供日后使用。

取自父亲的精液样本经处理以分离精子并选择最好的精子。

精子头部含有DNA，其与卵子的DNA相结合，将产生一个新的生命。

回到子宫

子宫

6~18天

植入
选择的胚胎（通常会选择几个以增加成功的概率）通过插入阴道的导管转移到母亲子宫内。

滋养层
外部细胞发育成胚胎。

成胚细胞
内部细胞发育成胎儿。

受精
在与人体温度相同的特殊培养基中进行。

胚胎
从此刻起，胚胎将受到医护人员的监控和精心照料。如果成功发育，它就会发育成一个婴儿。

12小时后
将发生第一次细胞分裂。现在胚胎由两个细胞组成。此后，细胞数量每12~15小时呈指数增长。

第3天
当胚胎分裂为16~64个细胞时，它被称为桑葚胚（来自拉丁词汇morus，意思为"桑葚"）。

第5天
当分裂为64个以上细胞时，胚胎变成囊胚，中间形成一个大空腔。在这个阶段，就可以将胚胎转移到女性子宫中了。

成功率

体外受精的成功率取决于不同的因素，包括患者的年龄。
据统计，对于35岁的女性来说，每16个卵子中只有一个会发育并导致怀孕。

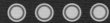 5个卵子不合适

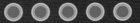 5个卵子不会受精

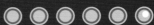 每6个植入的卵子会产生1个婴儿

在通往长生不老的路上

长生不老的梦想似乎在今天的科学研究中占据了主导地位。随着神经科学的发展，科学家们提出通过电缆网络建立神经系统的可能性，而金属肌肉系统的建立就是朝这个方向迈进的案例。根据一些专家的说法，未来有望创造出一种与肉体无关的仿生肉体。在这种情况下，每个影响健康的问题都可以通过金属植入体来解决。甚至有一项研究探索了细胞死亡后修复DNA的可能性，以确保细胞永远年轻。

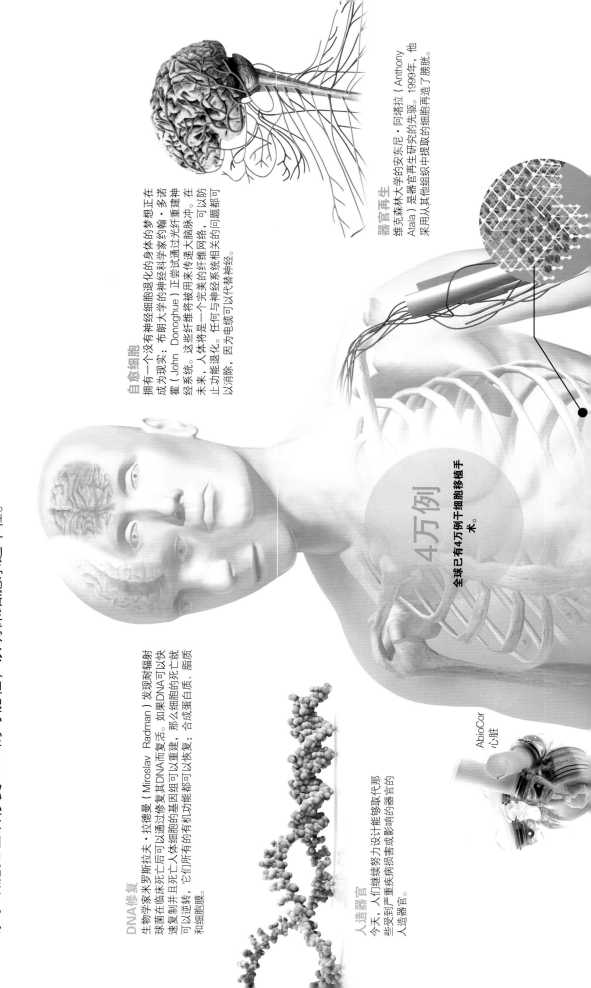

器官再生

维克森林大学的安东尼·阿塔拉（Anthony Atala）是器官再生研究的先驱。1999年，他采用从其他组织中提取的细胞再造了膀胱。

自愈细胞

拥有一个没有神经细胞退化的身体的梦想正在成为现实。布朗大学的神经科学家约翰·多诺霍（John Donoghue）正尝试通过光纤重建神经系统。这些纤维将被用来传送大脑脉冲。在未来，人体将是一个完美的纤维网络，可以防止功能退化。任何与神经系统相关的问题都可以消除，因为电缆可以代替神经。

4万例

全球已有4万例干细胞移植手术。

AbioCor
心脏

DNA修复

生物学家米罗斯拉夫·拉德曼（Miroslav Radman）发现耐辐射球菌在临床死亡后可以通过修复其DNA而复活。如果DNA可以快速复制并在目死亡后的基因组可以重建，那么细胞的死亡就可以逆转，它们所有的有机功能都可以恢复：合成蛋白质、脂质和细胞膜。

人造器官

今天，人们继续努力设计能够取代那些受到严重疾病损害或影响的器官的人造器官。

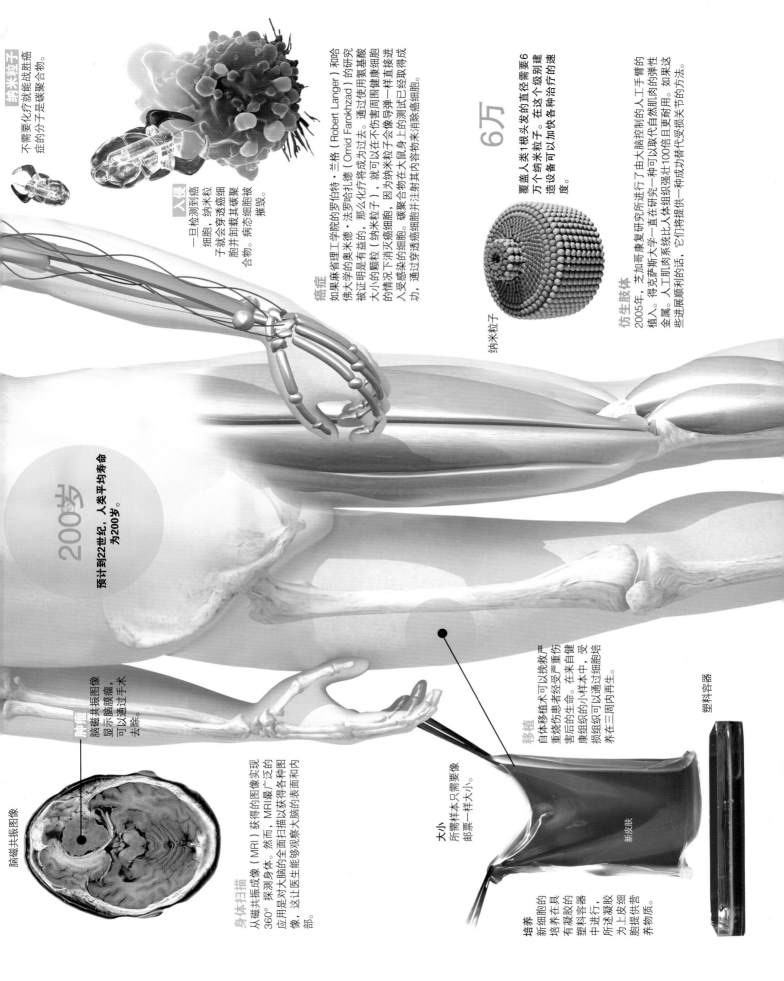

纳米粒子

不需要化疗就能战胜癌症的分子是碳聚合物。

入侵

一旦检测到癌细胞，纳米粒子就会穿透癌细胞并卸载其细胞毒合物。病态细胞被摧毁。

癌症

如果麻省理工学院的罗伯特·兰格（Robert Langer）和哈佛大学的奥米德·法罗扎德（Omid Farokhzad）的研究被证明是有益的，那么化疗将成为过去。通过使用氨基酸大小的颗粒（纳米粒子），就可以在不伤害周围健康细胞的情况下消灭癌细胞。因为纳米粒子会像一样弹射直接进入受感染的大鼠身上已经取得成功，通过穿透癌细胞并注射其内容物来消除癌细胞。

6万

覆盖人类1根头发粒子的直径需要6万个纳米粒子。在这个级别可建造设备可以加快各种治疗的速度。

仿生肢体

2005年，芝加哥康复研究所进行了由大脑控制的人工手臂的植入。得克萨斯大学一直在研究一种可以取代自然肌肉的弹性金属。人工肌肉系统比人体组织强壮100倍且更耐用。如果这些进展顺利的话，它们将提供一种成功代替受损关节的方法。

纳米粒子

200岁

预计到22世纪，人类平均寿命为200岁。

肿瘤

脑磁共振图像显示脑膜瘤，可以通过手术去除。

脑磁共振图像

身体扫描

从磁共振成像（MRI）获得的图像实现360°探测身体。然而，MRI最广泛的应用是对大脑的全面扫描以获得各种图像，这让医生能够观察大脑的表面和内部。

移植

自体移植术可以挽救严重烧伤患者经受严重伤害后的生命。在本自健康组织的小样本中，受损组织可以通过细胞的培养在三周内再生。

新皮肤

大小

所需样本只需要像邮票一样大小。

培养

新细胞的培养需要在有凝胶的塑料容器中进行，所述凝胶为上皮细胞提供营养物质。

塑料容器

黑版贸审字：08-2019-171

图书在版编目（CIP）数据

人体解密图鉴 / 西班牙 Editorial Sol 90 工作室
编著；陈德敏，赵忠全译 .—哈尔滨：黑龙江科学技
术出版社，2020.12

ISBN 978-7-5388-9989-4

Ⅰ.①人…　Ⅱ.①西…②陈…③赵…　Ⅲ.①人体—
图解　Ⅳ.①R32-64

中国版本图书馆 CIP 数据核字（2019）第 082145 号

The Human Body-Ultimate Visual Guide-is an original
Work of Editorial Sol90, S. L.

ⓒ 2018 Editorial Sol90, S. L. Barcelona

This edition 2018 ⓒ Party B licensed by Editorial
Sol90，S. L.

All Rights Reserved

www. sol90. com

The simplified Chinese translation rights arranged
through Rightol Media（本书中文简体版权经由锐拓
传媒取得 Email：copyright@ rightol. com）

本书封面图片由壹图网授权

人体解密图鉴

Renti Jiemi Tujian

西班牙 Editorial Sol 90 工作室　编著

陈德敏　赵忠全　译

责任编辑　王　研

封面设计　何智杰

出　　版　黑龙江科学技术出版社

地　　址　哈尔滨市南岗区公安街 70-2 号

邮　　编　150001

电　　话　(0451) 53642106

传　　真　(0451) 53642143

网　　址　www.lkcbs.cn

发　　行　全国新华书店

印　　刷　雅迪云印（天津）科技有限公司

开　　本　889 mm×1196 mm　1/16

印　　张　15.5

字　　数　350 千字

版　　次　2020 年 12 月第 1 版

印　　次　2020 年 12 月第 1 次印刷

书　　号　ISBN 978-7-5388-9989-4

定　　价　128.00 元

【版权所有，请勿翻印、转载】

本社常年法律顾问：

黑龙江承成律师事务所　张春雨　曹珩